TRAITÉ

DES

VARICES DES MEMBRES INFÉRIEURS

ET DE

LEUR TRAITEMENT CHIRURGICAL

PAR

Ch. RÉMY

PROFESSEUR AGRÉGÉ A LA FACULTÉ DE MÉDECINE DE PARIS

Avec 56 Figures et 2 Planches

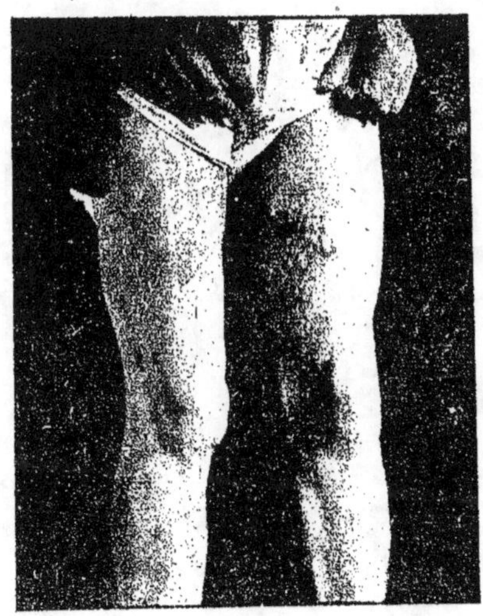

PARIS

VIGOT FRÈRES, ÉDITEURS

23, PLACE DE L'ÉCOLE DE MÉDECINE, 23

—

1901

TRAITÉ

DES

VARICES DES MEMBRES INFÉRIEURS

ET DE

LEUR TRAITEMENT CHIRURGICAL

TRAITÉ

DES

VARICES DES MEMBRES INFÉRIEURS

ET DE

LEUR TRAITEMENT CHIRURGICAL

PAR

Ch. RÉMY

PROFESSEUR AGRÉGÉ A LA FACULTÉ DE MÉDECINE DE PARIS

Avec 56 Figures et 2 Planches

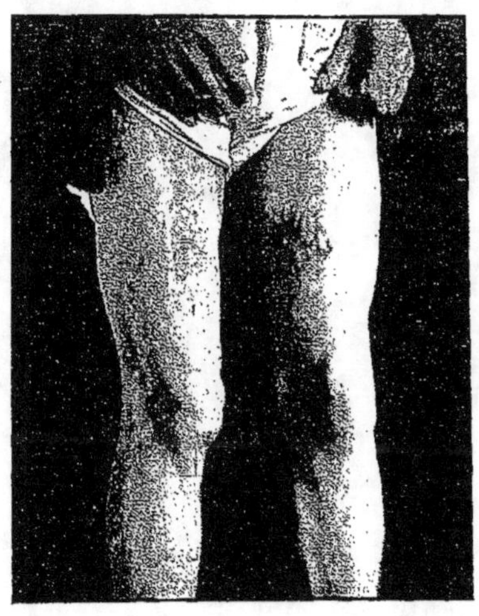

PARIS

VIGOT FRÈRES, ÉDITEURS

23, PLACE DE L'ÉCOLE DE MÉDECINE, 23

1901

TRAITÉ

DES

VARICES DES MEMBRES INFÉRIEURS

ET DE LEUR TRAITEMENT CHIRURGICAL

INTRODUCTION

Le nombre des variqueux que nous avons traités par la résection des veines entre ligatures s'élève aujourd'hui à la centaine.

Nous avons donc fait de nombreuses dissections sur le vif et recueilli un grand nombre de pièces. C'est ainsi que nous avons pu contrôler les descriptions et les théories de nos prédécesseurs, constater des faits non signalés et réunissant nos connaissances cliniques, anatomiques et histologiques, nous faire une idée propre de la maladie variqueuse.

Il est du plus grand intérêt pour l'étude des varices de bien connaître la description anatomique et la circulation des veines qui en sont atteintes. Il nous a donc paru indispensable de mettre au point les connaissances actuelles sur les veines du membre inférieur à l'état sain. Nous ne ferons cependant pas une description complète pour laquelle nous renvoyons aux plus récents traités d'anatomie et de physiologie. Nous laisserons de côté les faits qui n'ont pas d'intérêt immédiat pour nous.

Ce chapitre ne sera pourtant pas un simple résumé des travaux de nos devanciers. Nous y avons ajouté notre note personnelle à la fois par des dissections et des expériences, mais surtout en employant de nouveaux procédés d'investigation scientifique. Je veux parler de l'application de la radiographie à l'étude des veines injectées de poudres métalliques. Des photographies stéréoscopiques ainsi obtenues nous ont permis de voir des dispositions vasculaires que la main la plus habile aurait eu de la peine à découvrir.

PREMIÈRE PARTIE

CHAPITRE PREMIER

Anatomie normale.

Nous diviserons ce chapitre en 3 parties :
1º Veines superficielles ;
2º Veines communicantes ;
3º Veines profondes.

I

Veines superficielles.

Semelle veineuse. — En commençant par les parties les plus éloignées du cœur nous trouvons le remarquable réseau veineux de la plante du pied. Il est formé de veines ayant un demi-millimètre à un millimètre et demi. Il a des mailles qui peuvent mesurer moins d'un centimètre aux endroits les plus vasculaires.

On peut dire que toutes les parties soumises aux pressions dans la marche ou la station sont pourvues de réseaux à vaisseaux très volumineux et à mailles très serrées, tels sont: le talon antérieur, le talon postérieur, et les pulpes des orteils.

La distribution réciproque des mailles lâches ou serrées donne un dessin régulier aujourd'hui figuré dans tous nos classiques (1).

Bourceret (2) et Lejars (3) ont donné à ce réseau des veines de la plante du pied le nom de semelle veineuse qui indique à la fois son rôle et son importance.

(1) Déjà connu des anciens auteurs ce réseau est dessiné dans *Tabula anatomica* de Loder, *Anatomiste russe*, 1794, mais il est irrégulier.

(2) Bourceret, *Comptes-rendus de l'Académie des sciences*, 1885.

(3) Lejars, *Archiv. de Physiologie*, 1890.

De ce réservoir réticulé plantaire partent de nombreuses veines disposées sur toute sa périphérie qui se dirigent toutes vers le dos du pied ; les unes remontent le long des orteils, les autres croisent les bords du pied ou contournent le talon.

Elles vont à la rencontre de l'arcade veineuse dorsale.

L'arcade veineuse placée en travers des métatarsiens se continue en arrière par deux branches qui se portent vers les malléoles en recueillant tous les vaisseaux de la plante et du talon.

Le calibre de la veine de l'arcade dorsale, qui est d'abord très petit, grossit donc rapidement par l'arrivée de tous ses nombreux affluents. Ses branches postérieures se dédoublent et s'anastomosent et forment des réseaux qui entourent le cou-de-pied tout en formant deux groupes sur les malléoles.

C'est de là que partent les veines de la jambe et de la cuisse que nous diviserons en veines à direction verticale et veines à direction oblique ou transverse.

On comprendra plus loin l'utilité de cette division.

Veines verticales de la jambe. — Deux veines verticales sont habituellement décrites : la saphène interne et la saphène externe, que nous représenterons par les lettres S. I. et S. E.

Saphène interne, S. I. — Elle s'étend de la malléole interne au pli de l'aine (1). A la jambe elle monte obliquement sur la face interne du tibia, puis croise son bord postérieur et se place dans la dépression qui sépare le mollet du genou.

Pour arriver à la cuisse, elle contourne le condyle interne du fémur en suivant la direction du muscle couturier qui peut être considéré comme son muscle satellite jusqu'au triangle de Scarpa. Elle quitte alors le muscle pour rejoindre la veine fémorale profonde à deux centimètres au-dessous de l'arcade de Fallope.

Saphène externe, S. E. — Elle s'étend de la malléole externe ou du bord externe du pied au pli du jarret. Elle court d'abord sur le bord externe du tendon d'Achille puis se place sur la ligne médiane dans l'interstice des deux jumeaux (2).

La veine S. I. mesure de 70 à 80 centimètres. La veine S. E. n'en a pas 40.

(1) Beaucoup d'auteurs la font naître sur le dos du pied.
(2) Elle cesse d'être sous-cutanée vers le 1/4 supérieur du mollet et s'engage dans un canal fibreux intra-aponévrotique.

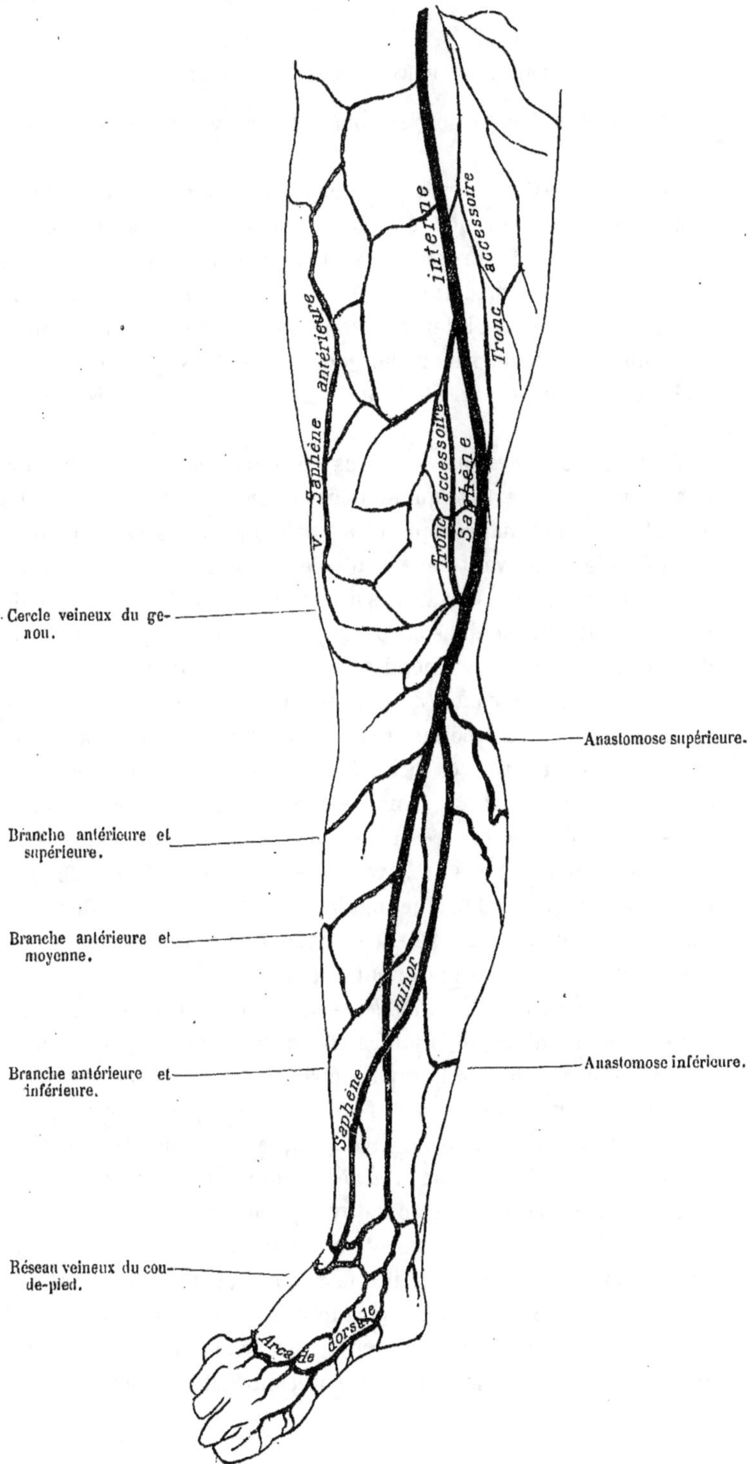

Fig. 1. — Les veines superficielles de la face interne du membre inférieur, d'après Loder.

En réalité on trouve souvent plus de deux veines verticales à la jambe.

La saphène est souvent double jusqu'au genou. Le rameau principal suit la direction déjà décrite. Le rameau accessoire *saphene minor*, S. I. M. naît du réseau du cou-de-pied vers la ligne médiane en avant. D'abord médiane et superficielle la veine S. I. M. dévie peu à peu vers la face interne de la jambe, croise la crête du tibia, et rejoint la saphène principale. Quelquefois elle se place en arrière d'elle et s'abouche par un trajet récurrent sur son bord postérieur.

Canal veineux externe. — Sous ce nom Le Dentu décrit un quatrième canal vertical qui suit sur la partie externe de la jambe le nerf musculo-cutané. Il prendrait naissance dans les veines dorsales du pied, en avant de la malléole externe et s'arrêterait au niveau du genou dans les veines péri-articulaires. Loder ne signale pas ce canal externe dans sa description mais il figure dans son dessin un vaisseau qui répond à celui de Le Dentu avec cette différence qu'il s'arrête au 1/3 inférieur de la jambe. Nos injections nous ont permis de reconnaître son existence et il nous est même arrivé de voir des varices localisées à son trajet. Celui-ci est quelquefois sinueux en zigzag, composé de vaisseaux d'inégal calibre. Dans une radiographie très complète de tous les vaisseaux de la peau de la jambe nous ne l'avons pas trouvé sous forme de vaisseau distinct quoique le sujet eut les veines dilatées par des varices, mais il existait un réseau anastomotique très évident, dont les mailles principales pouvaient le remplacer.

Veines transversales de la jambe. — Les branches veineuses transversales ou obliques de la jambe offrent beaucoup d'intérêt parce qu'elles sont presque toujours le siège du début des varices.

Elles mériteraient d'avoir des dénominations spéciales qui pourraient servir à distinguer les divers paquets variqueux. Nous diviserons celles de la saphène interne en antérieures et postérieures

Les antérieures au nombre de trois principales suivent un trajet parallèle. Obliques en bas et en avant, elles dépassent la crête tibiale, puis après avoir décrit une courbe sur la face externe de la jambe elles reviennent à la face interne où elles s'anastomosent entre elles. On pourrait les nommer : branche antérieure et supérieure, antérieure et moyenne, et antérieure et inférieure.

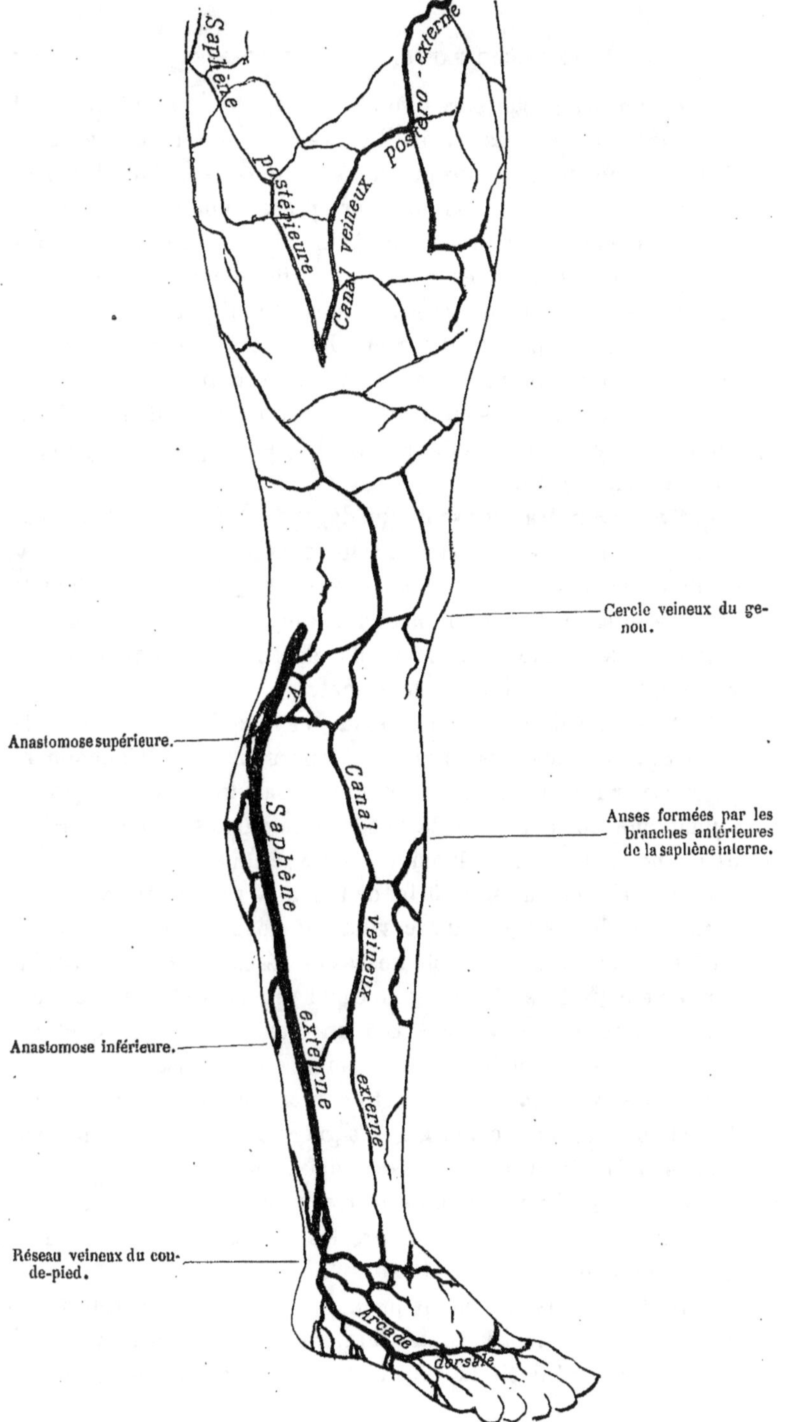

Fig. 2. — Les veines superficielles des faces postérieure et externe
du membre inférieur, d'après Loder.

Les branches postérieures sont au nombre de 4 ou 5, et sont toutes très importantes. La supérieure contourne la partie supérieure du mollet et va plus ou moins obliquement s'anastomoser avec la veine S. E. La plus inférieure passe au-dessous du mollet et va de même que la précédente à la veine S. E. ce sont de larges voies anastomotiques qu'on pourrait nommer : anastomose supérieure et anastomose inférieure des deux saphènes.

Les autres branches sont surtout destinées à la communication avec les veines profondes. Leur trajet est variable.

Leurs particularités sont d'être à direction généralement horizontale, et de diminuer subitement de volume après avoir donné leur branche profonde.

Les vaisseaux transversaux qui dépendent de la saphène externe sont en outre des deux anastomoses déjà nommées un rameau supérieur destiné à la cuisse et qui se jette souvent dans la saphène interne et divers rameaux de moyen calibre qui se portent sur la face externe de la jambe en se réunissant au canal veineux ou au réseau qui le représente.

De tous les vaisseaux transversaux ceux qui dépendent de la veine S. I. sont les plus volumineux, ils sont plus fréquemment occupés par les varices, mais les branches de la veine S. E. qui se jettent dans le canal veineux le sont quelquefois et nous verrons qu'ils nous servent à dénommer une variété d'ulcères.

L'appareil veineux superficiel de la jambe est terminé supérieurement par les veines transversales du genou, branches superficielles des articulaires anastomosées en réseau ; c'est un véritable cercle veineux où aboutissent le canal veineux externe et la branche supérieure de la veine S. E. d'une part, et d'où naît quelquefois une saphène antérieure qui remonte à la cuisse.

Pour les *vaisseaux superficiels de la cuisse,* la description peut être simplifiée, car le chirurgien n'a guère à s'occuper que du tronc de la saphène interne que nous connaissons déjà.

D'ordinaire, il n'y a qu'un seul tronc vertical interne et toutes les branches obliques ou transversales forment des réseaux variables et innommés.

Mais il peut exister, comme je l'ai déjà dit, un tronc vertical rectiligne antérieur, *saphène antérieure*, qui, parti du réseau péri-articulaire, va se réunir à la veine S. I. dans le triangle de Scarpa.

D'autre part, on a signalé des troncs verticaux postérieurs dont l'un se dirige aussi vers l'embouchure de S. I. et peut être appelé *Saphène postérieure*.

Anomalies. — Ce qui est plus intéressant que ces troncs accessoires, c'est l'existence fréquente d'*anomalies* du tronc principal. Celui-ci est souvent dédoublé et quelquefois même, il est triplé jusqu'au triangle de Scarpa. Quand il y a deux veines, elles cheminent parallèlement à distance variable l'une de l'autre, un, deux, trois centimètres les séparent, on en trouve quelquefois une en avant et l'autre en arrière du condyle. Elles s'envoient des anastomoses larges et fréquentes. Quelquefois au-dessous du genou, elles figurent une sorte d'arcade d'où semble se détacher les branches verticales et quelques transversales, mais en général, cette multiplicité des saphènes résulte du défaut d'abouchement de la saphène accessoire S. I. M., que j'ai décrite plus haut.

Par une anomalie qui n'est pas absolument rare, la saphène externe peut remonter plus haut que le creux poplité, mais elle cesse d'être superficielle et s'engage sous l'aponévrose dans l'interstice des muscles.

Rapports. — Les rapports des deux saphènes avec les artères sont sans importance. Mais il faut se rappeler que de nombreux lymphatiques les entourent et les accompagnent dans tout leur trajet et que ce rapport peut être la cause de complications dangereuses dans l'évolution et le traitement des varices.

Avec les nerfs, les veines saphènes ont des rapports intéressants à connaître. Le tronc du nerf saphène interne s'approche de la veine saphène interne pendant son trajet derrière le condyle interne du fémur. C'est en ce point seul qu'il pourrait être blessé par l'opération tentée sur la veine dans le cas de varices. Heureusement il est toujours placé plus profondément que la veine et se colle contre l'aponévrose tandis que celle-ci est dans l'épaisseur de la graisse sous-cutanée. Partout ailleurs la veine n'est en contact qu'avec des rameaux nerveux insignifiants : à la jambe ce sont des ramuscules du nerf saphène interne qui se dirigent vers la peau ; à la cuisse c'est le petit nerf accessoire de la saphène interne.

Il n'existe malheureusement pas de rapports pouvant fournir des points de repère pour trouver la veine S. I. dans la profon-

deur de la graisse où elle flotte en quelque sorte. Le passage de
la veine sur la ligne, qui partant de l'embouchure de la .saphène,
au triangle de Scarpa, serait tangente à la crête interne du
condyle fémoral, n'est qu'une probabilité.

La recherche du sillon creusé sur la cuisse par le muscle couturier en contraction peut servir dans une certaine mesure pour
la découverte du siège de la veine, mais la palpation ou la vue de
la veine distendue sont les seuls moyens qui donneront un peu
de certitude quand on pourra les employer. N'oublions pas tou-
tefois que les causes d'erreur sont très nombreuses.La veine peut
être double, triple ; enfin elle peut se dévier, elle est en prolapsus
sur les sujets à chair molle et se courbe suivant le poids du sang.

II

Veines communicantes.

Toutes les veines superficielles se jettent dans les veines profondes qui entrent dans l'abdomen soit par l'anneau crural, soit
par l'échancrure sciatique. Mais il n'y a pas seulement, comme
voie de communication, les abouchements des troncs principaux
superficiels dans les veines profondes. De diverses parties du réseau superficiel se détachent encore des rameaux veineux anastomotiques qui font communiquer les veines profondes et les
superficielles. Nous désignerons ces vaisseaux sous le nom de
veines communicantes.

Origine. — Elles naissent beaucoup plus souvent des branches
accessoires que des troncs des saphènes. Les veines superficielles,
qui donnent naissance à une communicante, diminuent de volume,
on les voit souvent se réduire à un très petit calibre aussitôt
après que cette branche anastomotique s'est détachée d'elles.

Il semble qu'elles aient pour but principal d'établir une voie de
communication de la superficie vers la profondeur. Ce phénomène est surtout apparent sur les veines obliques et transverses
de 2e ou 3e ordre. La modification de calibre ne se voit pas aussi
bien sur les troncs principaux.

Cependant il est certain que la saphène interne n'augmente pas de volume en proportion des apports qu'elle reçoit. Il faut supposer qu'elle perd par ses communicantes une partie de ce qu'elle gagne par ses affluents.

Le mode de pénétration des communicantes est presque toujours le même. La veine présente une coudure brusque et décrit une crosse semblable à celles de la saphène interne au triangle de Scarpa ou de la saphène externe dans le creux poplité. La veine s'engage dans un orifice aponévrotique qui a le plus souvent le bord tranchant, mais qui peut être épaissi par une bandelette demi-circulaire comme le repli falciforme du fascia crebriformis pour la saphène interne. Rarement elles traversent un canal comme la S. E. dont la crosse ne forme sa courbure que sous l'aponévrose poplitée. Les veines communicantes proprement dites sont accompagnées au passage dans l'anneau fibreux par une artériole et quelquefois un filet nerveux. Ces orifices d'entrée sont disposés de telle façon, qu'à l'état normal ils ne puissent comprimer les vaisseaux qui le traversent. Mais quand les communicantes sont dilatées par la maladie variqueuse, il se produit à leur niveau un étranglement douloureux jusqu'au moment où la poussée du sang distend à son tour les tissus fibreux. Les pelotons variqueux venus de la profondeur forment alors des hernies visibles sous la peau.

Le mode d'abouchement de l'extrémité profonde des communicantes dans les veines profondes a été étudié principalement par Verneuil et son élève Le Dentu. Il est quelquefois simple, mais aussi quelquefois compliqué et très difficile à suivre par la dissection.

Le Dentu (1) avait divisé les communicantes en deux sortes d'après leur terminaison profonde. Dans un cas les vaisseaux s'anastomosaient directement avec les gros troncs veineux profonds. Dans l'autre cas le vaisseau superficiel s'engageait dans l'épaisseur des muscles pour s'anastomoser avec des rameaux veineux accompagnant la branche artérielle du muscle, et il avait appelé les unes anastomoses directes et les autres anastomoses intra-musculaires. Mais en réalité cette séparation précise entre les modes de com-

(1) *Recherches anatomiques sur la circulation veineuse du pied et de la jambe,* thèse de Paris, 1868.

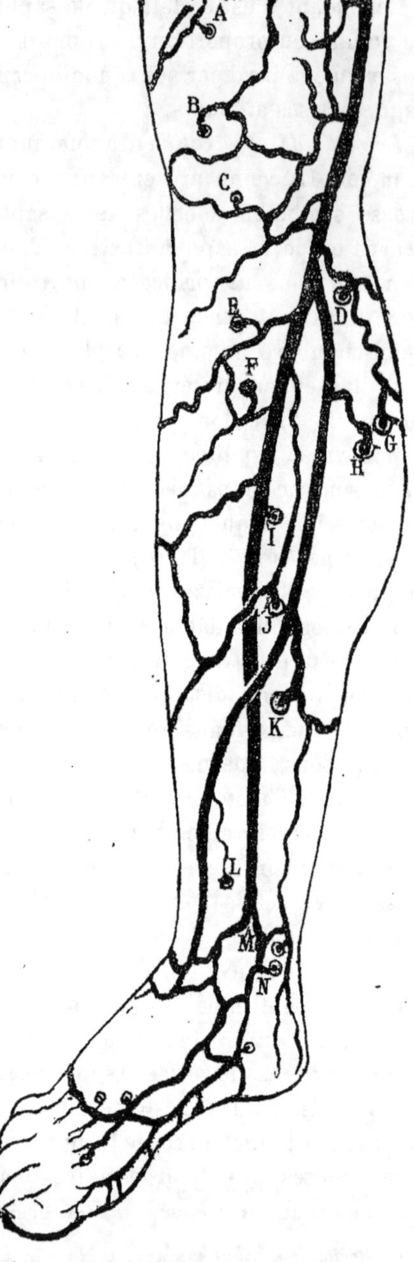

FIG. 3. — Veines communicantes de la face interne de la jambe indiquées par un petit cercle et une lettre, d'après Loder.

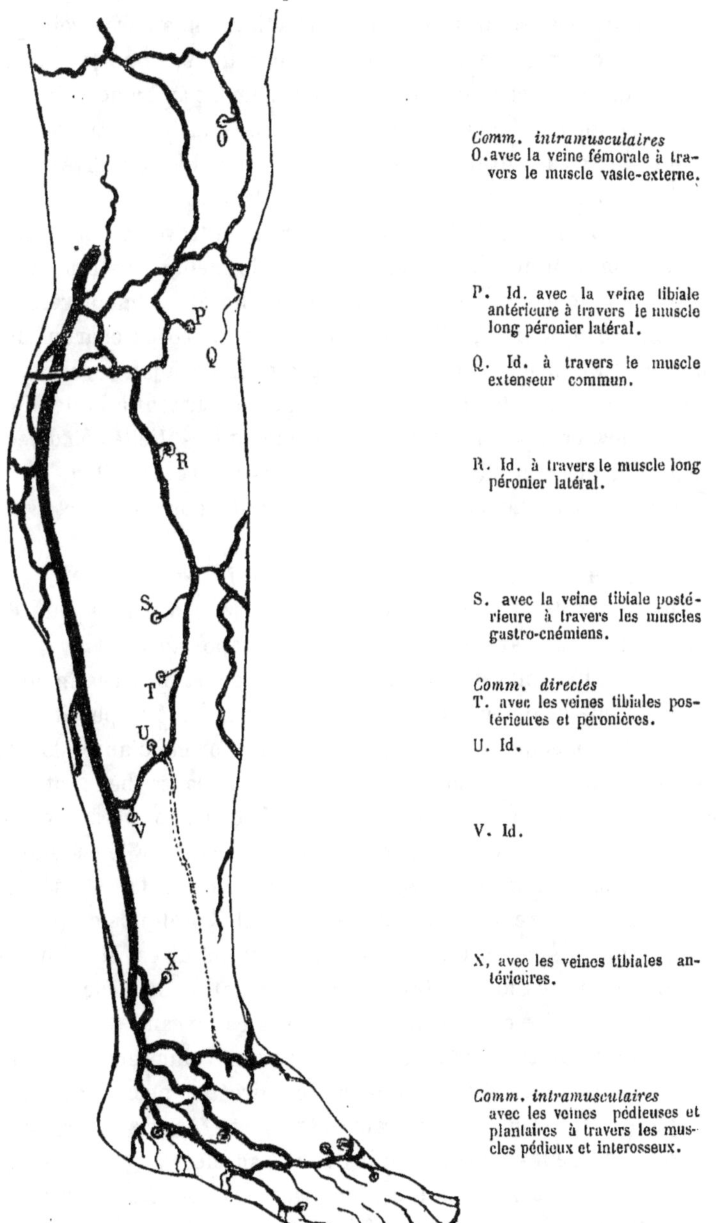

Comm. intramusculaires
O. avec la veine fémorale à travers le muscle vaste-externe.

P. Id. avec la veine tibiale
antérieure à travers le muscle
long péronier latéral.

Q. Id. à travers le muscle
extenseur commun.

R. Id. à travers le muscle long
péronier latéral.

S. avec la veine tibiale postérieure à travers les muscles
gastro-cnémiens.

Comm. directes
T. avec les veines tibiales postérieures et péronières.

U. Id.

V. Id.

X, avec les veines tibiales antérieures.

Comm. intramusculaires
avec les veines pédieuses et
plantaires à travers les muscles pédieux et interosseux.

FIG. 4. — Veines communicantes de la face externe de la jambe indiquées
par un petit cercle et une lettre, d'après Loder.

munication n'existe pas toujours. La radiographie laisse voir que parfois la communicante, qui se rend au muscle, donne en même temps, une branche qui se rend directement au tronc veineux. Elle est donc à la fois directe et intra-musculaire. Cette variété se rencontre surtout dans les communicantes EFI au niveau du mollet. Celles-ci, nées le plus souvent de la branche oblique antérieure et supérieure de la saphène interne, en traversant les insertions aponévrotiques du muscle soléaire donnent deux branches. L'une se jette dans ce muscle. L'autre se rend directement vers les tibiales postérieures ; elle chemine entre le corps charnu des muscles superficiels et des muscles profonds de la jambe.

Les *communicantes directes*. — Je signale surtout à l'attention des chirurgiens, parmi les communicantes interstitielles ou directes, celles qui sont situées le long du bord interne du tibia.

1º A la partie moyenne de la jambe au-dessous du mollet (voir J et K, fig. 3).

2º Derrière la malléole interne (Voir M et N, fig. 3).

Charpy (1), Grosmaire (2), indiquent la présence constante de ces anastomoses sans en faire connaître l'importance.

La communicante directe K a un trajet court de 2 centimètres environ, elle se détache tantôt d'une veine accessoire postérieure qui fait un plus ou moins grand détour en forme d'anse, tantôt de l'anastomose inférieure et postérieure de la saphène interne avec la saphène externe. Elle se porte directement vers la veine tibiale postérieure où elle s'abouche à plein canal. Elle est située dans un espace libre au-dessous de la saillie musculaire des gastrocnémiens entre l'aponévrose des muscles profonds du mollet et le tendon d'Achille. C'est sans doute ce trajet direct et cette absence de compression qui favorisent la formation des pelotons variqueux qui s'observent si fréquemment à ce niveau.

Le calibre de cette veine est souvent assez volumineux.

Une ou deux veines communicantes directes, placées derrière la malléole interne, ont un trajet très court et, après avoir percé l'aponévrose, elles rencontrent les veines accolées à l'artère et aux tendons profonds. Un tissu cellulo-graisseux abondant se prête à leurs distensions variqueuses. Elles jouent un rôle très important

(1) Dans Poirier, *Anatomie*.
(2) Thèse de Nancy, 1899, sur les Varices.

dans l'ulcère de cette région qui est le plus grave de tous. En effet, par leur intermédiaire, la saphène interne communique d'une part, avec les tibiales postérieures et les péronières anastomosées largement, et d'autre part, avec la saphène externe. On peut dire que tous les troncs veineux verticaux de la jambe superficiels et profonds viennent converger vers cette communicante.

Les communicantes intra-musculaires auxquelles Verneuil a donné à juste raison une grande importance pathogénique traversent tout le triceps sural (Jumeaux et soléaires). Elles sont au nombre de 5 ou 6. La moitié interne du mollet en reçoit une ou deux de chacune des deux saphènes interne ou externe. La moitié externe n'est traversée que par une ou deux seulement venant de la saphène externe. Presque toutes vont à la veine tibiale postérieure, quelques-unes cependant à la veine péronière. Plusieurs d'entre elles ont un calibre qui varie entre 1 et 2 millimètres.

Elles se détachent des branches transversales postérieures de la saphène interne ou des branches internes de la saphène externe. Après avoir franchi l'orifice aponévrotique elles entrent dans le tissu musculaire même en écartant ses fibres qui lui forment une sorte de sphincter. Après un court trajet dans le muscle elles s'abouchent à plein canal avec une des veines satellites des vaisseaux artériels musculaires.

Il est à remarquer que la communicante est habituellement simple tandis que les veines satellites sont doubles. De plus, il y a, à l'état normal, une très grande disproportion entre le volume des deux veines. La communicante qui est très petite aboutit à une satellite musculaire deux ou trois fois volumineuse. Ainsi s'établit la communication entre les veines superficielles et les veines profondes à travers le muscle. Nous en reparlerons encore à propos de la circulation veineuse dans les muscles.

Pour terminer il nous reste à dire un mot des communicantes qui ne sont pas habituellement le siège des varices mais dont la connaissance est nécessaire à l'étude physiologique de la circulation totale du membre, au pied et à la cuisse.

Au pied, il en existe quelques-unes qui en traversent toute l'épaisseur et mettent les veines plantaires en communication avec les arcades dorsales sous-cutanées. Les plus volumineuses et les plus intéressantes sont placées au sommet du premier espace interosseux et au niveau de l'encoche entre la tête du 5e métacarpien et de l'os cuboïde. Mais il en existe encore quelques autres dans les espaces interosseux, dans l'épaisseur des muscles qui occupent la gouttière calcanéo-astragalienne et même dans le muscle pédieux.

Les communicantes de la cuisse établissent des relations entre la veine saphène interne et la veine fémorale profonde ou ses branches. Elles sont moins importantes que celles de la jambe dans l'histoire des varices.

Elles sont presque toujours intra-musculaires. Une d'elles traverse le muscle vaste interne au niveau de l'articulaire inférieure ; 3 autres traversent, à diverses hauteurs, le triceps crural. Il est nécessaire de se rappeler que la cuisse est parcourue profondément à sa partie postérieure par un canal tortueux, mais large qui est formé par la veine fémorale profonde d'une part, par les vaisseaux ischiatiques et fessiers d'autre part. C'est à ce canal que se rendent de grosses veines communicantes de la face postérieure de la cuisse.

Nombre. — Dans toute la hauteur du membre inférieur il existe un très grand nombre de ces communicantes.

Leur nombre et leur point de pénétration ont été très bien étudiées par Loder dont nous avons reproduit les figures un peu schématisées (1).

Au pied il en a compté 6 ;

A la jambe 15 ;

A la cuisse 7.

Nous avons étudié les communicantes de la jambe seulement et le résultat que nous avons obtenu s'approche de celui de l'anatomiste russe.

Nous en avons trouvé 4 dans l'épaisseur du jambier antérieur, 4 dans l'interstice qui le sépare des muscles voisins.

6, entre les péroniers et le jambier antérieur.

---

(1) Cet auteur a recherché minutieusement toutes les communications des veines superficielles avec les profondes du membre inférieur, et a figuré le point où les communicantes détachées des vaisseaux superficiels traversent l'aponévrose d'enveloppe.

7, le long du bord interne du tibia.

8, dans l'épaisseur des muscles gastro-cnémiens.

1, en avant et en dedans du tendon d'Achille.

7, derrière la malléole interne.

Volume. — Beaucoup sont très petites, mesurent un millimètre et même moins d'un millimètre de diamètre, leur débit n'est pas de grande importance, mais à la jambe en particulier on en trouve plusieurs qui ont un calibre de 2 ou 3 millimètres et dont le débit additionné peut égaler et même dépasser celui de l'une ou même des deux saphènes.

III

Veines profondes.

Les veines profondes du membre seront divisées en troncs verticaux et veines musculaires.

Troncs veineux profonds. — On trouve en allant de l'extrémité vers la racine du membre :

Au pied : les veines plantaires et les veines pédieuses ;

A la jambe : les veines tibiales postérieures et les veines péronières en arrière, les veines tibiales antérieures en avant ;

Au genou : un seul tronc veineux postérieur, le tronc poplité ;

A la cuisse : à la partie antéro-interne la veine fémorale, et profondément dans la région postérieure, les veines fémorales profondes, ischiatiques, fessières et honteuses internes.

Les veines musculaires, qui nous occuperont, sont seulement celles des muscles soléaire et jumeaux dont Verneuil a signalé l'envahissement fréquent par les varices.

A propos des troncs veineux, qui sont bien connus, nous ferons remarquer seulement leur volume et leur capacité énorme, si on les compare aux vaisseaux cutanés.

Dans le cas de varices la proportion peut être renversée.

Les veines accompagnent toujours les artères du même nom, on les rencontre presque toujours disposées deux à deux, une de chaque côté du vaisseau artériel. En certains endroits comme au 1/3 inférieur de la jambe, elles sont même au nombre de 3 ou

de 4 autour de l'artère tibiale ou de la péronière, ce qui peut
tenir à l'existence en ce point de canaux de sûreté et de canaux
de dérivation.

Il n'y a d'exception que pour la veine poplitée et la veine fémorale.

Au pied les diverses veines s'anastomosent entre elles en faisant, en outre des deux arcades classiques, plusieurs séries d'autres

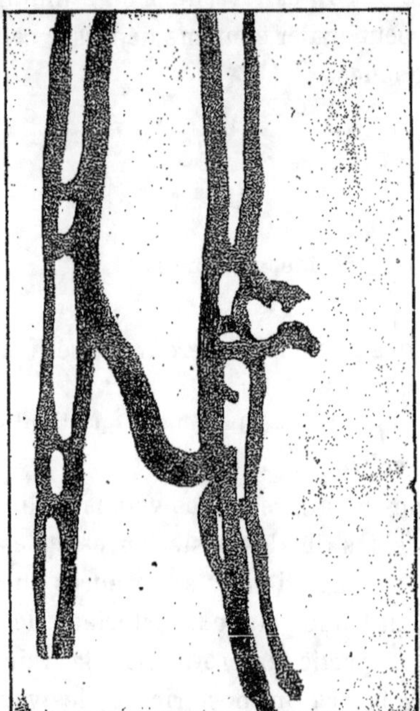

FIG. 5. — Radiographie de la grosse anastomose reliant les
veines profondes entre elles.

arcades toujours composées de deux vaisseaux d'où résulte un
réseau profond dont la richesse vasculaire étonne l'observateur.

A la jambe la disposition n'est plus la même, les trois groupes
de veines profondes courent à peu près parallèlement sans avoir
d'aussi fréquentes anastomoses.

Cependant vers la partie inférieure de la jambe, elles communiquent toutes ensemble, l'antérieure avec les postérieures à travers des orifices du ligament interosseux, les deux postérieures
entre elles par une grosse anastomose intermusculaire (Voir fig.5).

Ce sont principalement les veines tibiales postérieures qui reçoivent les communicantes directes, en arrière de la malléole, au 1/3 moyen et au 1/3 inférieur de la jambe. Les veines péronières n'en ont pas.

Quant aux vaisseaux musculaires du mollet, la veine tibiale en reçoit au contraire moins que la veine péronière ; aussi cette dernière est-elle souvent la plus volumineuse.

Les *veines musculaires* méritent une description spéciale à cause de leur connexion avec les communicantes. L'examen des radiographies stéréoscopiques nous a été d'un très grand secours dans ce but.

On peut dire que chaque muscle a sa circulation spéciale et qu'il entre en communication avec le réseau cutané d'une part et avec celui des muscles voisins d'autre part.

Voici d'abord les caractères généraux de la distribution des veines dans les muscles. A chaque artère musculaire se trouvent accolées deux veines satellites, très volumineuses. Leur extrémité supérieure s'abouche à la veine profonde. Leur extrémité inférieure arrivée à la partie opposée du muscle peut se terminer par les quatre ordres de vaisseaux suivants :

1° Des vaisseaux ténus destinés aux tissus musculaires qui ne nous intéressent pas.

2° Des branches horizontales assez volumineuses qui se portent d'une veine à l'autre, dans chaque ventre musculaire et même d'un ventre à l'autre, et forment ainsi des arcades anastomotiques répartissant suivant les besoins le sang d'un côté à l'autre du muscle.

3° Des communicantes. C'est sur les branches satellites que s'abouchent les communicantes. Des deux satellites, une seule reçoit la communicante superficielle, l'autre en est dépourvue ; il n'est pas rare de voir des anastomoses transversales entre les satellites ; aussi ne peut-on pas considérer l'une d'elles comme destinée au muscle et l'autre au réseau cutané.

4° Des anastomoses avec les muscles voisins. Soit des satellites soit des arcades partent des branches qui sortent du muscle et se portent vers le muscle voisin pour s'anastomoser avec ses vaisseaux particuliers.

Le volume disproportionné des veines satellites comparées avec

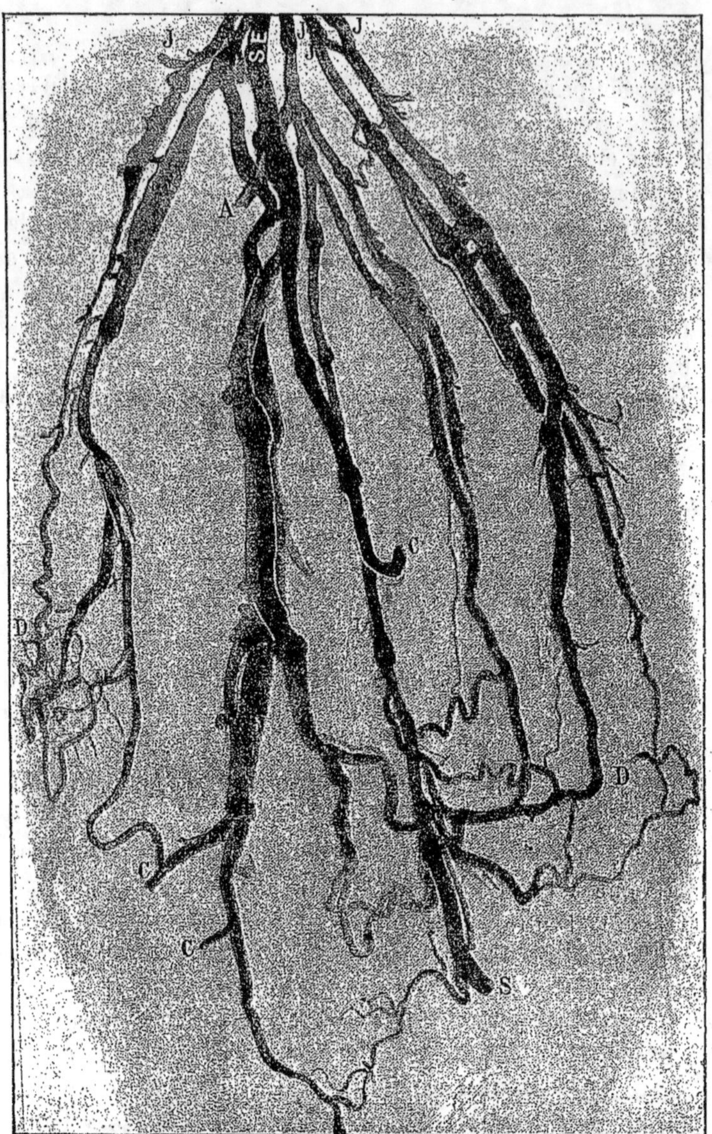

Fig. 6. — Radiographie des veines des muscles jumeaux.

Leur ventre interne descend plus bas que l'externe. La veine saphène SE est
restée adhérente dans la partie supérieure du muscle. Elle se termine vers le
centre de la figure par une communicante C qui se jette dans une veine
jumelle sous-jacente.

CC, indiquent des communicantes intra-musculaires du ventre interne du
muscle.

S, est une communicante placée sur la ligne médiane.

D, indique les vaisseaux veineux qui passent des muscles jumeaux aux muscles
soléaires sous-jacents.

JJJ, sont les diverses branches qui vont se jeter deux par deux dans la veine
poplitée. Elles ont des anastomoses fréquentes sur leur trajet et sont reliées
à leur extrémité opposée par des anses anastomotiques.

A, est l'embouchure de l'anastomose supérieure, dans la saphène externe.

les communicantes s'explique à l'aide de ces faits. Les satellites servent à un usage multiple, elles doivent permettre l'écoulement simultané du sang venant du muscle lui-même, de ses arcades, de ses anastomoses avec les muscles voisins, et enfin des communicantes.

Ceci dit, nous revenons aux particularités qui distinguent la circulation veineuse des jumeaux et celle du soléaire. Elles sont très marquées et permettent du premier coup d'œil de différencier l'une de l'autre.

Muscles jumeaux. — Chaque ventre des jumeaux est parcouru par deux paires de veines satellites qui se détachent de la veine poplitée à la même hauteur et qui s'écartent régulièrement de la ligne médiane en allant de bas en haut.

A leur extrémité inférieure, dans la partie la plus basse de la masse charnue du muscle, elles s'envoient de l'une à l'autre veine et de l'un à l'autre ventre musculaire des rameaux volumineux qui forment des arcades.

Il en résulte un dessin assez régulier comme les nervures d'une feuille.

D'après nos observations, ce muscle reçoit deux communicantes venant du réseau sous-cutané et par sa face profonde il envoie deux veines anastomotiques au muscle soléaire.

A l'état normal ces vaisseaux sont peu de chose comparés aux 4 veines satellites dans chaque ventre musculaire, aux 2 veines plus petites sur la ligne médiane et aux 10 arcades inférieures.

Le *muscle soléaire* n'offre pas la symétrie des jumeaux dans la distribution de ses veines.

Il est parcouru par 5 ou 6 groupes de veines satellites doubles, accompagnant un égal nombre d'artères. Ces veines se jettent dans les troncs veineux tibiaux et péroniers à diverses hauteurs. Nous en avons vu 3 se rendre aux veines tibiales et 5 aux veines péronières. Les extrémités opposées de ces veines sont, comme celles du soléaire, réunies par des vaisseaux simples formant des arcades disséminées dans toute la hauteur. Elles ont généralement une direction verticale ; c'est là toute leur différence avec celles de l'autre muscle.

Deux ou trois veines communicantes venant de la peau pénètrent le muscle par son bord interne. Il reçoit deux anastomoses des muscles jumeaux.

Pour terminer nous ferons remarquer que toutes les branches veineuses du muscle soléaire se jettent dans les troncs placés au-dessous de l'anneau fibreux de ce muscle, tandis que les branches des muscles jumeaux se jettent dans le tronc poplité (1). Ainsi est formée une voie de communication transmusculaire entre les veines placées au-dessus de l'anneau et celles qui sont au-dessous, dans le cas de compression.

Veines du nerf sciatique. — Le nerf tibial postérieur est assez riche en veinules, il en présente une assez grosse au centre.

Le tronc du nerf sciatique est beaucoup plus vasculaire dans sa patrie supérieure, il est entouré d'un lacis de grosses veines

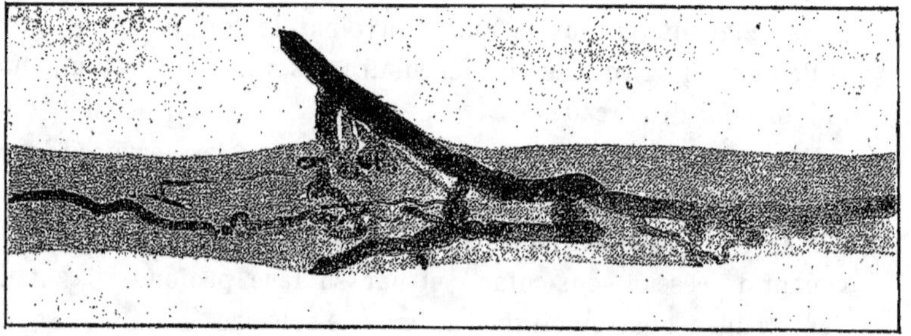

FIG. 7. — Veines du nerf sciatique au niveau du muscle carré-crural.

qui communiquent avec les satellites des artères perforantes ou de l'artère ischiatique.

Quénu nous a montré souvent sur les cadavres, pendant les examens pratiques d'anatomie, ces vaisseaux variqueux du nerf sciatique.

Nos injections ont confirmé ce fait et nous donnons une figure (fig. 7) qui montre de quelle importance est à l'état normal le réseau veineux péri et même intra-sciatique.

(1) La branche la plus élevée des veines du soléaire aboutit quelquefois au tronc tibio-péronier au-dessus de l'anneau.

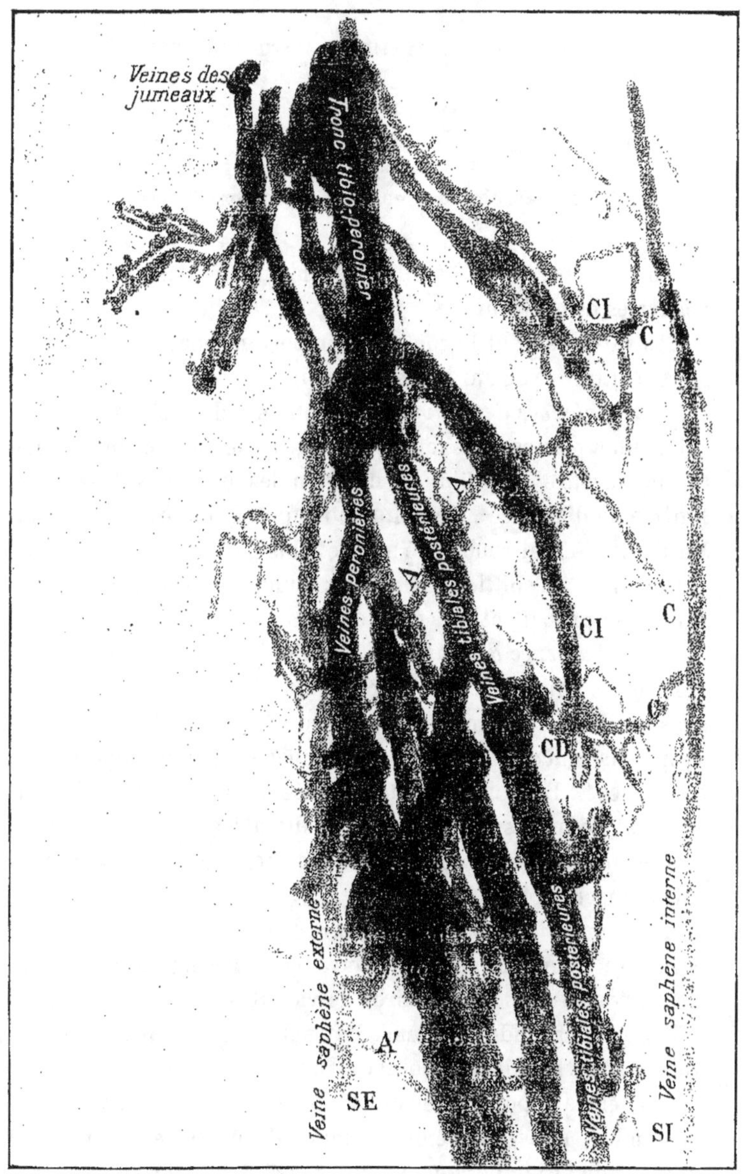

Fig. 8. — Radiographie des vaisseaux veineux de la partie postér. de la jambe.

Les veines saphènes, internes et externes, tibiales péronières et le tronc tibio-péronier sont désignés en toutes lettres. AA. Anastomoses supérieure et inférieure entre les veines saphènes.

Cette figure est destinée à montrer plusieurs points d'anatomie : 1° La différence de volume des vaisseaux profonds et superficiels. Comparez le tronc tibio-péronier à la veine saphène interne ; 2° La disposition des communicantes : C désignant les communicantes à leur partie cutanée, C.I, leur branchement à travers un muscle, CD leur abouchement direct avec une veine profonde (je signale surtout la communicante *intra-musculaire* avec les veines des jumeaux CI.C et la communicante *directe* avec la veine tibiale postérieure CD.C ; cette dernière a une branche supérieure CI qui est intra-musculaire et une branche inférieure CD, qui est directe) ; 3° La répartition des valvules qui sont indiquées par des renflements faciles à percevoir. Elles sont beaucoup plus nombreuses dans les veines profondes que dans les superficielles.

IV

Des valvules des veines du membre inférieur.

Il faut encore pour l'étude des valvules diviser les veines en verticales et horizontales.

Les valvules dont le rôle est si important pour la circulation ne se rencontrent pas sur toutes les veines.

1er *cas d'absence des valvules*. La petitesse des veines.

Les plus petites en sont dépourvues ; on donne généralement comme mesure du calibre de ces veinules non valvulées un millimètre de diamètre , c'est une moyenne plutôt qu'un minimum. En réalité j'en ai rencontré sur de plus petites veines.

Quoi qu'il en soit les varices qui attaquent les branches de ce calibre se propagent très rapidement.

2e *cas d'absence des valvules*. L'obliquité ou l'horizontalité.

Dans les vaisseaux transversaux ou obliques même ceux d'un gros calibre, elles manquent le plus souvent. Aussi nous n'en avons pas rencontré dans la veine anastomotique supérieure entre S. I et S. E quoiqu'elle fût inclinée de plus de 3 centimètres et mesurât au moins 3 millimètres de diamètre.

Elles n'existent pas non plus dans les arcades anastomotiques intra-musculaires.

Les communicantes seules, malgré leur horizontalité, en sont au contraire abondamment pourvues ; sur 2 centimètres de trajet nous avons vu *jusqu'à* 2 paires de valvules.

Il y a une grande différence entre les veines profondes et les veines superficielles au point de vue des valvules.

Les veines superficielles ont moins de valvules que les veines profondes, dans le même segment de membre comprenant la hauteur de la jambe nous avons trouvé 3 valvules à la veine saphène interne qui est superficielle, 9 à la veine tibiale antérieure, 9 à la veine tibiale postérieure et 7 à la veine péronière qui sont profondes. Mais, ce fait étant sommairement constaté, revenons aux veines superficielles.

Le tronc de la veine saphène interne nous a donné en moyenne 5 valvules à la cuisse, 4 à la jambe ; c'est le résultat qu'avait obtenu dans ses premières recherches F. d'Aquapendente (1) qui en a figuré 6 dans la veine saphène à la cuisse et 3 à la jambe.

On s'accorde généralement pour admettre 3 valvules dans la partie fémorale de la saphène, une à l'embouchure, une au condyle et une au tiers moyen, mais il faut bien savoir que le nombre des valvules est très variable ainsi que l'ont déjà démontré Houzé de l'Aulnoit et Sappey.

Plus récemment Klotz (2) a trouvé dans toute la longueur des saphènes internes tantôt un minimum de 15 valvules, tantôt un maximum de 38.

Comme conclusion de ces diverses recherches et application à la pathologie des varices nous disons que le nombre des valvules varie suivant l'individu ; chacun en apporte un nombre différent à sa naissance et de ce fait les conditions de résistance des veines sont très inégales.

La *distance* entre les valvules est plus grande à la cuisse qu'à la jambe, c'est un fait que nous avons presque toujours constaté. Dans les veines profondes les valvules sont toujours rapprochées, dans les veines tibiales postérieures on trouve des endroits où les valvules ne sont pas distantes de plus d'un centimètre. Dans les veines péronières elles sont à peu près à 3 centimètres l'une de l'autre.

Les veines *intra-musculaires* sont valvulées dans leurs parties verticales, j'ai compté 4 ou 5 valvules sur une longueur de 8 à 10 centimètres pour les veines intra-musculaires des jumeaux. Il n'en existe que 2 sur les 4 centimètres de longueur que présentent en moyenne les vaisseaux du soléaire. Les veines transversales qui forment les arcades n'en possèdent aucune, on le sait déjà.

On trouve habituellement *une valvule ostiale* placée à l'embouchure même des vaisseaux superficiels dans les veines profondes, c'est le cas aussi bien pour les crosses de la veine saphène que pour celles des veines communicantes.

(1) Aquapendente, *op. omnia*. Edit. 1787, p. 153.
Son mémoire *De venarum ostiolis* contient des dessins qui montrent la forme et la distance des valvules après incision longitudinale du vaisseau, d'une part dans toute la hauteur de la saphène interne et, d'autre part, dans les veines profondes, depuis l'anneau du soléaire jusqu'à la veine cave inférieure·
(2) Vena saphena magna, *Archiv f. Anat. und Physiol.*, 1887.

Il est remarquable que, à peu de distance en arrière, se trouve un deuxième barrage valvulaire destiné à renfermer le précédent.

Dans le tronc qui pénètre dans l'abdomen, la dernière valvule se trouve, tantôt en dessous de l'arcade de Fallope, tantôt en dessus d'elle.

Aquapendente avait déjà figuré cette valvule iliaque.

Friedreich (1) les a vues à différentes reprises dans la veine iliaque externe, 36 fois à droite et 12 fois à gauche.

Direction des valvules. — Dans toutes les veines verticales la direction des valvules est centripète.

Dans les veines communicantes leur direction est en sens inverse au pied et à la jambe.

Celles du pied sont centrifuges, elles dirigent le sang de la profondeur du pied vers la face dorsale. Celles de la jambe sont centripètes et tournées vers la profondeur du membre, dans le but de faciliter le passage du sang de la superficie dans la profondeur.

C'est l'opinion de Verneuil, Le Dentu, Houzé de l'Aulnoit, Jarjavay (2).

Charpy a écrit qu'il ne savait si cette direction centripète à la jambe était constante ; ses injections lui ont, dit-il, donné des résultats contradictoires.

Nous avons cherché à élucider ce point. Pour la jambe nous affirmons leur direction de la superficie vers la profondeur. Nos dissections, nos injections, nos radiographies nous ont donné des résultats affirmatifs, mais ces valvules se laissent facilement forcer quand le vaisseau qui les porte est distendu. C'est ainsi que nous avons pu faire passer le liquide des veines tibiales postérieures dans les veines superficielles, mais il a toujours passé difficilement, même quand c'était de l'eau.

Au pied la direction des valvules est manifeste pour les veinules latérales qui en contournent les bords. Le sang va de la plante au dos du pied. Quant aux communicantes proprement dites qui se trouvent dans les espaces interosseux et dans l'angle métacarpo-cuboïdien, je n'ai pu y constater la présence d'aucune valvule.

---

(1) Sur les valvules du membre inférieur, *Morph. Jahrbuch* (Bd. VII. 1882).

(2) *Contribution à l'étude du système veineux. Les canaux de sûreté.* Thèse Paris, 1883.

CHAPITRE II

Histologie normale.

Veines du membre inférieur. — Les veines offrent dans leurs trois tuniques des variétés qui sont intéressantes par leurs applications aux lésions qui se rencontrent dans les varices.

La tunique interne est toujours renforcée par une épaisse couche de tissu amorphe qui contient des fibres musculaires lisses.

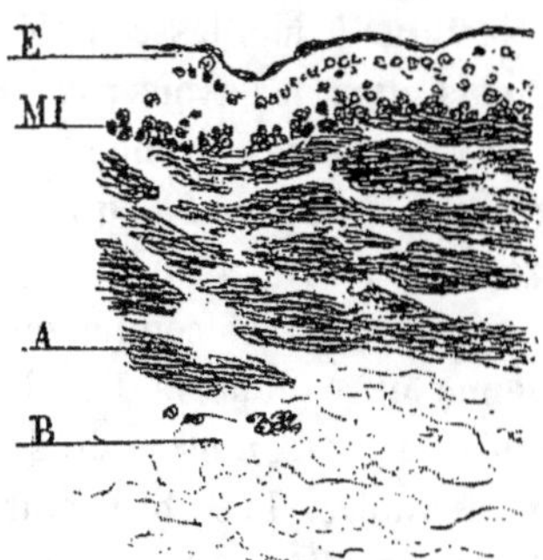

Fig. 9. — Explication : Coupe, perpendiculaire à la longueur, d'une veine saphène interne de petit calibre à la jambe pour montrer la disposition générale du tissu musculaire. Elle montre dans sa tunique interne, E, son endothélium ; MI, sa couche musculeuse (musculosa intimæ) ; A, les muscles de sa tunique moyenne ; B, sa tunique externe avec ses tractus connectifs.

Ces dernières groupées en petit nombre par 3, 4, 5 ou 6 forment de très petits faisceaux.

Ceux-ci, parallèles à l'axe du vaisseau, sont répartis dans l'épaisseur du tissu amorphe. Les plus petits sont isolés et situés jusque sous l'endothélium. Les plus volumineux au contraire sont tassés les uns contre les autres, placés au contact de la tunique moyenne, formant une sorte de musculosa intimæ qui rappelle la musculosa mucosæ (1).

(1) Kolliker a déjà signalé la présence de fibres musculaires lisses dans cette tunique.

L'existence de ces fibres est difficile à démontrer. Quand elles sont solitaires on les prend pour des éléments conjonctifs. La direction des fibres de cette couche est parallèle au cours du sang. Elle est donc tout à fait opposée à celle des fibres de la tunique moyenne et la limite entre les deux est nettement tranchée.

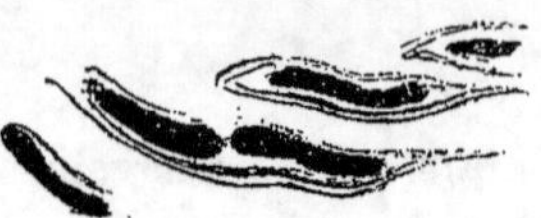

Fig. 10. — Explication : Noyaux de fibres cellules trouvées, sous l'endothélium même, dans la couche interne d'une veine de la jambe.

Cornil et Kolliker ont indiqué l'existence dans la tunique interne d'un réseau élastique à mailles comblées par de larges faisceaux conjonctifs, mais nous ne l'avons pas vu toujours très bien, même sur les plus grosses veines du membre.

Cependant il est possible de voir quelquefois une véritable lame élastique qui lui sert de limite. Beaucoup plus mince que celle des artères elle est souvent plissée comme elle.

La tunique moyenne offre dans la distribution réciproque du tissu conjonctif et des faisceaux musculaires qui la composent une disposition toute particulière. Les fibres musculaires ne sont pas comme dans les artères parallèles et concentriques et ne forment pas un anneau compact. Elles sont divisées en faisceaux volumineux et très distincts qui paraissent s'entrecroiser. Malgré une légère obliquité, les faisceaux ont cependant une direction générale qui se rapproche toujours de l'horizontale et contraste avec ceux qui pourraient se rencontrer dans les autres tuniques. Mais ce n'est pas là le joint le plus important, c'est l'existence, autour de chaque faisceau, de gaines conjonctives épaisses, qui sur des coupes perpendiculaires à l'axe du vaisseau se montrent continues les unes aux autres. Elles forment ainsi de véritables cloisons sinueuses qui divisent toute la couche musculaire (Voyez fig. 9).

Nous trouvons donc une abondance de tissu conjonctif qui constitue une prédisposition naturelle à la sclérose du muscle.

Il existe dans ce tissu très peu de fibres élastiques.

La tunique externe des veines est principalement formée de grosses fibres connectives mêlées avec un réseau élastique fin

très abondant. On y trouve quelques faisceaux de fibres musculaires lisses disposés sans ordre bien régulier, mais habituellement
parallèles à la longueur du vaisseau.

Dans cette couche ce qu'il y a de plus important à indiquer et à
retenir est l'existence de tractus conjonctifs qui relient la veine
aux lobules adipeux voisins et même à la peau.

N'oublions pas de signaler dans ces veines la présence des vaisseaux capillaires ou vasa vasorum qui joueront dans la propagation des varices un rôle des plus importants. Ils sont très abondants
dans les deux couches externe et moyenne. C'est un fait depuis
longtemps décrit dans les classiques ; ils n'atteignent pas la tunique interne et, quand ils s'y montrent, on doit croire à un phénomène pathologique.

Mais ils ont de nombreuses communications avec les capillaires
des tissus environnants, adipeux et dermiques, et ils peuvent être
considérés comme un des agents les plus actifs de désorganisa-
tion variqueuse par la formation du tissu caverneux de Briquet.

Le tissu élastique des veines du membre inférieur est beaucoup
moins important que celui des artères. Les veines n'ont pas de
lames élastiques dans leur tunique moyenne, à peine y trouve-t-on
quelques fibres élastiques de grosseur moyenne. C'est dans la
tunique interne que ces fibres sont en quelque abondance, mais
encore quelle pauvreté quand on les compare à la même enveloppe
élastique des artères !

Quand la veine est grosse, elle a peu de tissu élastique. Celui-ci
manque complètement dans les petites veines. On voit donc que
la veine est mal disposée pour résister mécaniquement à la pression quand les valvules et les muscles lisses sont devenus incapables de fonctionner.

*
* *

Sur la peau et les veines du tiers inférieur de la jambe. — Nous avons cherché à rendre appréciable sur le dessin ci-joint ce qu'il y a de plus utile à connaître pour la pathogénie des lésions variqueuses, et ce dont on n'a pas encore publié la description.

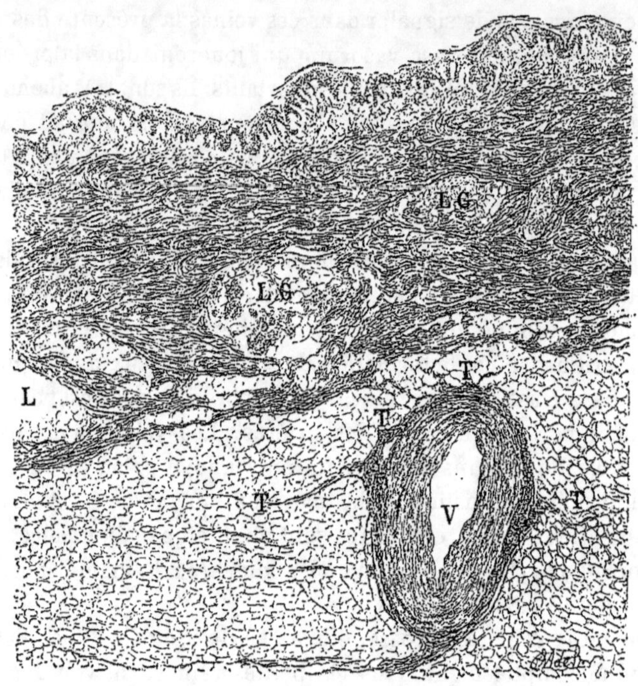

FIG. 11. — Coupe destinée à montrer les rapports de la peau, du tissu adipeux sous-cutané, des lobules glandulaires et d'une veine, dans le tiers inférieur de la jambe. L'explication est à lire dans le texte même.

Du corps papillaire et de son revêtement épithélial dans l'état normal de la jambe il y a peu de chose à dire.

Le tissu mou du derme qui forme les papilles (corps papillaire) est peu développé. Les papilles sont nombreuses, mais petites. Elles contiennent surtout des anses capillaires simples, très rarement des nerfs. La couche muqueuse de Malpighi et l'épiderme n'ont rien de spécial.

La veine V (fig. 11) placée dans le tissu adipeux sous-cutané est constamment reliée à la face profonde du derme par des tractus fibreux T multiples, peu volumineux, mais qui arrivent facilement à constituer une adhérence solide et large. La face profonde du derme est remarquable par l'abondance et l'épaisseur des tractus fibreux qu'on y trouve. Ils circonscrivent de petits lobules adipeux L et, si l'on compare cette peau à celle des autres régions, il semble que la couche profonde soit sclérosée. En effet les glandes sudoripares L G qui devraient descendre dans la couche adipeuse sous-cutanée ne l'atteignent pas, on trouve leurs pelotons dans l'épaisseur du derme.

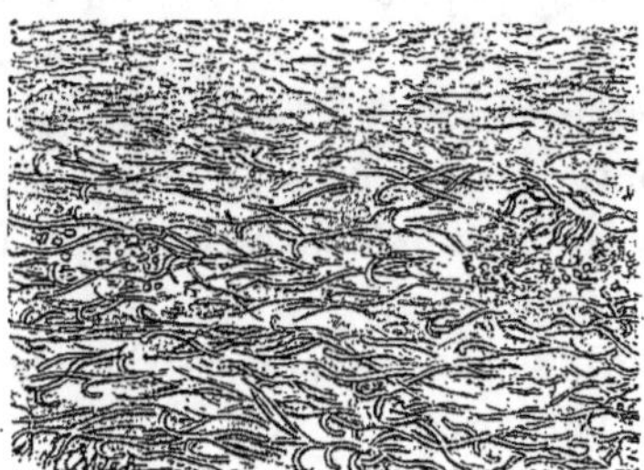

FIG. 12. — Explication : Fibres élastiques du derme de la peau de la jambe.

Après ce qui précède il ne paraîtra pas étonnant que le derme soit épaissi, mais ce n'est pas la seule chose que nous devons y signaler. Ce tissu qui est comme la charpente de la peau est formé par l'entrecroisement de fibres conjonctives grosses et onduleuses et de très nombreuses et très grosses fibres élastiques.

Il doit à cette abondance de tissu élastique un aspect microscopique spécial et probablement des propriétés physiologiques de résistance à la distension.

Ce tissu élastique forme une sorte de réseau protecteur qui se trouve presque constamment détruit dans le cas de varices.

CHAPITRE III

Circulation du sang dans le membre inférieur.

La circulation varie de mode dans les membres inférieurs suivant qu'ils sont dans un plan horizontal ou dans la station verticale.

1. *Dans la position horizontale.* — Dans ce premier cas les résistances que rencontre le cours du sang sont presque nulles.

La pompe aspirante et foulante cardio-pulmonaire suffit à mettre tout en mouvement.

Le cœur refoule le sang des capillaires dans les veines, et l'aspiration thoracique fait le reste.

Le sang se précipite dans le vide, chaque inspiration se fait sentir jusqu'au bout des orteils. Aussi les veines ne sont-elles jamais saillantes dans cette position.

Leurs valvules n'ont d'autre emploi que d'empêcher le sang de refluer pendant l'expiration et les muscles lisses n'entrent pas en contraction appréciable.

2. *Dans la position verticale.* — Dans ce cas, le sang obéit aux lois de la pesanteur. Les veines se gonflent sous son poids et dès lors la résistance à vaincre augmente beaucoup. L'influence de l'aspiration thoracique, étendue, dans le cas précédent, à toute la longueur du membre, se limite à la partie supérieure de cette lourde colonne sanguine.

C'est dans ces conditions que les valvules, les fibres lisses des vaisseaux, les muscles striés des membres et leurs aponévroses, l'élasticité de la peau et même les artères entrent en jeu dans le but de pousser le sang vers la cavité abdominale.

Non seulement les valvules s'opposent au reflux ou au recul du liquide, mais elles deviennent un utile adjuvant de la circulation en subdivisant la colonne sanguine, pour rendre minime la pression que supporte chaque segment intervalvulaire et en dirigeant

le cours du sang vers les endroits où peuvent agir les forces mo-
trices favorables à sa progression.

Je m'explique sur ce point qui me fournit l'un des chapitres les
plus intéressants de la circulation de la jambe et pour cela j'em-
prunte largement à la thèse de Le Dentu. Suivons avec lui le trajet du sang ; chassé par la pression de la plante du pied sur le
sol il s'échappe de la semelle veineuse et remonte dans l'arcade
dorsale superficielle que nous connaissons, et simultanément des
veines profondes de la plante il reflue vers le dos du pied et le
bas de la jambe. Les valvules décrites par Houzé de l'Aulnoit dans
les veines des bords du pied ont une disposition calculée pour ce
but. A ce moment, quand le sang est accumulé dans la partie
dorsale du pied, deux chemins lui sont ouverts pour passer dans
le segment inférieur de la jambe, les veines superficielles et les
profondes.

Le sang se diviserait donc en deux courants, l'un superficiel,
l'autre profond. La plus grande partie en serait dirigée vers les
vaisseaux profonds par les nombreuses communicantes échelon-
nées le long de la jambe dont les valvules sont adaptées à ce but.

On sait que les communicantes de la jambe ont leur concavité
tournée vers l'intérieur. Chose plus curieuse, Klotz, un auteur
allemand, a même trouvé sur la saphène interne au niveau
d'une communicante de la jambe une valvule renversée qui avait
pour but de barrer le cours du sang vers le cœur, pour le dériver
dans la profondeur du membre. Ce fait, que nous n'avons pas observé, semblerait invraisemblable si l'on ne savait qu'il existe des
canaux latéraux de dérivation bien nommés canaux de sûreté par
Verneuil et Le Dentu, qui relient des points éloignés d'une même
veine et permettent en quelque sorte d'enjamber l'obstacle.

Nous avons à diverses reprises fait des expériences pour vérifier
si cette conception du cours du sang était réelle. Nous avons toujours vu l'injection passer avec facilité des veines superficielles
malléolaires saphènes SI ou SE dans les veines musculaires ou
profondes. Quand nous avons essayé au contraire de la faire refluer des veines profondes aux superficielles nous n'avons pas
réussi ; il est arrivé cependant que le liquide ait rétrogradé. Mais
alors nous avons constaté que les valvules des communicantes
existaient bien dans le sens voulu et si le liquide a passé, il faut

l'expliquer par une dilatation exagérée des veines qui a rendu les valvules insuffisantes.

Le courant sanguin superficiel doit donc être le moins important. Du reste les veines superficielles n'ont pour chasser le sang qu'elles contiennent d'autres forces que la contraction de leurs propres parois et elles ne sont aidées que par l'élasticité de la peau. Elles sont donc dans un état d'infériorité marqué pour porter le sang jusqu'au point où il peut être aspiré par le vide thoracique.

Les veines profondes ont, au contraire, en outre de leur contraction propre, le bénéfice de l'action des muscles du membre. Dans la marche les muscles ont des périodes alternatives de contraction et de relâchement qui ont pour résultat de vider et de laisser remplir alternativement les vaisseaux placés dans leur interstice ou leur épaisseur. Ils exercent pendant leur relâchement une sorte d'aspiration sur le sang des vaisseaux superficiels. La succession des mouvements du membre inférieur dans la marche commande les déplacements du sang. C'est ainsi qu'après avoir traversé le pied, la jambe et la cuisse, le sang veineux arrive dans l'abdomen par le chemin le plus direct en avant, et par le chemin le plus compliqué en arrière en passant par les échancrures du bassin.

Dans la position verticale et l'immobilité. — Dans l'immobilité en station verticale, les muscles ne se contractent pas en cadence rythmée comme dans la marche. Ils se tendent comme des ligaments, ils sont en état de tonicité plutôt qu'en contraction, ou bien ils ont des contractions rares, et c'est un obstacle à la division naturelle du courant sanguin. Les veines profondes recevront moins et les superficielles seront surchargées.

D'après ces données, il semble que la dilatation variqueuse ne devrait s'observer que chez les personnes obligées par leur immobilité à laisser distendre leurs veines.

Le Dentu, sans insister sur ce sujet, fait même remarquer que les blanchisseuses en se penchant en avant, pour manœuvrer le fer, mettent en état de tension ou contraction permanente les muscles de la partie postérieure du bassin.

Il en résulterait que le passage du sang par la voie postérieure est fermé ou gêné et qu'il reflue par la voie antérieure ou fémorale, d'où surcharge des saphènes internes. Mais il ne faut pas nous tenir à ce seul mécanisme. Nous rejetons la théorie d'Héra-path sur les brides aponévrotiques variqueuses ; il ne faut pas la remplacer par celle des barrières formées par les muscles con-tractés ou *tendus*.

Action du système nerveux. — Du reste dans la physiologie du membre inférieur en marche entre un autre facteur dont il faut tenir un grand compte. C'est l'afflux du sang.

C'est l'action du système nerveux vaso-moteur qui est, comme on le sait, divisé en constricteur et dilatateur.

Nous ferons remarquer que la marche, tout en favorisant méca-niquement la circulation, produit, par le fait même de la contrac-tion musculaire une dilatation active de tous les vaisseaux qui augmentent l'afflux sanguin. Le muscle, comme les glandes, a be-soin, pendant son activité, d'une plus grande abondance de sang que pendant sa période de repos. Il a besoin d'oxygène et ses vaisseaux artériels se dilatent pour lui apporter. Il a besoin d'au-tre part d'éliminer de nombreux produits de combustion et la veine, qui sort du muscle, se dilate. Au point de vue physio-logique l'action vaso-motrice est indispensable pour la circulation des masses musculaires. La marche aussi bien que la station ver-ticale peut donc amener des dilatations des veines.

Active quand la marche ne dépassera pas les limites physiolo-giques, cette vaso-dilatation pourra devenir passive par la fatigue qui met les muscles lisses, comme les stries, hors d'état de se con-tracter.

Dans la peau du tiers inférieur de la jambe. — Un dernier fait in-téressant à remarquer dans cette physiologie spéciale de la jambe est la situation particulière de la peau de son tiers inférieur. Les veines superficielles qui reçoivent le sang du pied, pour le faire passer aux communicantes des diverses hauteurs de la jambe, y sont toujours en tension à l'état normal. Cet état de tension aura une tendance à devenir pathologique, sitôt que les valvules de quelques veines auront été forcées ou détruites. Le sang des vei-nes verticales superficielles et profondes pourra tomber dans cette région par l'action non combattue de la pesanteur. La pression y deviendra exagérée et les vaisseaux seront en état d'asystolie.

D'un autre côté, à chaque pas, le malade, appuyant sur le sol la plante de son pied, imbibé de sang, fera refluer celui-ci sur le dos du pied et la partie inférieure de sa jambe et ce sang agira de toute la force que lui communique le poids du corps, pour distendre des vaisseaux déjà trop distendus.

CHAPITRE IV

Anatomie pathologique.

Si je voulais faire l'anatomie pathologique des varices en citant
tous ceux qui s'en sont occupés, il me faudrait remonter à Hippocrate, Ambroise Paré, etc. Je me contenterai de renvoyer le lecteur à la thèse de Briquet, sur la phlébectasie (Paris, 1826) (1).

Celui-ci, réunissant des documents encore épars, se flatte d'être
le premier qui ait donné une description complète des lésions variqueuses des veines.

En effet, presque toutes les altérations anatomiques visibles à
l'œil nu, les seules que l'on pouvait connaître à son époque, se
trouvent notées dans son travail substantiel. Nous suivons dans
notre description la classification qu'il avait adoptée :

Simple élargissement. — Dans certains cas, cet élargissement
prend des propositions effrayantes. On se demande comment la
veine distendue n'éclate pas sous la pression du sang.

On peut l'observer seul sans qu'il y ait de lésion plus avancée.
Il est plus fréquent d'observer cette dilatation simultanément avec
d'autres lésions plus avancées et dans les varices des membres, on
la rencontre à une certaine distance du foyer principal. C'est ainsi
que la saphène interne atteint communément la grosseur du petit
doigt à la cuisse et qu'elle peut arriver à celui du petit intestin.

Des veines sans nom à cause de leur petitesse prennent l'apparence de vaisseaux extrêmement importants.

Dilatation uniforme avec épaississements. — A la palpation la
veine est indurée, à la section ses parois sont épaissies, elles main-
tiennent sa cavité béante comme celle d'une artère et leur tissu est
de couleur anormale.

L'épaississement des parois porte surtout sur la couche moyenne
du vaisseau.

(1) Le mot phlébectasie fut inventé par Alibert pour désigner les dilatations
variqueuses.

C'est un fait qu'on trouve déjà noté, dans A. Paré, dans J. Hunter (1787) (1) ; ce dernier faisant en même temps de l'anatomie pathologique et de la pathogénie disait : « les veines trop faibles « pour soutenir la pression du sang deviennent le siège d'une sti- « mulation qui détermine leur accroissement en épaisseur et en « force ». On verra que nos recherches histologiques confirment cette manière de voir.

A ce moment ni la forme ni le trajet des veines n'est encore changé. La veine normale se continue sans transition brusque avec la partie malade qui conserve sa forme cylindrique et les auteurs qui ont rangé ces altérations dans les varices ont dû les appeler varices cylindroïdes.

Dans le degré suivant il y aura de très grandes modifications.

Dilatation simple avec épaississements et amincissements. — L'épaississement des parois veineuses est inégal, il augmente en certains points de la circonférence du vaisseau, mais il diminue sur d'autres. Il en résulte que la cavité du vaisseau ne reste pas cylindrique, il s'y produit des dilatations, nommées ampullaires par les uns et sacciformes par les autres, qui rendent la paroi veineuse irrégulière et noueuse. Ils semblent voir les bosselures du gros intestin auxquelles J.-L. Petit les a déjà très justement comparées.

Le vaisseau s'allonge et devient flexueux, sa partie la plus épaisse devient concave et la plus distendue se place sur la convexité de la courbure. Ainsi le trajet des veines devient serpentin, puis, quand les courbures secondaires se forment, les veines semblent s'enrouler et former des pelotons.

Briquet réservait le nom de varices simples aux veines dilatées, rectilignes ou serpentines ; il donnait celui de tumeurs variqueuses aux veines qui donnent l'aspect de sangsues entrelacées.

La quatrième division de Briquet est intitulée : *Dilatation des petites veines.*

Elle se présente sous forme d'arborescences visibles dans les divers tissus, elle a été désignée sous le nom de veinosités par les Allemands, étudiée par Lefort sous le nom de varicosités ; nous nous en occuperons longuement à diverses reprises

____

(1) *Œuvres complètes*, réédition de 1839, II, page 721.

Aspect de la cavité. — A côté de l'augmentation de volume de la paroi il faut noter l'aspect de la tunique interne des veines. Au début de l'affection, quand on ouvre les varices, on voit qu'elles offrent à leur intérieur l'aspect d'une vessie à colonnes ou d'une cavité ventriculaire cardiaque. On y trouve des rides, des enfoncements dus au déplacement de leurs faisceaux musculaires et ceux-ci, dit Briquet, sont refoulés et se disposent en bandelettes comme sur le gros intestin.

Plus tard on voit à la face interne des veines variqueuses, des plaques blanches d'étendue variable qui forment rarement un anneau complet. Tantôt leurs bords sont nets, tantôt ils se ramifient comme dans certaines cicatrices. Ces plaques ne se plissent pas comme le reste de la veine. C'est la lésion qu'on décrit sous le nom général d'endophlébite.

Des plaques calcaires. — Nous n'avons jamais observé les plaques calcaires des anciens auxquelles Cornil a donné l'investiture scientifique dans son mémoire de 1872.

Elles sont peut-être des altérations terminales des veines chez les variqueux atteints de cachexie et arrivés à un âge avancé. Mais chez les malades jeunes, chez ceux qui déjà âgés ne sont pas cachectiques, même sur des varices anciennes compliquées d'eczéma, d'ulcères, d'éléphantiasis, nous n'avons pas observé la calcification.

Il est de règle que les cellules de la partie la plus interne des veines subissent une dégénérescence. Mais c'est la dégénérescence graisseuse et non pas calcaire. A tort, croyons-nous, Cornil a-t-il rangé parmi les lésions constituantes des varices « les incrustations calcaires de la paroi des vaisseaux altérés ».

Cette calcification des parois veineuses variqueuses n'est cependant pas introuvable. C'est un phénomène rare, mais dont nous connaissons au moins un cas. Il nous a été communiqué par notre élève et ami le D\u1d63 Launois. Les veines du membre étaient devenues semblables à des tuyaux de pipe, pour la rigidité et la dureté au palper. Mais l'examen histologique n'en a pas été fait.

Des valvules dans les varices. — Certaines formes de varices localisées siègent sur les veines transversales superficielles qui ne possèdent pas de valvules. Il est donc naturel que, après l'extirpation de ces veines malades, on ne trouve pas traces de valvules altérées. Dans les veines communicantes l'altération valvulaire n'a pas été étudiée malgré son intérêt.

Quand la maladie variqueuse s'étend aux veines verticales, aux troncs des saphènes, c'est alors que les valvules jouent un rôle dans son évolution et leur état a été l'objet de nombreuses recherches.

Mais il est bien difficile de se prononcer.

On trouve souvent des varices volumineuses dans l'intérieur desquelles les valvules paraissent saines et normales (1), j'ai même préparé par l'action du nitrate leur revêtement endothélial qui m'a paru normal. Ces valvules qui semblent parfaitement saines ont cependant cessé leurs fonctions non pas en raison de leur état anatomique, mais pour une raison de physiologie pathologique que nous étudierons plus loin.

Il arrive aussi que ces valvules d'apparence normale, quand on les examine individuellement, soient dans une disposition anormale. Ainsi leur nombre est diminué dans la hauteur du membre. Klotz a pu voir, sur un homme variqueux de 48 ans, que les valvules ne manquaient pas dans la partie jambière de la saphène variqueuse, mais que, dans la partie de cette veine située à la cuisse, elles n'existaient pas. On n'en trouvait que deux, l'une à l'embouchure de la saphène dans la fémorale, l'autre à deux doigts au-dessus de la rotule. Cet auteur aurait même observé la persistance d'une seule valvule pour toute l'étendue du tronc de la saphène, celle de l'embouchure seulement. Enfin Grosmaire aurait vu un fait encore plus curieux. Il n'existait plus de valvule dans toute la saphène interne et la seule barrière entre le cœur et les extrémités était une valvule placée dans la veine iliaque externe.

Cette disposition anormale est quelquefois congénitale, mais elle peut aussi être la suite de l'âge.

Les valvules, on le sait par les recherches de Bardeleben, de Lestrade, de Klotz, disparaissent peu à peu par une sorte d'atrophie qui commence quelquefois dès la naissance. Elles deviennent plus courtes, plus dures, elles ne font plus qu'une ride saillante

---

(1) Lastaria, *Capitano medico ; sulle conditione delle valvole delle vene sulle varici. Lavori dell' Istituto de Perugia*, par Pisenti, 1898. Il a vu que les valvules étaient souvent saines à l'intérieur des veines variqueuses. Sur 6 cas disséqués attentivement il a trouvé une fois seulement quelques valvules altérées.

dans la lumière du vaisseau et finalement il reste une simple courbe d'aspect nacré révélant sur la paroi la trace de son existence.

On a vu cette atrophie se localiser à une région et y donner naissance à des varices. Klotz signale un variqueux de 70 ans qui n'avait aucune valvule dans ses veines malades, et qui en présentait encore le maximum dans les parties non atteintes, mais ce fait est certainement exceptionnel.

On rencontre souvent dans les cas de varices anciennes des altérations variables, mais indéniables, des valvules. Celles-ci sont épaissies de formes, roides et sans souplesse, leur couleur nacrée est remplacée par un aspect blanchâtre. Quelquefois elles sont distendues et leur surface paraît augmentée, j'en ai vu qui étaient perforées de un ou plusieurs trous dans leur centre. De telles valvules se rencontrent souvent au niveau des dilatations ampullaires et des plaques d'endophlébite sur les gros troncs veineux des membres.

Bennett a observé, dans des varices consécutives au traumatisme, des déchirures de valvules. Celles-ci flottaient au gré des oscillations du sang dans la cavité du vaisseau. Elles s'étaient rompues sans qu'aucune altération ait précédé l'accident, sous l'influence unique du traumatisme.

En réalité les valvules ne sont pas constamment détruites dans les varices. Elles peuvent l'être dans certains cas héréditaires et sur des malades âgés ou depuis longtemps atteints. Il arrive qu'à côté de régions où les valvules sont disparues, d'autres régions demeurent pourvues de ces utiles régulateurs de la circulation veineuse. Elles restent, dans les cas envahissants, pendant un certain temps, souples et normales dans des veines déjà dilatées. De même que l'endophlébite qui épaissit la tunique interne ne se montre souvent qu'à la période d'altérations graves et tardives, de même la destruction hyperplasique des valvules n'est qu'un phénomène tardif.

Du contenu des veines variqueuses. Des caillots variqueux. — En dehors de la phlébite, nous n'avons jamais rencontré les caillots intra-veineux si souvent signalés par les anciens auteurs dans les autopsies de varices. Beaucoup de ces coagulations devaient être cadavériques.

S'ils existent sur le vivant, ce n'est que sur des membres arrivés au dernier degré d'altération variqueuse et auxquels nous n'avons pas voulu toucher. Pour nous il ne nous est jamais arrivé d'observer la transformation de caillots ni en filaments rappelant le dragonneau, ni en masses dures nommées phlébolites.

CHAPITRE V

Histologie pathologique.

Historique. — C'est en 1872 que commencent à être connues les altérations intimes des veines variqueuses grâce aux verres grossissants du microscope.

Cornil (*Archives de physiologie normale et pathologique*, 1872) publie un important mémoire sur ce sujet. Il dit : « que les varices « sont le résultat d'une inflammation chronique des veines carac- « térisées essentiellement par la multiplication des éléments du « tissu conjonctif des veines, surtout de la couche interne de la « membrane moyenne, et par la distension et l'extension du ré- « seau des vasa-vasorum. La paroi des veines variqueuses est « complètement remaniée par cette formation nouvelle de tissu « conjonctif, de vaisseaux dilatés et de tissu veineux provenant « de ses vaisseaux propres.

Il établit nettement, dans son court mémoire, que la lésion des varices est une sorte de phlébite. Il montra par des dessins très explicatifs annexés à son travail comment cette altération peut amener l'augmentation hypertrophique de la couche moyenne doublée, quintuplée, quelquefois décuplée d'épaisseur.

Il signala même l'augmentation de volume des fibres musculaires de ces veines malades.

Quoiqu'il eût paru au commencement du siècle des travaux importants sur les inflammations des veines, personne n'avait encore songé que la lésion variqueuse pût être une forme de phlébite accompagnée de sclérose et de dilatation des vaisseaux capillaires des veines,

Hypertrophie compensatrice. — Quand on étudie au microscope des préparations portant sur des veines variqueuses n'ayant pas dépassé les premiers degrés d'altération, telle que la dilatation simple ou la dilatation avec épaississement, on y trouve une modification élémentaire très marquée. C'est une augmentation de volume des fibres lisses de la paroi. C'est donc par les éléments contractiles que débutent les modifications produites dans les vaisseaux par la maladie variqueuse.

Les fibres musculaires lisses s'hypertrophient, leur corps cellulaire est beaucoup plus gros et leur noyau plus apparent. Au lieu de leur diamètre habituel de 6 μ elles en mesurent jusqu'à 20.

Elles ne subissent d'abord aucune altération dans la composition de leurs diverses parties. Leur augmentation de volume est physiologique et comparable à celle qui survient dans le muscle d'un utérus gravide.

Nous proposons de désigner cet état sous le nom d'*hypertrophie compensatrice des fibres lisses de la paroi veineuse* (1).

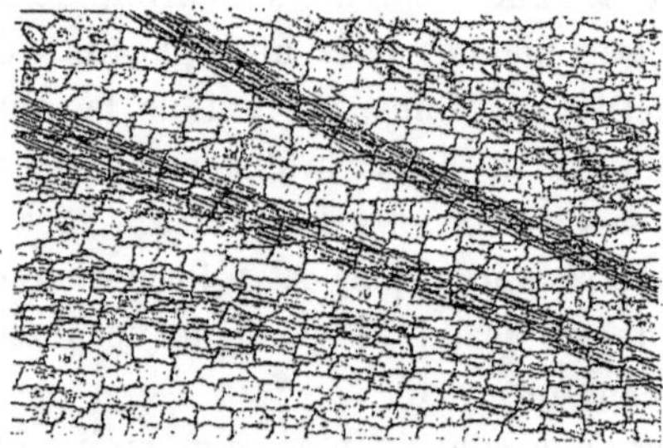

FIG. 13. — Endothélium d'une veine variqueuse après nitratation. —
Il est normal.

Il y a beaucoup d'analogie avec l'hypertrophie du muscle cardiaque qui lutte contre un obstacle valvulaire.

A ce moment, il n'existe encore aucune trace de périphlébite ou d'endophlébite. L'épreuve avec le nitrate d'argent permet de retrouver un endothélium normal sur les parois et sur les valvules des veines (fig. 13).

La lésion primordiale des varices est donc localisée aux muscles.

Cependant en raison de l'étiologie de certaines varices et en tenant compte des travaux de certains auteurs (Epstein, 1887,

(1) Sabouroff a déjà indiqué l'hypertrophie des muscles lisses dans les varices (*Archives de Virchow*, 1871).
Cornil en parle, mais sans en expliquer le rôle pathogénique.

Archiv f. path. Anat. und Phys.), je ne voudrais pas affirmer que jamais les varices n'ont débuté par une endophlébite, mais je suis certain que la forme de début la plus fréquente est celle que j'ai décrite.

Myosite interstitielle hypertrophique. — A l'hypertrophie compensatrice succède, dans les veines comme dans le myocarde, une myosite interstitielle. Le tissu conjonctif, qui forme à l'état normal des cloisons autour des faisceaux de fibres musculaires lisses, augmente beaucoup d'épaisseur.

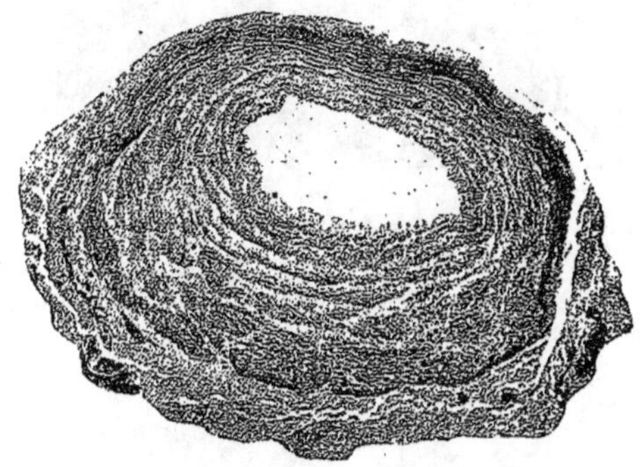

Fig. 14. — Myosite interstitielle hypertrophique périfasciculaire. — Veine variqueuse, *faible grossissement*. — La tunique interne est normale ; au contraire la tunique moyenne est très épaissie. Elle est parcourue par de nombreuses et épaisses cloisons conjonctives laissées en blanc, L, les faisceaux musculaires visibles en noir sont séparés par elle. La tunique externe entoure incomplètement le vaisseau, elle n'a rien de spécial.

Plus tard il envoie des prolongements dans l'intérieur même des faisceaux qu'il segmente et dont il arrive à dissocier les fibres cellules une à une. Chacune de celles-ci paraît alors entourée d'une enveloppe de tissus de nouvelle formation. Le tissu conjonctif néoformé est le plus souvent amorphe et dépourvu de cellules, au début de la lésion.

La figure 15 est destinée à faire comprendre l'intensité de ce processus scléreux en le montrant étudié à un plus fort grossissement.

Les faisceaux déjà modifiés subissent un remaniement complet dans leur direction. Au lieu de la disposition régulièrement oblique que nous leur reconnaissons à l'état normal, ils sont dirigés en tous sens et contournés en tourbillon, comme le montre la figure 16.

C'est donc une véritable myosite interstitielle et le tissu conjonctif y prend des proportions très considérables. Il tient les faisceaux

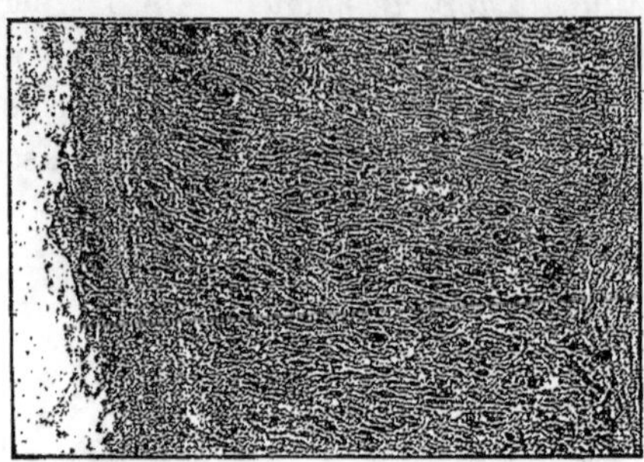

Fig. 15.— Explication : myosite intra-fasciculaire. Coupe longitudinale de la tunique moyenne d'une veine variqueuse. *Grossissement fort.* On voit les fibres cellules des faisceaux dissociés par le tissu conjonctif qui est, comme dans la figure précédente, laissé en blanc.

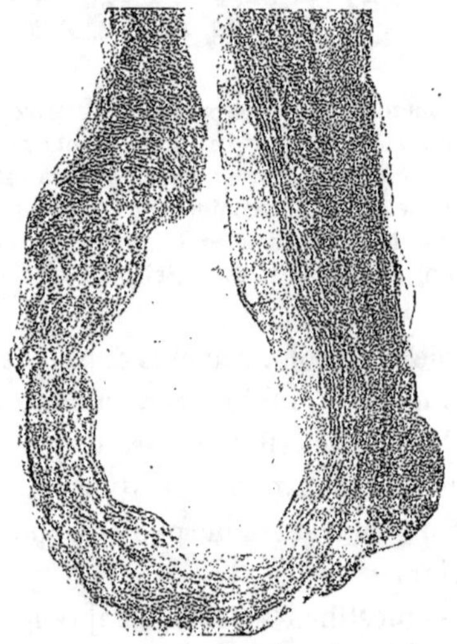

Fig. 16. — Explication : Coupe d'une veine variqueuse à un degré très avancé, destinée à montrer la disposition irrégulière des faisceaux musculaires.

musculaires écartés les uns des autres. Il les empâte ; mais ce qu'il y a de remarquable c'est qu'il ne les étouffe pas et ne les fasse pas disparaître par atrophie.

La sclérose musculaire des varices est surtout hypertrophique.

Dilatation des vasa vasorum. — Mais là ne se bornent pas les lésions variqueuses. Ici doivent entrer en ligne de compte les lésions des vasa vasorum. Nous connaissons déjà par les travaux de Cornil l'une de leurs altérations, c'est-à-dire leur dilatation. Dans la tunique externe et moyenne, on trouve leurs cavités béantes et on les voit-souvent décrire des sinuosités dans leurs cours.

Ils pourraient arriver à un diamètre 20 fois supérieur à la normale, leurs sinuosités multiples et exagérées joueraient d'après Cornil un rôle curieux dans la pathogénie des ampoules variqueuses. Nous y reviendrons plus loin.

Ils sont logés dans le tissu scléreux des parois veineuses. En même temps que l'hypertrophie musculaire et la sclérose hypertrophique, ils contribuent à l'augmentation des parois veineuses si extraordinaire qui s'observe parfois dans les varices.

Nous conseillons, pour se rendre compte de l'importance de cette dilatation mécanique des vasa vasorum, de consulter les figures dessinées dans le mémoire de Cornil et reproduites dans l'article de Quénu.

Foyers inflammatoires péricapillaires. — Mais dans beaucoup de cas ces vaisseaux ne sont pas seulement dilatés, ils sont de plus le siège d'une modification inflammatoire. Ils sont alors accompagnés d'un certain nombre de cellules rondes placées autour d'eux et ainsi sont créés de petits foyers dont le rôle est extrêmement important.

En effet, les vaisseaux sont les agents de l'extension de la sclérose variqueuse ; on voit, sur des coupes, les traînées inflammatoires qui les désignent, augmenter de nombre et de largeur en allant de la tunique moyenne à la tunique externe et quand on étudie les lésions des tissus ambiants on les voit pénétrer dans les parties nouvellement atteintes.

Ces foyers se propagent surtout de dedans en dehors, rarement ils pénètrent la partie la plus interne des veines ; cependant j'ai constaté une fois dans l'épaisseur d'une membrane interne, devenue méconnaissable, des vaisseaux dilatés et enflammés et un caillot en voie de résorption.

Cette sorte de phlébite n'a pas été mise en lumière avant nous, Cornil a insisté sur la dilatation mécanique des vasa et surtout sur leur transformation en nouvelles varices, mais à l'époque où il écrivait on négligeait ces inflammations qui ont cependant une grande importance et qui doivent être rapprochées des lésions des artérites, infectieuses ou autres, décrites dans ces dernières années (1).

Un de nos élèves qui a fait une thèse sur les varices des femmes grosses, en 1888, Léonardi, a signalé une lésion des vasa vasorum

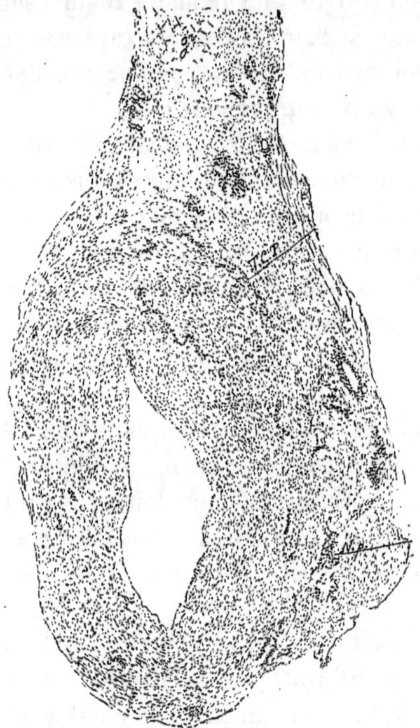

Fig. 1 . — Explication : Dessin à la chambre photographique montrant sur la coupe d'une veine variqueuse : La tunique moyenne dépouillée de sa tunique externe sur la gauche ; à droite elle en est pourvue et vers le haut cette tunique externe adhère à un lobule graisseux gr., les diverses parties présentent de nombreux foyers inflammatoires péri-capillaires Np, indiqués par des amas de petits points noirs.

variqueux qu'il ne serait pas éloigné de croire la véritable lésion primordiale des varices, mais il ne s'agit que de cette espèce de

(1) Il y a longtemps que les varices ont été comparées aux artérites, car Seger en 1661 soutenait la thèse suivante : *De anevrysmate venarum seu varicibus.*

bourgeonnement formé, à l'intérieur des capillaires contractés, par les noyaux des endothéliums.

De l'endophlébite. — Souvent elle n'est au début qu'une variété de myosite interstitielle.

L'examen microscopique de coupes pratiquées sur des plaques blanches choisies de façon à en étudier toutes les variétés nous a montré qu'il s'agit d'une endophlébite très spéciale à laquelle ne participent pas les endothéliums. Elle n'est que la propagation de la sclérose à la partie musculaire de la tunique interne.

Voici comment nous en expliquons la formation.

On se souvient que la dilatation vasculaire amène l'hypertrophie des muscles et la sclérose hypertrophique du tissu conjonctif qui les entoure. Pour les muscles de la tunique interne le même phé-nomène se produit, mais les faisceaux musculaires y sont très petits et le tissu conjonctif interposé et amorphe.

Quand se produit la sclérose, les faisceaux de fibres musculai-res sont promptement dissociés, les fibres musculaires paraissent isolées et le tissu conjonctif augmenté de volume prend un aspect muqueux.

S'il survient de l'atrophie graisseuse des fibres cellules ainsi iso-lées dans le tissu amorphe gonflé, nous avons alors les plaques

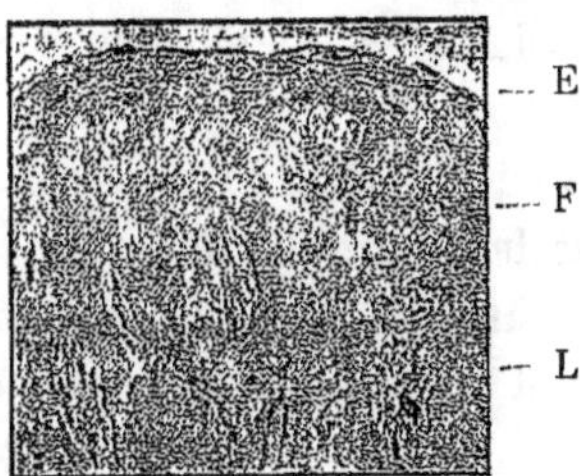

Fig. 18. — Explication : Fragment d'une plaque de fausse endophlébite. — On reconnaît facilement la couche endothéliale E, puis au-dessous se voient des fibres cellules isolées F, coupées perpendiculairement. Le petit noyau en est fréquemment visible. Plus bas la lettre L indique des fibres dont la di-rection est différente et dont le noyau allongé, caractéristique, est percep-tible.

blanches. Ces cellules isolées ont souvent été prises pour des élé-ments conjonctifs et nous aurions fait comme les autres si nous n'avions eu la forme caractéristique du noyau pour nous servir de repère. On peut suivre la dissociation des faisceaux et l'isolement des fibres cellules. On peut reconnaître celles-ci à leur coloration et à leur noyau spécial. Quand elles deviennent graisseuses, on retrouve encore leur noyau au centre de la substance grasse, comme un cylindre-axe dans sa gaine de myéline. La couche endothéliale du vaisseau est soulevée par la plaque de sclérose. Ses cellules sont conservées dans leur intégrité (fig. 18).

Mais cette forme d'endophlébite n'est pas la seule. Il arrive aussi que les éléments musculaires disparaissent rapidement et que le tissu intermédiaire prend un développement très grand. Il n'est plus question de transformation graisseuse des fibres lisses. Je ne sais exactement leur mode de disparition mais elles n'existent plus.

Le tissu conjonctif qui avait pris l'apparence muqueuse s'organise alors, il y apparaît des éléments figurés principalement de cellules étoilées. Suspendues dans une substance amorphe, anastomosées par leur prolongement, elles forment un tissu réticulé très analogue à celui de la gélatine de Wharton ou à celui de certains polypes muqueux.

Là ne s'arrête pas la transformation de la tunique interne ; des vaisseaux sanguins à parois embryonnaires y apparaissent, puis il peut arriver que ces vaisseaux se brisent et qu'il se produise dans l'épaisseur de la fausse membrane des hémorrhagies interstitielles.

On voit alors le caillot subir la régression habituelle. Des cristaux d'hématine et des grains d'hématoïdine s'observent à son centre pendant que, tout autour, de nombreuses cellules se chargent des mêmes grains et constituent une sorte de membrane d'enkystement.

Que deviennent ces caillots : forment-ils des phlébolithes ? Je ne puis me prononcer. Que deviennent les vaisseaux, finissent-ils par communiquer avec la cavité de la veine et forment-ils les ampoules ? Cornil le pense. Nous ne discuterons pas sur ce sujet.

Quoi qu'il en soit, l'endothélium de la veine recouvre souvent toutes ces lésions sans paraître subir d'altération. Cependant quand ces hémorrhagies se produisent sous le revêtement endothélial, il est possible qu'elles soient l'origine de phlébites variqueuses dans lesquelles il se produit des coagulations localisées.

Remarques sur les diverses lésions variqueuses des veines.— Telles sont les lésions des veines variqueuses.

Arrangée d'une manière un peu schématique cette description ne saurait s'appliquer à tous les cas uniformément.

Ainsi il est des observations où la dilatation capillaire acquiert une importance exceptionnelle. Cornil a vu et nous avons trouvé des vasa vasorum néoformés jusque sous la couche endothéliale contrairement à ce qui se passe d'ordinaire.

En cet endroit il s'était même fait une hémorrhagie interstitielle.

Quelquefois les capillaires dilatés et variqueux serpentent au milieu des tuniques sclérosées des veines sans y déterminer de réaction, d'autres fois, les capillaires sont rapidement·entourés d'une gaine de cellules jeunes. Tantôt la myosite est localisée dans la couche moyenne et il existe peu de plaques de fausse endophlébite. Tantôt les deux coexistent, souvent un côté du vaisseau est hypertrophié et l'autre aminci.

Parfois la sclérose laisse de gros faisceaux intacts,d'autres fois elle ne laisse que deux ou trois fibres par faisceau. De sorte que certaines veines ne sont pour ainsi dire plus composées que de tissu conjonctif.

CHAPITRE VI

Des ampoules variqueuses.

Il y a deux variétés d'ampoules variqueuses. Les unes occupent tout le pourtour du vaisseau, les autres sont unilatérales.

.

Des ampoules variqueuses. — Les ampoules de la première catégorie ne sont que l'exagération d'une disposition naturelle et bien connue des veines qui présentent au-dessus des valvules un renflement général ou deux renflements symétriques. Ainsi sont for-

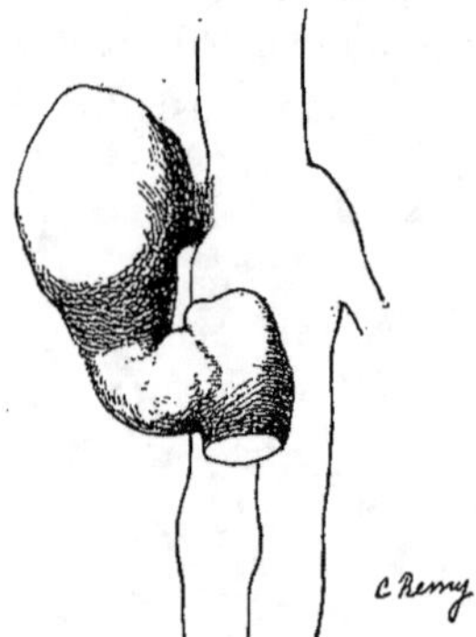

Fig. 19. — Explication : Ampoule de la saphène externe, développée à son point d'abouchement dans la veine poplitée.

mées des sortes de nodosités qui indiquent à la vue l'emplacement des valvules dans l'intérieur des veines distendues.

Les ampoules variqueuses se rencontrent sur la saphène interne principalement dans sa partie supérieure. Il y en a généralement une au-dessous du genou, une ou deux le long de la cuisse et une au pli de l'aine.

La saphène externe n'en présente habituellement qu'une sur sa crosse terminale c'est-à-dire profondément, en un endroit de son trajet caché à la vue (1).

Ces ampoules diffèrent un peu de forme suivant leur siège. Dans la longueur du vaisseau, elles forment des renflements ovoïdes. Au niveau des crosses, leur saillie est excentrique et plus développée d'un côté que de l'autre.

Les ampoules ovoïdes situées sur les troncs rectilignes doublent ou triplent le volume du vaisseau. Les ampoules terminales paraissent plus grosses. Celles du pli inguinal atteignent le volume d'un œuf de poule, du moins quand on en juge par leur saillie sous la peau.

En réalité elles ne sont pas si grosses. A leur volume propre s'ajoute la courbure du vaisseau et quelquefois même la dilatation de la veine fémorale où elles s'abouchent.

Les valvules au-dessus desquelles existe la dilatation veineuse sont quelquefois saines. Le plus souvent, elles sont altérées. Nous avons vu les petits nids de pigeons épaissis sur leur bord et leur insertion tandis qu'ils étaient perforés en deux ou trois endroits.

D'autres fois les replis valvulaires sont réduits dans leur étendue et ratatinés.

On trouve même de ces ampoules qui siègent en des endroits absolument dépourvus de valvules et, chose plus curieuse, nous en avons observé qui siégeaient au-dessous de valvules non altérées. Il nous est impossible de donner une explication satisfaisante de ce fait, et Lastaria qui a rapporté un cas semblable ne se prononce pas non plus.

*
* *

Des ampoules latérales ou cellules veineuses. — De volume variable, grosses comme un pois, ou une cerise, ces lésions variqueuses se présentent sur les parties latérales des veines où elles forment des saillies hémisphériques ou multilobées. Presque toujours leur cavité communique avec la veine par une large ouverture.

Quand la veine se contracte, il peut se faire, comme nous l'avons vu pendant une opération, que l'ampoule ne puisse se vider et

(1) On peut en trouver de petites sur les petites crosses que forment les diverses communicantes directes ou intra-musculaires. Elles sont alors développées entre les deux paires de valvules qui s'y rencontrent.

nous avons enlevé ainsi une veine sur le côté de laquelle faisait saillie une ampoule grosse comme une cerise et noire du sang qui y restait emprisonné.

Il semblait qu'un anneau musculaire y avait incarcéré le liquide par sa contraction.

*
* *

En réalité il n'existe pas de faisceaux annulaires spéciaux pouvant remplir ce rôle, on a beau chercher au niveau de l'orifice de communication de ces cellules avec les veines, ce bord présente toujours à l'œil nu et au microscope la structure des vaisseaux variqueux. Si maintenant on examine la partie amincie qui forme le fond des cellules, on voit que les trois tuniques existent à ce niveau, mais la moyenne est très amincie et présente une sclérose très avancée. Ses faisceaux musculaires sont séparés par de larges espaces de tissu connectif. Il arrive même que des étendues considérables de tunique moyenne soient absolument dépourvues de fibres cellules musculaires.

Enfin il n'y a rien de spécial ni dans la tunique interne ni dans l'externe qui sont aussi très minces.

Il s'agit donc d'un simple amincissement de la paroi scléreuse qui se laisse distendre plus que les parties voisines, sans qu'il y ait besoin d'admettre une autre explication.

Pour expliquer l'incarcération du sang il faut admettre que les parois de l'ampoule, si altérées, sont moins contractiles que les parties voisines de la veine et que celle-ci ferme la cavité par la contraction due à l'excitation du bistouri avant que l'ampoule ait eu le temps d'expulser son contenu.

A l'époque où la saignée était en grand honneur on observait des cellules traumatiques au niveau des cicatrices laissées par la lancette dans les parois veineuses. Ollier rapporte (1) en avoir vu une grosse comme un pois sur le bras d'un homme : mais c'étaient surtout les vétérinaires qui les rencontraient sur les animaux, ils les appelaient poches de la saignée.

Elles se produisaient par un mécanisme un peu différent de celui que nous venons d'étudier. La paroi blessée était remplacée

(1) Dans sa thèse d'agrégation en chirurgie 1857, sur les plaies des veines.

par un tissu cicatriciel qui se laissait distendre par le sang (1).

Voici, d'après Cornil, un autre mode de formation de ces diverticules veineux. Ils pourraient résulter de la dilatation extraordinaire des vasa-vasorum situés dans les parois des veines variqueuses. Il se ferait une communication anormale entre eux et la cavité de la veine.

Quoique nous tenions un grand compte des vasa-vasorum pour la propagation des varices et la production de leurs complications, nous n'acceptons pas cette pathogénie pour tous les cas.

Elle ne pourrait être admise que dans les cas de lésions très avancées, tandis que les cellules se voient souvent sur des varices encore au début.

(1) Cette sorte de cellules pouvait avec juste raison être comparée aux anévrysmes, le nom suggestif de phlébévrysmes inventé par Plouquet (1808) pourrait leur être appliqué.

CHAPITRE VII

Lésions des tissus voisins des veines variqueuses.

En étudiant les tissus voisins des veines variqueuses nous y trouvons les mêmes lésions mécaniques et inflammatoires que nous avons déjà décrites dans les parois veineuses.

D'ordre mécanique est la dilatation des vaisseaux, veinules et capillaires qui communiquent avec les veines et les vasa-vasorum. Les veinules qui s'abouchent dans la veine ectasiée se dilatent. Le sang y reflue sans difficulté parce que les valvules y font défaut et le reflux se propage aux capillaires. Ceux-ci creusent des cavités qui font ressembler la peau et le tissu sous-cutané à de l'éponge. Les vaisseaux minent les tissus suivant l'expression de Menahem Hodara (1). C'est ainsi que se forme le tissu caverneux décrit par Briquet.

A côté de ces désordres d'origine mécanique peuvent se produire des phénomènes inflammatoires dont les capillaires sont encore les moyens de transmission. On voit les cellules rondes former des gaines complètes ou se grouper en petits nodules autour des capillaires.

*
* *

Lésions de la peau. — La dilatation des capillaires péri-veineux se manifeste dans la peau de deux façons. Si la veine est profondément située dans la couche adipeuse comme cela s'observe souvent à la cuisse pour la saphène interne, on constate une raie brun-jaunâtre sur le trajet du vaisseau. La dilatation vasculaire et la stase sanguine, qui en résulte, ont amené un trouble de nutrition dans les épithéliums pigmentaires de l'épiderme.

Si la veine variqueuse est plus superficielle on voit les veinules et les capillaires dessiner sur la peau des arborisations bleuâtres innombrables dans une zone de plusieurs centimètres de chaque côté.

(1) *Histol. des Varices.* Monatshefle f. pr. *Dermatologie u. Syphilis,* 1895.

On ne peut douter que ces varicosités superficielles soient consécutives à la dilatation de la grosse veine, d'abord parce que la continuité se voit sur les coupes microscopiques et ensuite parce que leur disparition s'observe après l'extirpation de la veine malade.

Cet état de dilatation des capillaires est encore plus évident au microscope qu'à l'œil nu. Dans certains cas on les voit former

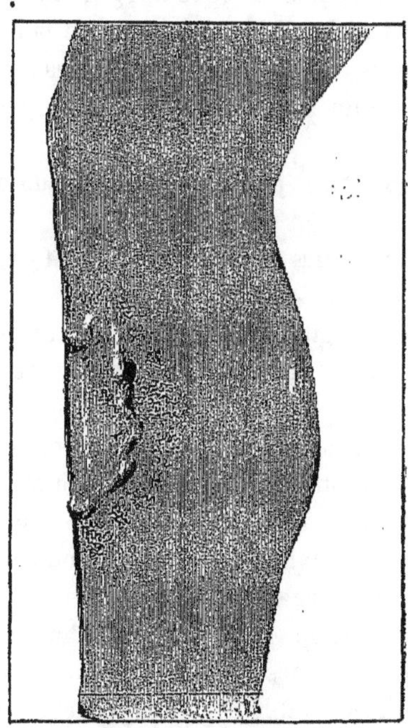

Fig. 20. — Explication :
Dessin demi-schématique d'après nature d'un cas d'arborisation cutanée autour d'une veine variqueuse (1).

dans les papilles de la peau distendue, des pelotons volumineux qui se pressent contre l'épiderme.

D'autre part, dans l'épaisseur du derme, on observe souvent, au-

(1) Le porteur de ces lésions, E. Joseph, 36 ans, entré dans mon service le 1er juin 1893, n'avait qu'une seule varice. Celle-ci, extrêmement flexueuse, dessine en avant du tiers supérieur de la jambe gauche une courbe en forme de C dont la convexité regarde en dehors. De la partie convexe de cette grosse varice, dans une zone de 6 à 10 centimètres, rayonnent d'innombrables arborisations et varicosités superficielles visibles sur la peau. Après l'extirpation de la veine malade, 2 juin 1893, tout disparut.

tour de leurs parois, des globules du sang sortis des vaisseaux et de véritables hémorrhagies interstitielles. Ou bien de nombreuses cellules gonflées de pigment sanguin brunâtre se rencontrent en foyers disséminés indiquant la transformation d'hémorrhagies d'ancienne date.

Fréquemment il se produit dans les parties les plus molles de la peau une sorte d'œdème. Les papilles grandissent, elles semblent formées d'un tissu mou analogue à celui des polypes muqueux, à mailles conjonctives très lâches, à fibrilles très fines au milieu desquelles sont des liquides coagulables et des cellules en petit nombre.

Cette altération des papilles donne à la peau un aspect verruqueux.

La dilatation vasculaire et l'œdème donnent lieu au gonflement et à la coloration violacée du membre.

Tous les éléments épithéliaux de la région ainsi modifiés subissent un certain degré d'altération, les cellules des glandes sudoripares sont chargées de granulations, leur conduit présente des cylindres hyalins, ce qui correspond à un trouble dans l'abondance et dans la composition de la sécrétion sudorale. L'épiderme se desquame facilement, mais d'un autre côté quelquefois ses cellules se multiplient à l'extrême, c'est alors que la peau est hérissée de produits cornés (verrues, ichthyose, etc.).

Lorsque à la dilatation simple s'ajoute l'inflammation péri-capillaire, les troubles cutanés deviennent beaucoup plus importants et il se produit une véritable dermite qui débute par l'eczéma superficiel chez les sujets prédisposés, mais qui aboutit dans tous les cas à la sclérose, à l'induration du tissu dermique et à l'adhérence de tous les organes inclus ou contigus.

C'est alors que la peau du tiers inférieur de la jambe qui est le lieu de l'altération maximum prend la consistance lardacée.

Cette peau, dure, violacée, tendue, souvent ulcérée par l'eczéma, est prête pour le redoutable ulcère variqueux.

Quand la veine variqueuse s'approche de la peau, on n'observe plus les lésions précédentes, mais celle qui se produit est encore plus dangereuse, c'est l'amincissement de la peau dont le derme s'atrophie par usure et dont la résistance disparaît de sorte que la rupture de la varice est possible.

*
* *

Lésions du tissu sous-cutané. — Pendant que ces phénomènes se
passent du côté de la peau, le tissu adipeux sous-cutané subit des

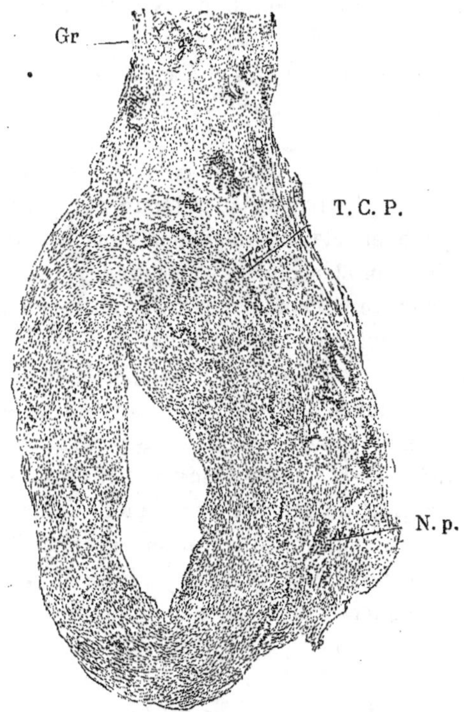

FIG. 21. — Explication :
Coupe d'une veine variqueuse dont la tunique externe était adhérente avec la
graisse ambiante Gr. La tunique interne sans altération est à peine visible. La
tunique moyenne est le siège de traînées inflammatoires autour des vasa-
vasorum dilatés marqués par de petits points. On voit ces foyers grandir et se
multiplier dans la tunique externe adhérente à la graisse Gr. et dans la graisse
même.
On peut donc juger sur cette figure de la tendance que les vasa-vasorum enflammés ont à propager la maladie variqueuse dans les tissus voisins. Les lettres T. C. P. indiquent des traînées de cellules conjonctives péricapillaires placées à l'union de la tunique moyenne et de la tunique externe. N. p. montre
un amas de cellules plus gros, véritable noyau péricapillaire qui se trouve à
peu près dans la même zone.

modifications analogues. Il est naturellement très riche en tissu
conjonctif et il a une disposition naturelle à la sclérose. Il réagit

donc rapidement quand la péri-capillarite s'y propage, il devient
scléreux et ses cellules graisseuses disparaissent en faisant place
au tissu fibreux. C'est ainsi que se forment les indurations des
membres variqueux. La graisse se moule sur les vaisseaux distendus et semble se figer autour d'eux. Les varices sont les seules
parties molles de cet ensemble, mais au lieu de les sentir en re-
lief comme des cordes tendues et élastiques, on les sent en creux
comme des canaux vides à bords rigides.

*
* *

Bourses séreuses. — Les variations souvent excessives du volume
de la veine amènent des modifications dans ses adhérences normales avec la peau et la graisse sous-cutanée.

Il se forme entre la veine et ces tissus, de même qu'entre les organes qui glissent anormalement l'un sur l'autre, de véritables
bourses séreuses. La veine rompt une partie de ses moyens d'u-
nion et elle s'entoure d'une sorte de cavité séreuse limitée d'un
côté par la tunique externe et de l'autre par la graisse ou la peau.

Cette cavité est très facile à trouver. Dans les opérations de résection elle permet de décoller rapidement une certaine étendue
de la veine variqueuse, malheureusement pour l'opérateur ces
bourses séreuses ne sont pas très étendues, elles sont interrom-
pues par de fréquentes adhérences.

*
* *

Adhérences et phlébolithes. — Celles-ci sont formées par l'épaississement des tractus normaux qui unissent la tunique externe des
veines à la peau et à la graisse et par les néoplasies inflammatoires qui se développent autour des vasa-vasorum dilatés.

Souvent elles ne siègent que d'un côté en formant une sorte de
méso comme celui des bourses tendineuses.

Quand l'adhérence est du côté de la peau, cela gêne beaucoup
l'opérateur, car elle y est quelquefois très étendue et la séparation
en est fort difficile, surtout quand le tégument (cela arrive souvent) est fortement aminci.

Mais les adhérences sont fréquentes aussi dans le tissu adipeux
et dans ce cas elles sont souvent volumineuses, appréciables au
palper et elles donnent quelquefois lieu à la sensation de grains

indurés qui sont certainement bien souvent confondus avec les phlébolithes.

Nous avons eu bien des fois, en palpant les membres variqueux l'espoir de les trouver, mais presque toujours la sensation de nodosité pierreuse était illusoire et elle correspondait à une adhérence veineuse. Sur plus de 70 variqueux opérés, une seule fois seulement notre bistouri a heurté une phlébolithe vraie.

L'examen histologique que nous nous sommes empressés de faire dans ce cas unique et rare (fig. 22), n'éclairera pas beaucoup sur le mécanisme de formation de ces phlébolithes. Nous avons vu un ilot osseux au milieu de tissus de nouvelle formation, mais il a été impossible de démêler ses rapports avec les veines dont il ne restait plus d'éléments caractéristiques.

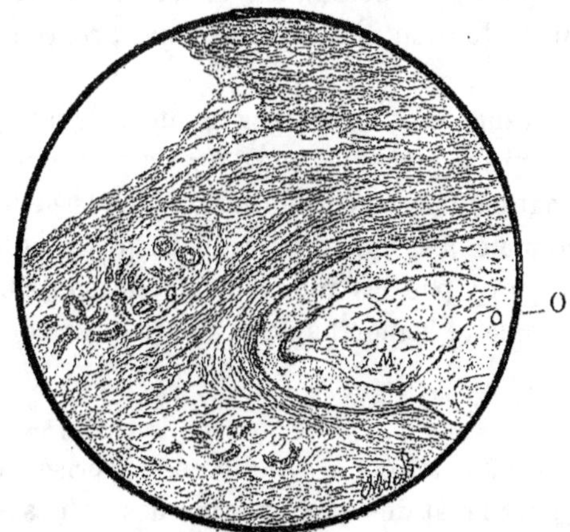

FIG. 22. — Explication: Coupe d'une phlébolithe. — O, Anneau osseux ayant une cavité médullaire entourée de tissu fibreux, dans lequel se voient quelques vaisseaux capillaires.

*
* *

Veines serpentines. — Les ampoules, les adhérences de la veine ont pour autre résultat de favoriser la formation des courbures de la veine ; fixée de distance en distance, celle-ci ne peut plus se déplacer pendant ses périodes de distension que dans ses parties mobiles.

Si elle s'allonge entre deux points fixés, elle est obligée de former la courbure, mais je ne voudrais pas dire que seule cette explication de courbures des varices doive être admise, car il est des

veines qui se courbent sans présenter d'adhérences, par exemple
au creux poplité, et il faut donner alors les mêmes raisons qu'à la
formation des ampoules.

**

Symphyses des parois veineuses. — Avec l'âge de la lésion la périphlébite et les adhérences augmentent, la paroi veineuse finit par
être soudée avec les tissus sclérosés environnants, et la veine n'est
plus qu'un sinus veineux qui reste béant à la coupe et ne peut se
contracter ni revenir sur lui-même.

Nous devons cependant signaler que, malgré cette grave lésion
de la veine, les muscles lisses de la tunique moyenne ne disparaissent pas habituellement.

Ceci nous explique la possibilité du retour de la contraction
de la veine quand le tissu, qui l'emprisonnait, reprend de la souplesse.

L'état d'adhérence crée un danger terrible. Dans le cas de blessure ou de rupture veineuse, le sang ne s'arrête plus facilement
et spontanément comme à l'état normal. Si le blessé lui-même ne
ferme pas sa plaie par une compression quelconque, ou si une
syncope ne ralentit pas les mouvements de son cœur, la mort
peut succéder à cette hémorrhagie avant que le secours n'arrive.

**

Lésions des nerfs cutanés. — A diverses reprises nous avons
cherché quel était l'état des nerfs voisins des veines variqueuses
au milieu des foyers inflammatoires du tissu cellulaire et du derme.

Bien que nous les ayons soigneusement osmiés et préparés, nous
n'avons jamais pu y trouver, à l'aide du microscope, ni névrite, ni
atrophie des tubes nerveux, ni multiplication de noyaux de la
gaine, ni fragmentation de myéline.

Il est vrai que nos sujets étaient jeunes et que leurs lésions
variqueuses n'étaient pas encore à leur maximum puisque nous
consentions à les opérer.

Dans les cas de lésions avancées, dans le cas où l'envahissement
des divers tissus du membre est très prononcé, nous avons vu à
l'œil nu des nerfs altérés grossis et congestionnés.

Ils adhèrent en certains points aux tissus sclérosés et se confondent avec eux de telle façon qu'il est impossible de les isoler par la dissection. Les recherches de Reclus et surtout celles de Quénu nous ont appris que la lésion de ces nerfs consistait en dilatation de leurs capillaires et gonflement de leur tissu conjonctif ou de leurs enveloppes.

*
* *

Des nerfs profonds. — Les mêmes lésions peuvent se rencontrer dans les nerfs profonds. Quénu a longuement insisté sur ce fait à propos de la pathogénie des ulcères et de l'explication des douleurs des variqueux. Il a surtout étudié le sciatique et a montré que les veines variqueuses, formant plexus autour de ce gros tronc nerveux, y étaient très fréquentes.

*
* *

Des muscles. — *Les muscles* sont altérés de diverses manières par les varices. On y rencontre des dilatations vasculaires et l'augmentation de volume du tissu conjonctif pendant la période où ces muscles sont encore capables de se contracter. Plus tard lorsque le muscle est devenu impotent, les lésions vasculaires conjonctives se compliquent d'atrophie et d'altération graisseuse des fibres musculaires striées ; nous avons vu dans ce cas des muscles couleur feuille morte et même jaune d'or. Mais cette dernière lésion n'a rien de spécial et ne se rattache que fort indirectement à l'ectasie variqueuse.

*
* *

Des aponévroses. — Le tissu fibreux aponévrotique est modifié d'abord par la dilatation continue exercée par les varices sur les orifices qu'elles traversent. Ceux-ci se laissent distendre en certains points que l'étude des paquets variqueux nous révélera plus loin.

Plus tard le tissu aponévrotique subit la même tendance à la sclérose que le tissu cellulaire sous-cutané. Il perd sa souplesse (1) et contracte des adhérences avec les organes qu'il enveloppe, muscles et tendons.

C'est ainsi que les articulations s'immobilisent et que se forme une sorte de pied-bot variqueux.

(1) Il y a même des cas d'ossification.

Des os. — Il semble incroyable que la lésion ectasique de simples capillaires voisins des varices puisse altérer le tissu osseux. C'est cependant ce qui arrive dans certains cas, peu nombreux à la vérité où l'on a observé des hyperostoses plus ou moins étendues d'origine ostéo-périostique avec dilatation énorme de tous les canaux de Havers.

Nous pouvons même en citer trois cas personnels que nous discutons plus loin, car pour la lésion osseuse, de même que pour la lésion musculaire, il peut y avoir d'autres influences qui agissent en même temps que la maladie variqueuse elle-même.

Des articulations. — Gally (1) a voulu attribuer aux varices des lésions d'arthrite et de périarthrite. Les orteils, le cou-de-pied et le genou en seraient le siège. La plupart de ces affections ont déjà été attribuées à l'arthritisme et à la sénilité. La déviation du gros orteil était pour Verneuil caractéristique de l'arthritisme. L'arthrite sèche du genou est une affection des vieillards ; et tous les cas de Gally ont dépassé 55 à 60 ans. Je ne discuterai pas de même la périarthrite.

Au cou-de-pied elle existe, confondue avec une énorme dermite, au genou je l'ai observée. La graisse articulaire sous-synoviale y était transformée en véritable tissu caverneux par les veines variqueuses.

(1) Troubles articulaires chez les variqueux. *Bulletin médical*, Paris, 1898.

CHAPITRE VIII

Des hyperostoses chez les variqueux.

On savait depuis longtemps que les hyperostoses et les exostoses pouvaient retarder la cicatrisation des ulcères variqueux.
Dans une thèse de Gaulard (*Étude critique sur l'ulcère variqueux,*
1872) cette idée était déjà exprimée nettement.

Mais c'est surtout depuis le travail de Reclus sur les hyperostoses consécutives aux ulcères de jambe (1), que l'attention a été
attirée sur ces ostéites. Reclus avait parlé des ulcères en général ;
par déduction divers auteurs ont attribué les lésions aux varices,
parce que les ulcères variqueux sont les plus fréquents aux membres inférieurs. Cependant le susdit mémoire, nous nous en sommes assuré, ne contient pas une seule observation que l'on puisse
sûrement rattacher à l'affection variqueuse.

Il y a du reste dans les cas rassemblés par Reclus beaucoup plus
d'examens anatomiques et de pièces sèches de musée que de faits
cliniques.

Le fait le plus net concernant l'ostéite chez un variqueux est
une figure du traité de chirurgie de Poulet et Bousquet, tome I.

Il existe en outre un travail de Mannotti (2) sur les lésions osseuses dans les varices des jambes ; on n'y trouve que des faits
cliniques sans autopsie.

Nous avons observé trois cas d'hyperostose chez des sujets nettement variqueux.

Du premier (3) nous ne possédons que l'observation clinique.

Le tibia était hyperostosé dans sa moitié inférieure, son bord
antérieur était arrondi et émoussé, sa face sous-cutanée était également bombée, elle paraissait rugueuse au palper. L'augmenta-

(1) *Traité de chirurgie* et *Progrès médical,* 1879.
(2) *Sperimentale,* janvier 1890.
(3) Remy, *Trait. des var.* Obs. VII, p. 701, Congrès de chir., 1892.

tion de volume s'étendait jusqu'à la malléole interne qui était doublée de volume.

C'est l'augmentation que présente également le reste de l'os malade.

Vu de profil ce tibia était incurvé en avant, mais il n'y avait pas d'allongement du membre.

Un ulcère siégeait au tiers inférieur de la jambe au niveau de la face interne du tibia malade. La peau du voisinage de l'ulcère était adhérente, violacée ou colorée en jaune brun. De grosses varices se dessinaient sur toutes les faces de la jambe et sous l'ulcère. Il existait des varices des petites veines qui formaient des arborisations.

Dans notre deuxième cas nous avons pu faire l'examen anatomique complet de la lésion, car le malade souffrant depuis longtemps de varices et d'ulcère incurables fut amputé. Le tibia et le péroné étaient atteints simultanément. Chacun d'eux était doublé de volume. Ils étaient de forme très irrégulière et présentaient la particularité très curieuse d'être soudés l'un à l'autre par une lame osseuse qui remplaçait l'aponévrose interosseuse.

L'os avait été atteint d'ostéite, car il était dépoli, rugueux et finement poreux comme la pierre ponce, sa surface était en outre onduleuse et vallonnée. Des gouttières vasculaires y étaient creusées et reproduisaient la forme des varices serpentines. Dans la lame intermédiaire aux deux os, il y avait de véritables canaux qui enveloppaient les vaisseaux. Dans quelques endroits il y avait des lamelles osseuses qui bordaient les canaux ou formaient des crêtes, peut-être ces dernières servaient-elles aux insertions aponévrotiques ou musculaires. Des coupes pratiquées sur cet os nous ont montré que les canaux de Havers sont très dilatés, qu'ils mesurent près de 40 fois le diamètre normal en moyenne. Ils forment des cavités visibles à l'œil nu ; des vaisseaux distendus et très dilatés, des éléments de la moelle et des cellules graisseuses remplissent ces canaux. La substance osseuse elle-même n'est pas altérée dans ses ostéoplastes ni dans ses lamelles. Le périoste était très épaissi, fibreux, peu vascularisé. Il adhérait à la face profonde du derme qui était lui-même transformé en tissu fibreux. Il n'y avait plus ni glandes ni poils ni tissu adipeux sous-cutané. Seules persistaient des papilles d'une hauteur exagérée montrant dans ces tissus altérés la marque des dilatations variqueuses.

Dans le troisième cas, il s'agit d'une femme de 45 ans, qui est encore dans mon service. Elle présente à la face interne ou au tiers inférieur de la jambe droite un ulcère dont la surface est enfoncée dans une sorte d'excavation. Il est surplombé, surtout vers le haut, par une saillie couverte de varices dont le palper donne la sensation d'une saillie osseuse. La radiographie de cette partie nous a montré qu'il existait réellement une hyperostose, sous forme de lames, à contour irrégulier, en apparence enroulées, surajoutées à l'os normal. Cette lésion s'étendait à toute la circonférence du tibia et même au péroné.

Bien qu'il existe dans ces cas des signes non douteux de lésions variqueuses, ni l'un ni l'autre ne nous semble absolument probant.

La péricapillarite ectasique seule n'a pas produit toutes ces exostoses. Le traumatisme a probablement une influence aussi indiscutable que l'affection variqueuse.

En effet les ulcères de nos deux premiers sujets étaient d'origine traumatique. Le premier a vu débuter l'ulcération dès l'âge de 18 ans par une plaie contuse. Le second a donné des détails qui ne permettent pas de douter de l'origine traumatique de son ulcère ; matelot sur un navire de l'État, il travaillait au cabestan quand l'extrémité d'un énorme câble vient fouetter sa jambe et produire une plaie contuse.

L'ulcère et l'ostéite parurent en même temps à la suite de cet accident.

Dans notre troisième cas, le traumatisme n'existait certainement pas.

De semblables faits on ne peut rien conclure de certain ; il faut encore rester sur la réserve et dire que l'hyperostose des variqueux ne se produit pas spontanément et qu'elle a besoin d'une cause adjuvante.

Nous ne décrirons donc pas cette affection d'une manière dogmatique. Nous ferons seulement remarquer que l'évolution en a été très lente et qu'elle s'accompagnait de douleurs qui persistaient même la nuit.

Le diagnostic est à faire surtout avec la syphilis dont le traitement sera la pierre de touche.

Mais il faut penser aussi à diverses affections des os, telles que l'ostéite tuberculeuse et l'ostéomyélite des adolescents.

Qui pourrait dire que la contusion sur la jambe de nos deux variqueux n'a pas déterminé une simple ostéomyélite des adolescents ; l'un avait 18 ans, l'autre 21 ans, ils se trouvaient dans d'excellentes conditions pour voir cette affection se développer.

J'ai eu du reste sous les yeux un cas très évident de cette dernière forme d'ostéite chez un variqueux. Un homme de 30 ans souffrait depuis plusieurs années de douleurs en même temps que de varices au tiers inférieur de la jambe. Du gonflement osseux étant survenu, on incisa son périoste sans succès, plus tard, une petite fistule persistant, j'ouvris largement la diaphyse et trouvai un séquestre de petite étendue.

CHAPITRE IX

Physiologie pathologique des varices.

Les propriétés des tissus composant les veines changent beaucoup dans les varices.

*
* *

De la résistance à la traction. — Telle veine épaisse sera plus résistante que la normale ; mais telle autre se déchirera et se coupera facilement malgré l'apparence de solidité.

La friabilité des veines semble être à son maximum dans les cas de veines à malformations héréditaires qui sont plus dilatées qu'épaissies.

Les veines perdent presque toujours leur *élasticité*, et si elles peuvent encore revenir sur elles-mêmes, elles ne reprennent plus leur longueur normale.

*
* *

De la contractilité de leurs parois. — Tant que les veines variqueuses n'ont pas dépassé les deux premiers degrés d'altération décrits par Briquet, elles peuvent avoir conservé leur contractilité (1). Elles peuvent revenir sur elles-mêmes soit par le repos qui supprime le poids du sang sous lequel cède leur paroi, soit par le fait d'une excitation. Ainsi le froid, les frictions, l'électricité appliqués sur la peau peuvent réduire leur volume considérablement. On constate cependant leur altération parce que, malgré leur réduction de volume, elles conservent une dureté anormale et se sentent à la palpation comme des cordes qui roulent sous le doigt.

Cette contractilité est surtout réveillée par le contact du fer de l'opérateur ; soudain une saphène de la grosseur de l'index se réduit au volume d'une plume de corbeau, ou bien une veine d'ap-

(1) Ce fait a déjà été cité par Follin.

parence variqueuse prend l'aspect d'une veine normale. Chez les vieillards ou chez les malades laissés longtemps au repos, les dilatations veineuses ont disparu, et il est indispensable de faire marcher ceux qui en sont soupçonnés pour les voir reparaître.

Cependant les veines variqueuses perdent leur contractilité dans les cas suivants qui appartiennent aux périodes avancées de la maladie :

1° Quand des plaques épaisses et indurées se sont formées dans leur tunique interne et constituent un obstacle que la fibre musculaire ne peut vaincre.

2° Quand la paroi a été distendue outre mesure et que les fibres lisses ont disparu, comme cela se voit dans les ampoules sus-valvulaires ou dans les cellules veineuses.

3° Quand la périphlébite a amené des adhérences qui soudent le vaisseau aux tissus ambiants.

*
* *

Cessation de la fonction des valvules. — Dans les vaisseaux variqueux les valvules peuvent cesser de fonctionner pour plusieurs raisons.

Soit par suite de la dilatation simple : les veines augmentent de calibre, sans que les valvules subissent de distension proportionnée, les valvules sont donc insuffisantes.

Soit par suite de leur destruction : le traumatisme, les progrès de l'âge, certaines endophlébites enfin, amènent cette suppression.

*
* *

De la circulation veineuse anormale. — Le retour du sang vers les extrémités peut avoir lieu dans trois conditions.

1° Le sang n'a d'autre force de recul que son propre poids. C'est le cas des varices circonscrites. La colonne anormale peut être plus ou moins longue, mais du moment que ni les valvules de l'extrémité supérieure de la saphène ni celles des communicantes ne sont forcées, la pression sera toujours mesurée seulement par la hauteur de la colonne sanguine.

Ce sont les varices à faible pression suivant une heureuse dénomination de Delbet.

2° Quand les valvules des communicantes sont forcées, au poids du sang s'ajoute la force active qui résulte de la contraction musculaire. Lorsque le muscle presse sur les vaisseaux qui sont enclos dans son épaisseur, il doit à l'état normal expulser tout son contenu dans la veine profonde. Mais dans l'état pathologique d'insuffisance des valvules des communicantes, l'effort, comme le disait Briquet, chassera le sang vers la peau. C'est le reflux musculaire.

3° Il peut arriver que toutes les valvules entre le cœur et les varices cessent de fonctionner. Au poids mécanique du sang s'ajoutera alors l'action dynamique du cœur. Il suffit pour cela que la saphène interne se dilate jusqu'à son embouchure dans la veine fémorale. Comme il est très rare qu'il y ait une valvule de la veine iliaque externe, il en résultera donc que tout obstacle au reflux du sang, depuis le cœur jusqu'aux extrémités, aura disparu. J'ai désigné cet état pathologique sous le nom de *varices à reflux cardiaque*.

La colonne anormale mesure la hauteur du cœur aux extrémités : un mètre environ. Au poids s'ajoute la poussée rétrograde des muscles de la jambe et celle de la contraction cardiaque. Delbet a nommé ces varices, *varices à forte pression*. Delore (1) a trouvé une expression imagée pour donner une idée de la puissance du choc anormal du sang lancé contre les parois des vaisseaux. Les veines reçoivent un coup de bélier, et il y a un coup de bélier musculaire et un coup de bélier thoraco-abdominal.

*
* *

Etude de la pression du sang sur les parois des veines variqueuses. — Il y aurait un chapitre fort intéressant à faire sur ce sujet : Voici le problème. Evaluer la pression normale supportée par les parois des veines, tant superficielles que profondes, du membre inférieur. Comparer ces résultats avec l'état pathologique.

Que donnait la connaissance de la hauteur du canal veineux anormal étendu depuis le tiers inférieur de la jambe, jusqu'au cœur ? Quelle conclusion tirer du calcul du poids de cette colonne sanguine ? Quelle importance y avait-il à savoir que la quantité de sang qui reflue dans les extrémités inférieures est de 200 à 250 grammes ?

Ces calculs ne tenaient pas compte des modifications qu'impo-

(1) Sur le trait. des varices, Congrès de chirurgie, Lyon, 1894.

sent incessamment à la circulation tous les actes de la vie, la respiration, la marche, le travail etc.... Il fallait de véritables expériences physiologiques, il fallait placer des manomètres dans les vaisseaux, pour mesurer la pression du sang ; c'est ce que Delbet a eu l'audace d'entreprendre (1).

Il a sectionné la saphène interne d'un variqueux et mis chacun de ses deux bouts en communication avec un manomètre à mercure. Son expérience est un peu incomplète, parce que son opéré ne pouvait se placer horizontalement, parce que nous ne savons pas si c'était un malade à reflux cardiaque et que nous n'avons pas la comparaison avec l'état normal.

Telle quelle, elle nous donne des renseignements précieux. Prenons d'abord le bout cardiaque et étudions le manomètre.

1º Le sujet en expérience étant assis, dans le segment cardiaque de la veine la pression fait équilibre à 20 mill. de mercure.

2º Renverse-t-on le sujet en arrière la pression baisse de quelques millimètres, elle descend à 16 millimètres, l'aspiration thoracique s'exerce avec plus de facilité.

3º Quand cet homme est dans la position verticale la pression augmente et devient double de ce qu'elle était pendant la station assise, soit 40 millimètres.

4º C'est surtout la fin de l'expérience qui est intéressante. Sitôt que le malade fait un effort, un petit effort, le mercure du manomètre saute de 40 à 160 millimètres, et pour un effort violent il monte à 260. La tension supportée par les parois veineuses devient supérieure à celle de l'aorte. Ajoutons que cette modification de pression est soudaine.

L'effort est donc redoutable chez les variqueux et on comprend de quelle importance est la cessation de tout travail quand les veines n'ont plus la protection de leurs valvules si minces mais si importantes.

Un autre fait important à retenir, c'est le peu de différence de pression qui existe entre la station assise et le décubitus dorsal : 4 millimètres seulement. C'est-à-dire qu'en dehors de l'effort, par le seul fait du repos, malgré le défaut circulatoire local, toutes les

(1) Delbet, Du rôle de l'insuffisance valvulaire de la saphène interne dans les varices du membre inférieur. *Semaine médicale*, oct. 1897, et *Leçons de clinique chirurgicale*, 1899.

autres puissances, qui concourent à la circulation générale, fonc-
tionnent et la pression reste peu élevée.

Expérience manométrique de Delbet sur la veine saphène
interne variqueuse.

	Segment sup. ou cardiaque.	Segment inf. ou périphérique.
Malade allongé . . .	16 mill. Hg.	30 mill. Hg.
assis	20	
debout . . .	40	
Effort faible.	160	60
Effort très violent . .	260	100

Revenons maintenant au bout périphérique de la veine, le
mercure du manomètre n'y fera plus de semblables ascensions.
L'effort s'y fait bien sentir ; mais, faible, il donne 60 et, violent,
100 mill. seulement.

Si l'on compare ces résultats avec ceux des expériences précédentes, on trouve une différence de 100 à 160 mill. pendant l'effort. Elle ne peut s'expliquer que par le reflux cardiaque qui
s'exerce dans le bout supérieur et ne peut avoir lieu dans l'inférieur. Elle donne la mesure de la pression anormale.

On note une assez grande différence entre le bout supérieur et
l'inférieur quand le malade est allongé. Il y a plus de pression dans
le bout inférieur. Ceci tient à ce que l'aspiration thoracique n'y
intervient pas, tandis qu'elle s'exerce sans obstacle sur le bout
cardiaque.

CHAPITRE X

Du siège réel et primitif des varices
du membre inférieur.

Nous avons à traiter sous ce titre emprunté à Verneuil une question importante de pathogénie.

On croyait autrefois que les varices débutaient par les vaisseaux superficiels.

C'était l'opinion unanime des anciens auteurs résumée par Riolan qui appelait la saphène interne *la nourrice des varices*.

Au commencement de notre siècle Briquet avait reconnu l'augmentation de volume de certains vaisseaux qui faisaient communiquer les varices avec les veines profondes, mais il acceptait encore la théorie ancienne.

En 1856, Verneuil s'appuyant sur la dissection de pièces injectées annonça que le système veineux profond pouvait être atteint, qu'il l'était très fréquemment, qu'il pouvait l'être seul sans varices superficielles et enfin que c'était par lui que débutaient toujours les varices.

Les conclusions de Verneuil passèrent à l'état de lois. Voici le texte de la 3e et dernière qui est la plus importante.

3e conclusion de Verneuil :

« La phlébectasie ne porte pas primitivement sur les vais-
« seaux cutanés, pas plus sur la saphène interne que sur toute
« autre. Elle prend au contraire son origine dans les veines
« profondes, en général dans les veines musculaires du mollet.
« Le plus souvent, ces vaisseaux sont d'abord atteints de dilata-
« tion et d'insuffisance valvulaires, et de là les lésions se pro-
« pagent aux branches susaponévrotiques de 2e ou 3e ordre ordi-
« nairement. »

C'est dire que dans la pathogénie des varices il faut admettre pour les varices profondes : la prédisposition spéciale des veines

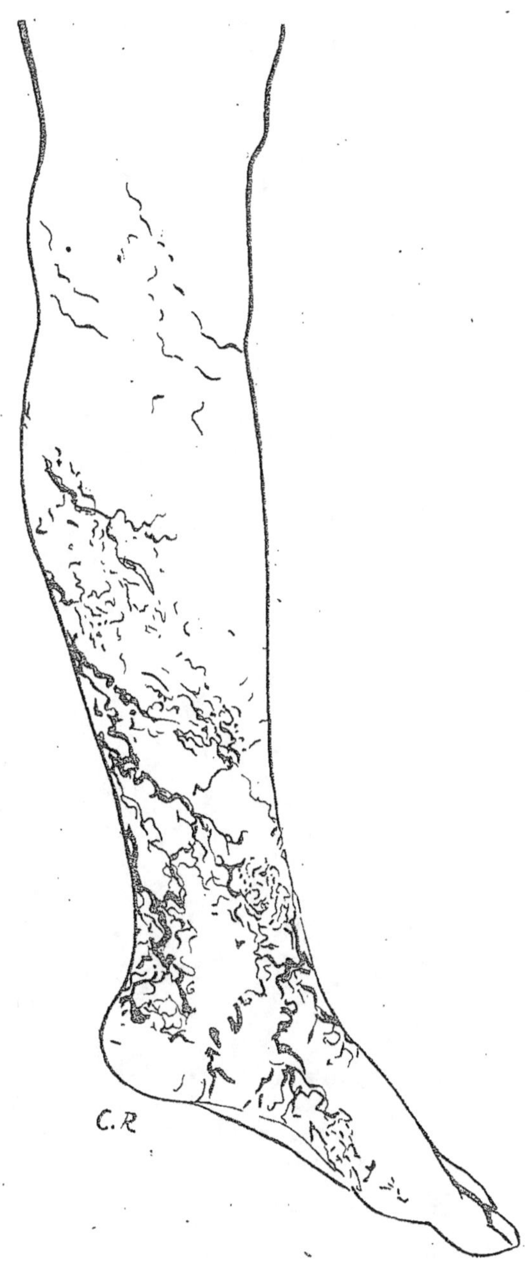

Arborescences, étoiles, tourbillons constitués par les veinules et capillaires et dilatés d'une femme atteinte de cyanose variqueuse, sans complication. La malade y échappe parce qu'elle est depuis longtemps au repos à la maison de Nanterre.

VIGOT FRÈRES, Éditeurs, PARIS.

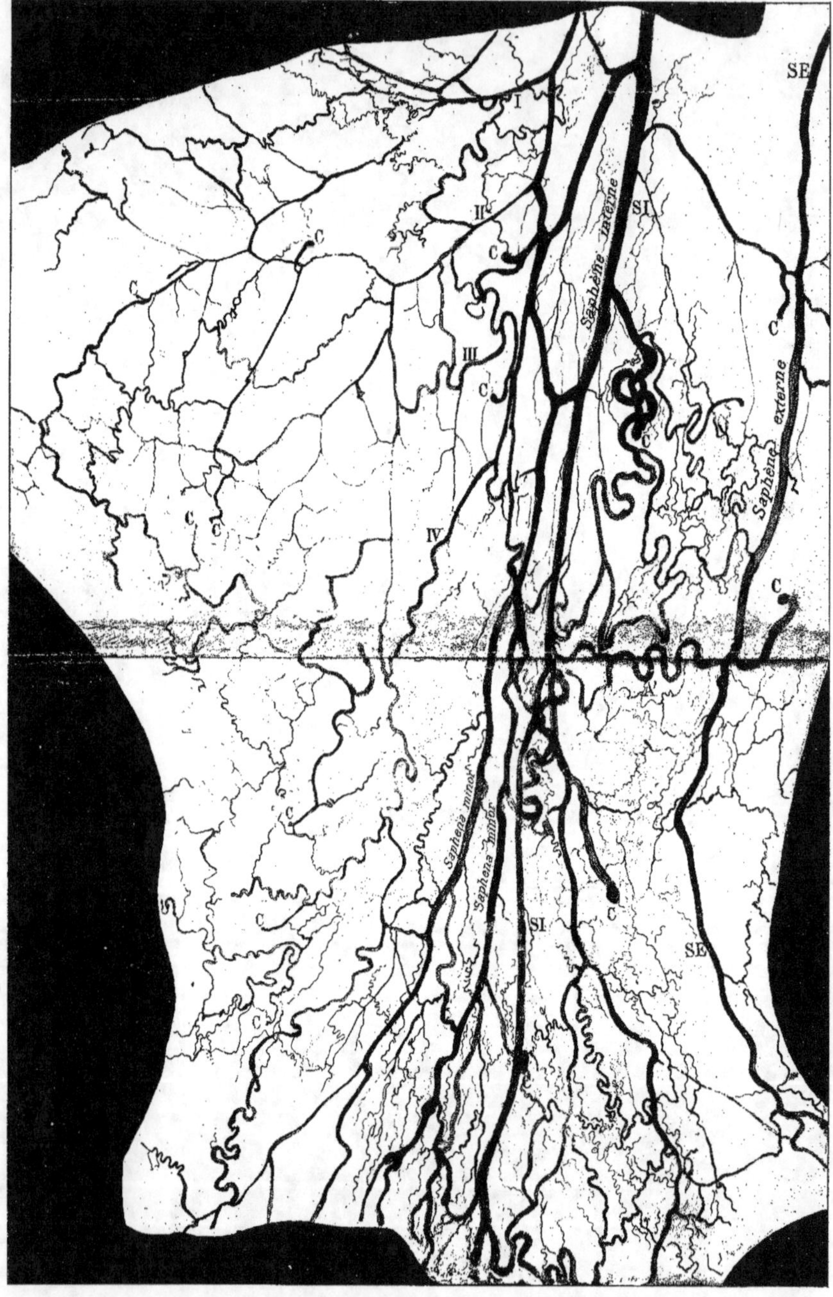

SE
I
II
C
III
C
IV
Saphène interne
SI
C
Saphène externe
C
C
Saphena minor
Saphena minor
SI
C
SE
C
C

des muscles jumeaux et soléaires ; et pour les veines superficielles l'influence exclusive du reflux musculaire.

Cette théorie a régné longtemps sans conteste.

Basée sur des faits anatomiques elle semblait inattaquable. Mais quelques faits furent publiés dans lesquels on avait trouvé des varices superficielles sans varices profondes, par exemple celui de Longuet, dans la thèse de Chabenat (1).

Puis Quénu ajoutant les faits de Valette (2) et Hughes (3), émit à son tour des doutes sur l'opportunité de ces lois.

Enfin Bennett en 1898 décrivit une forme de varices traumatiques à début superficiel. Nous-même, après avoir observé des faits contraires à cette loi, et avoir fait des recherches anatomiques, nous avons pu nous convaincre que les recherches de Verneuil n'avaient pas été à l'abri de toutes causes d'erreur.

*
* *

Nos observations cliniques. — J'ai pour ma part observé à la Maison de Nanterre deux cas de varices superficielles compliquées d'ulcère dans lesquels la dissection m'a montré l'intégrité des veines profondes du mollet.

Dans le premier cas il s'agissait d'un ulcère incurable, donnant lieu à des hémorrhagies continuelles. Le malade fut amputé par moi. Je m'étais préparé à recueillir les veines profondes et les nerfs variqueux pour en faire l'examen histologique, mais je ne trouvai rien qui méritât d'attirer l'attention (4).

L'autre cas est celui d'un malade qui, atteint, depuis de longues années, d'ulcères variqueux de la jambe gauche, présentait au tiers inférieur un rétrécissement annulaire cicatriciel qui devint le point de départ d'un éléphantiasis. Effrayé de voir cette nouvelle complication, convaincu qu'il était désormais infirme et incurable, incapable de marcher, ce malade demandait instamment l'amputation.

Avant d'en arriver à prendre cette décision je lui proposai de lui

<hr>

(1) Obs. III. *De la mort subite par les varices enflammées*, thèse Paris, 1874.

(2) Thèse de Michaud. *Trait. cur. des varices*, 1876.

(3) Etiology of varicous venis with notes of dissection. *British med. Journal*, 1887.

(4) Remy, *Trait. des var.*, observ. V, Congrès de chir., 1892.

réséquer toutes ses veines variqueuses tant superficielles que profondes. Je commençai par les superficielles que je trouvai très malades. Trois semaines après, je fendis le mollet sur la ligne médiane après avoir évité le nerf saphène externe. J'arrivai couche par couche jusque sur le tronc tibio-péronier, j'examinai les veines tibiales postérieures et péronières.

Elles étaient à peine visibles et dans l'épaisseur des muscles je ne trouvai pas davantage de veines dilatées.

C'était donc bien une nouvelle observation contraire à la loi de Verneuil.

*
* *

Nos observations anatomiques. — 1° A l'état normal les veines profondes sont trois ou quatre fois plus volumineuses que les superficielles.

Des veines intra-musculaires du soléaire ou des jumeaux, chacune a presque le volume de la saphène interne à la jambe. Ces veines satellites, onduleuses dans leur trajet, deviennent toujours noueuses au niveau des valvules.

Les veines anastomotiques intra-musculaires qui les relient forment des arcades présentant habituellement des circonvolutions onduleuses.

Il ne faudrait pas confondre cet état normal avec l'état variqueux.

2° Dans le cas de varices, au contraire, la proportion est renversée, ce sont les vaisseaux superficiels qui prennent de l'importance, qui deviennent beaucoup plus volumineux que les profonds.

3° En examinant les préparations, qui ont servi à Verneuil et qui sont encore conservées au musée Dupuytren, on pouvait croire qu'elles ne pouvaient être critiquées. En réalité, depuis que j'ai employé comme moyen d'étude les injections avec les poudres métalliques et l'examen avec la stéréoscopie radiographique, je sais que la dissection peut donner des résultats erronés.

Dans nos recherches, les vaisseaux étaient différents quand ils étaient examinés *in situ* à l'aide de rayons Rœntgen ou quand ils étaient préparés par dissection. Les tractions, les déplacements nécessités par ce dernier procédé leur produisaient des cassures et des déformations ; on avait en outre la chance de voir disparaître , sans qu'on en eût conscience, des vaisseaux importants.

4° Il existe enfin une dernière cause d'erreur, c'est la facilité avec laquelle ces vaisseaux s'altèrent après la mort. Les injections les distendent et les font éclater avec beaucoup plus de facilité que les veines superficielles.

Dans ces conditions il vaut mieux dire : il n'existe pas de siège primitif et réel des varices du membre inférieur. Elles débutent dans toutes les parties du système circulatoire, tantôt dans les veines profondes, tantôt dans les veines superficielles.

Les paquets variqueux peuvent être considérés comme indiquant le siège du début des varices, quoique souvent ils soient le signe extérieur d'un état avancé des vaisseaux profonds.

*
* *

De la fréquence des varices suivant les veines. — Les varices peuvent atteindre toutes les veines, toutes les veinules et tous les capillaires. Mais c'est un état maximum des lésions.

Il y a des vaisseaux qui sont presque toujours atteints et d'autres qui sont presque toujours épargnés.

Ainsi parmi les veines profondes les tibiales antérieures et parmi les superficielles le canal veineux externe sont habituellement à l'abri de la phlébectasie.

Parmi les veines superficielles la saphène interne est le plus souvent atteinte.

Dans les veines profondes ce seraient les péronières.

Quoique l'anatomie nous fasse voir la facilité des communications entre l'une et l'autre des veines superficielles, il est certain cependant que le reflux se limite à une certaine zone spéciale à chaque veine, et on peut dire qu'il existe un territoire pour la veine saphène I et un territoire pour la saphène E.

Dans chaque territoire ce sont les veines transversales qui sont prises les premières. L'envahissement du tronc vertical est tardif, il est spécial à certaines variétés et peut ne jamais exister.

« Les varices du membre inférieur ne débutent jamais par le « tronc de la saphène interne. Ce vaisseau est le plus souvent à « l'état normal, parfois même est atrophié quand le membre tout « entier est couvert de dilatations veineuses » (Verneuil).

Les communicantes sont souvent atteintes. Elles reflètent l'état des veines profondes et présentent fréquemment des dilatations très prononcées. Il y a plusieurs raisons de cette localisation des lésions variqueuses. Ces veines sont petites, peu résistantes et leurs parois doivent supporter à la fois le choc du sang repoussé des muscles, du sang qui vient du pied et de celui qui reflue du cœur.

Étiologie.

Les causes d'apparition des varices sont multiples. Cette multiplicité a déjà été bien indiquée par Quénu, dans la formule par laquelle il commence son article de pathogénie des varices dans le traité de Duplay et Reclus.

« Toutes les conditions susceptibles de déterminer une modifi-
« cation de structure dans la paroi veineuse soit directement, soit
« indirectement sont des causes possibles de varices.

I

L'hérédité.

Malformations. — Évidemment il y a une raison qui fait que les veines ne résistent pas à la pression sanguine et que, pour des causes habituellement insignifiantes, elles commencent à subir la dilatation et se laissent envahir progressivement. Celle que l'on donne le plus fréquemment pour l'explication de ces faits, c'est l'hérédité.

Que faut-il donc entendre par hérédité ?

Il ne faut pas y chercher seulement une transmission de diathèses, celles-ci manquent souvent. A mon avis, c'est bien souvent d'une simple malformation héréditaire qu'il s'agit. Il y aurait lieu de faire des études comparatives sur l'état de développement des éléments élastiques et musculaires des veines chez les enfants pour confirmer notre manière de voir. Le système veineux peut présenter une faiblesse congénitale, aussi bien que les artères offrent des rétrécissements et que les muscles ont des arrêts de développement aux anneaux herniaires, etc. etc.

De toutes ces insuffisances congénitales ce sont les distances anormales des varices qui sont le mieux connues. Il peut arriver qu'il n'y ait qu'une seule valvule sur tout le trajet de la saphène à la cuisse ainsi que l'ont démontré Houzé de l'Aulnoit et Klotz.

Des muscles faibles, une innervation insuffisante, des valvules trop distantes, voilà des raisons plausibles pour que la phlébectasie apparaisse dans certaines occasions.

Voilà la prédisposition héréditaire. Cette opinion a déjà été soutenue par Delpech et Hogdson ; ce dernier, qui a écrit un remarquable traité sur les maladies des artères et des veines, accusait la faiblesse contre nature des parois veineuses d'être cause de leur dilatation variqueuse.

Il est à remarquer que les varices apparaissent de très bonne heure chez les héréditaires de cette variété : onze, quatorze, dix-neuf ans, voilà ce que nous trouvons dans nos notes.

Mais en terminant, après avoir longuement appelé l'attention sur l'importance de l'hérédité, je dois bien faire remarquer que tous les variqueux n'ont pas d'antécédents héréditaires.

*
* *

Diathèses. — Nous ne voulons pas rejeter l'influence héréditaire des diathèses qui a été signalée, acceptée et défendue par un certain nombre d'auteurs. L'arthritisme (Bazin), l'herpétisme (Lancereaux), le rhumatisme, la goutte (Verneuil) sont le plus souvent cités parmi les causes des varices. Il ne serait pas impossible que d'autres maladies générales puissent entrer dans ce groupe.

Des recherches ont été faites sur les antécédents d'un certain nombre de variqueux. Moreau, leur auteur (1), est arrivé aux résultats suivants : sur une centaine de cas il a trouvé 12 héréditaires simples dont les parents sont indemnes de diathèse et 24 héréditaires dont les ascendants avaient eu de l'arthritisme.

L'explication de l'action des diathèses n'est pas toujours facile. Quelques-uns admettent que l'arthritisme produit une vieillesse précoce des éléments et des tissus ; Lancereaux suppose que les varices sont subordonnées à l'action du système nerveux et dépendent d'un trouble de l'innervation trophique. Nous sommes encore dans le vague à ce sujet et nous verrons à l'article « Trai-

____

(1) *Etiologie des var.* Thèse de Paris, 1877.

tement » qu'il faut tenir bien peu de compte de ces causes douteuses.

L'artério-sclérose n'a rien à voir avec les varices. On sait qu'on
a publié beaucoup de cas où des lésions existaient simultanément
dans les deux ordres de vaisseaux ; mais Quénu, qui a été un des
premiers à signaler ces faits, n'hésite pas à dire qu'il ne faut pas en
conclure que l'un commande l'apparition de l'autre. Les varices
sont localisées aux membres inférieurs tandis que les lésions arté-
rielles s'étendent à tous les organes et toutes les parties du corps ;
en outre beaucoup de variqueux ne sont pas artério-scléreux ;
enfin la phlébectasie atteint surtout les sujets jeunes tandis que
tous les malades présentés comme ayant la coïncidence étai ent
vieux.

II

L'âge.

L'âge n'est pas un facteur si important qu'on a voulu le dire,
dans le développement des varices puisque les variqueux héréditaires sont toujours jeunes.

Cependant avec l'âge il se produit très habituellement des altérations des veines qui facilitent la production de l'ectasie. Ces
lésions seraient analogues aux lésions congénitales, les fibres
musculaires ne seraient plus aussi actives, le système nerveux serait amoindri et les valvules, qui sont de si puissants auxiliaires de
la circulation veineuse, diminueraient de nombre par suite d'une
atrophie pour ainsi dire régulière (Klotz). Chose curieuse d'après
Bardeleben (1), ce phénomène atrophique commencerait dès la
vie intra-utérine et Charpy et Lestrade ont confirmé les résultats
ainsi annoncés.

Le tableau suivant résumerait les progrès de cette destruction
des valvules.

à 25 ans 17 0/0   des valvules auraient disparu.
à 50 ans 30 0/0   »   »
à 54 ans 40 0/0   »   »
à 70 ans 81 0/0   »   »

(1) Das Klappen Distanz Gesetz. *Ienaïsche Zeitsch.*, 1880.

III

La fatigue.

Variété des professions, de l'âge, du sexe, de l'exposition à la chaleur et au froid. — Les causes déterminantes les plus diverses ont été admises dans l'étiologie variqueuse. On a voulu en voir dans le sexe, dans la profession, dans l'action du froid, de la chaleur. Les femmes auraient 3 fois moins de varices que les hommes. Les professions de la ville en donneraient moins que celles des champs. La station debout, prolongée, serait la cause de stase préectasique pour les uns ; l'exposition aux variations de température pour les autres.

En réalité parmi les causes les plus importantes de la phlébectasie se trouve celle qui est peut-être le moins indiquée, la fatigue, qui s'ajoute aux prédispositions résultant de l'hérédité, de l'âge, des diathèses.

Nous avons composé d'après les éléments empruntés à divers auteurs et d'après mes propres documents la liste des professions des variqueux.

Viatores.	Avicenne.
Cursores.	»
Coram regibus adstantes	»
Cordiers.	Briquet et Boyer.
Charretiers	»
Cuisiniers	»
Imprimeurs	Briquet.
Militaires	» Charvot, Remy.
Marchands ambulants	»
Terrassiers.	»
Garçons de café.	Remy.
Marchands de vin.	»
Frotteurs.	»
Portefaix	Briquet, Charvot, Remy.
Djinrikischas (Japon)	Remy.
Vélocipédistes	»

Joueurs de foot-ball . . . .   Bennett.
Ouvriers des ports . . . .   »
Blanchisseuses . . . .   Briquet et Boyer.
Femmes de la halle. . . . .   »
Ouvriers fondeurs ou de hauts-four-
   neaux. . . . .   Briquet et Remy.
Verriers. . . . .   Briquet.
Cochers . . . .   »
Chauffeurs de locomotive . . . . . .   Remy.
Employés de chemin de fer . . . . .   »
Employés de commerce . . . .   »
Ciseleurs de bronze. . . . .   »
Tonneliers . . . .   »
Menuisiers. . . . .   »
Scieurs de long. . . . .   »

Dans cette énumération les deux sexes sont représentés, mais les femmes en moins grand nombre. On y trouve les professions les plus variées, les unes exigeant des efforts, les autres se faisant sans efforts.Celles-ci nécessitent la marche,et celles-là demandent l'immobilité. Le froid et la chaleur y entrent au même titre. Si l'on veut chercher les finesses on peut dire que beaucoup de ces professions prédisposent à l'alcoolisme et quelques-unes d'entre elles au rhumatisme.Il y a même des imprimeurs qui pourraient être empoisonnés par le plomb.

Dans cette diversité il n'y a qu'une seule chose de commune à toutes ces professions, c'est la fatigue ; que cette fatigue soit la suite d'une longue marche ou d'une longue immobilité dans la station verticale, le résultat en est le même pour les veines du membre inférieur.

*
* *

Asystolie veineuse. — Comment la fatigue peut-elle produire les varices ?

C'est par un mécanisme copié sur celui du cœur qui lutte contre un obstacle valvulaire.

Par suite de la fatigue, il y a simultanément diminution de la force des contractions musculaires et diminution de l'action nerveuse. La veine devient impuissante à lutter et se laisse dilater. Les valvules saines d'ailleurs deviennent insuffisantes.

Il en résulte un trouble circulatoire par stase ou ralentissement du sang qui devrait être mis en mouvement. C'est l'asystolie veineuse.

Une première attaque d'asystolie n'est pas suivie d'ectasie définitive.

Cet état sera d'abord momentané, une partie de la nuit ou quelques heures de repos suffiront à tout mettre en ordre, les muscles de la veine s'hypertrophieront pour résister davantage, mais cette hypertrophie compensatrice elle-même a ses limites. La distension du vaisseau tendra à devenir constante. Elle apparaîtra au moindre effort augmentant la tension vasculaire, puis les lésions variqueuses remplaceront les troubles fonctionnels.

*
* *

Asystolie des professions actives. — Dans les professions actives où l'effort musculaire est nécessaire et répété, il se produit d'abord une dilatation fonctionnelle des veines superficielles. Elle est la suite de la vaso-dilatation artérielle qui accompagne la contraction des masses musculaires.

Elle peut persister après l'exercice qui l'a provoquée, s'accompagner même de douleurs sur le trajet des veines (1).

J'ai eu l'occasion de l'observer sur un officier de l'Ecole de Saumur qui cultivait l'équitation avec une véritable frénésie. Il avait des dilatations énormes et permanentes du calibre de ses veines sans altération de leur forme. Le tout disparut après sa sortie de cet établissement sans laisser de traces.

Le type des professions actives où les membres inférieurs sont

(1) La veine durcit sous l'influence de la distension et quand elle revient sur elle-même elle donne la sensation d'une corde indurée, ou d'une artère athéromateuse.

Cet état des veines a été signalé par les médecins militaires (Duponchel, *Soc. méd. des Hôp.*, mars 1891), d'abord chez les cavaliers, puis sur les fantassins.

Elle ne fut pas attribuée aux varices ou du moins on ne découvrit pas de varices, mais nous ne savons pas s'il n'y en eut pas dans la suite.

Cette dilatation a été décrite encore par Bennett qui s'est beaucoup occupé des causes des varices.

Peut-être faut-il rapprocher de ces cas ce que le Dr Censier a décrit sous le nom d'état spasmodique des veines.

surtout employés est celle de coureur, qui n'existe plus en France, mais qui persiste encore en divers pays.

En Egypte, on choisit des hommes magnifiques que l'on couvre de splendides vêtements pour courir devant les équipages afin d'écarter la foule.

Au Japon, on voit également des hommes courir au devant des rares voitures à chevaux, mais le plus souvent l'homme tient le rôle de cheval. Il s'attelle aux brancards d'un petit cabriolet et traîne les voyageurs au pas de course pendant des heures.

On se fait difficilement une idée du travail fourni par ces hommes. En voici un exemple : Pendant notre séjour là-bas, il nous arrivait souvent de partir le matin avec armes, bagages et chien dans la petite voiture pour aller chasser. Notre attelage se composait de deux hommes. Ceux-ci, après avoir fait deux heures de course au grand galop, nous accompagnaient toute la journée pour porter le carnier et nous ramenaient le soir avec la même vitesse que le matin.

Beaucoup de ces coureurs sont atteints d'énormes varices, au dire de nos confrères du pays.

En France les coureurs des pistes vélocipédiques deviendraient aussi fréquemment variqueux (1).

Il en est de même pour les professions où l'on marche et où, sans aller à une allure aussi rapide, la marche est prolongée. Les charretiers, les soldats ont souvent cette affection. Charvot (2), médecin militaire, a écrit qu'il n'est pas rare de voir des hommes non variqueux au moment de l'incorporation présenter des varices considérables après six mois ou un an de séjour dans l'armée.

*
* *

Asystolie des professions à station verticale ou immobilité. — Dans les professions qui nécessitent la station debout prolongée, la dilatation asystolique ne se produit plus par le même mécanisme. Les phénomènes hydrauliques sont ici prédominants, ils se produisent conformément aux lois de la pesanteur. C'est cette

(1) Mais je n'ai pu constater l'exactitude des renseignements qui m'ont été donnés, les défenseurs du cyclisme prétendant au contraire qu'il guérit les varices.

(2) Des varices dans l'armée, *Archiv. de Méd. milit.*, mai 1885.

cause des varices qui était signalée autrefois presque exclusivement. Marey en a même donné une explication scientifique et nous l'avons déjà exposée dans notre chapitre physiologique de la circulation des membres inférieurs.

Le froid et l'humidité, la chaleur en excès pour certaines professions qui s'exercent dans l'eau et les lieux humides, ou bien dans le voisinage de fours ou de fourneaux, hâtent l'apparition des varices. Ils déterminent des troubles vaso-moteurs. La chaleur dilate les vaisseaux et active la circulation cutanée. Le froid après avoir excité leur contraction les laisse dans un état paralytique et ils subissent alors passivement la dilatation. On l'accuse même chez les rhumatisants d'altérer la fibre musculaire.

*
* *

Asystolie veineuse localisée au membre qui se fatigue le plus. — Dans le cours de nos recherches nous avons trouvé des cas où l'évidence de l'influence de la fatigue est indéniable.

C'est lorsque chez le même sujet, à la suite d'un accident ou d'une infirmité, le travail des deux membres est devenu inégal. Alors le membre qui se fatigue est le seul atteint de varices. Nous en publions deux observations. Dans la première, un malade a des varices aux deux jambes, l'un de ses membres qui a eu une coxalgie lui sert peu, aussi a-t-il peu de varices, l'autre supporte tout le travail, et les varices y sont extrêmement développées.

Dans la seconde, un portefaix reçoit un coup sur un pied, il continue à travailler, mais dans tous ses efforts c'est la jambe saine qui lui sert de point d'appui, elle se couvre de varices parce qu'elle est le siège des efforts et de la fatigue.

Obs. — *Coxalgie ancienne. Varices très prononcées du membre sain surmené*, par Ch. Remy.

Louyat Louis, 36 ans, entre à l'infirmerie de la Maison de Nanterre le 8 décembre 1893.

Il a des antécédents héréditaires, sa mère, morte à 63 ans d'une affection cardiaque, était variqueuse dès le jeune âge. Dans sa jeunesse il tombe sur le côté gauche, puis il a une arthrite suppurée, probablement une coxalgie, qui dure jusqu'à 11 ans, et se termine par une ankylose. Comme les héréditaires il s'est aperçu de ses varices dès qu'il a commencé à travailler (vers 13 ans).

Peu nombreuses, peu volumineuses, elles débutent par la jambe saine à droite. Ce n'est que vers 17 ans qu'elles apparaissent dans la jambe *gauche* ou *ankylosée*.

Il n'a commencé à en souffrir un peu que vers l'âge de 20 ans, mais il n'a jamais été obligé de porter de bas, et elles ne l'ont pas empêché de se livrer à son travail jusqu'à l'âge de 32 ans, c'est-à-dire pendant une période de 20 années de sa vie. A ce moment elles deviennent très volumineuses surtout à la fin des journées de travail. Le soir quand il fait froid, les pieds et l'articulation du cou-de-pied sont gonflés.

Dans le membre *droit* on trouve des varices énormes à la face interne de la jambe et du genou. En ce dernier endroit elles forment une dilatation variqueuse en forme d'ampoule du volume d'une grosse noisette qui est le siège d'une douleur qui s'irradie au-dessus dans tout le membre. Ces varices sont devenues si distendues qu'on peut répéter sur elles l'expérience de Trendelenbourg, et rendre évidents la communication avec le cœur et le reflux cardiaque. Elles n'ont plus de contractilité.

Dans la jambe *gauche* au contraire ce sont des varices circonscrites peu douloureuses, encore contractiles.

Le malade explique lui-même cette différence de développement. *C'est toujours la bonne jambe qui peine.* Il est peintre en bâtiments et passe ses journées sur des échelles la plupart du temps appuyé sur sa bonne jambe dans la position hanchée.

Obs. — *Varices du membre inférieur droit par surmenage*, par Ch. Remy. (Extrait de obs. XIX *Trait. chir. var. Bull. de Thérap.*, 1897).

Richer exerçait en 1870 la profession de porteur de farine. Il est atteint d'un abcès sur le dos du pied droit. En montant les sacs il fatigue surtout la jambe valide pour ménager celle qui est douloureuse.

C'est à ce moment qu'apparaissent à cette jambe des varices qui n'existaient pas avant.

*
* *

Influence de la profession fatigante. — La coïncidence du début d'une profession fatigante avec le début des varices est indiquée d'une façon très nette dans l'observation ci-dessous.

Obs. *Influence de la profession sur le développement des varices chez un malade non prédisposé par hérédité*, par Ch. Gérard (1).

M. L..., habitant Bois-Colombes, est âgé de 52 ans. Chauffeur mécanicien à la Compagnie de l'Ouest, il est souvent obligé de se tenir sur les jambes pendant des journées entières ; son travail est fatigant, il

____

(1) *Essai sur la pathogénie des ulcères variqueux.* Th. Paris, 1885.

est en outre exposé à toutes les intempéries et à l'action simultanée d'une chaleur intense provenant du foyer de la chaudière ; il n'a pas d'antécédents de varices dans sa famille, son père existe encore, c'est un vieillard bien portant qui ne présente aucune altération veineuse ; la mère, morte il y a 2 ans, avait les jambes d'une maigreur extrême, elle a succombé aux suites d'un squirrhe du sein ; elle n'a jamais eu de varices.

M. L... n'avait jamais présenté *de dilatation variqueuse* avant 35 *ans, époque à laquelle il fit son service de chauffeur.* Il est particulièrement sobre, ne boit que de l'eau rougie à ses repas et une décoction de café, très étendue, pendant son service actif.

Il a remarqué, pour la première fois, il y a 10 ans, quelques petites bosselures bleuâtres sur la face interne et.à la partie supérieure des jambes ; ces bosselures se sont progressivement dilatées, mais elles disparaissaient avec le repos. Insensiblement les varices ne disparurent plus lorsqu'il se reposait, le bas des jambes se gonflait, présentait de petites indurations qui étaient plutôt senties que perçues ; il avait de l'œdème, de l'engourdissement, de la pesanteur dans les jambes.

Influence des changements successifs de profession. — L'influence de la fatigue n'est pas moins évidente dans l'observation ci-dessous.

Un premier changement de profession a déterminé l'apparition de varices et un deuxième changement les fait disparaître. Le malade conservant toujours la station debout pour l'accomplissement du travail dans les deux cas, il n'y a qu'une seule condition de changée. La fatigue seule a diminué, le cas a d'autant plus d'importance qu'il a été suivi longtemps, pendant plus de 5 ans.

Obs. — *Influence de la profession.* — *Varices circonscrites des grosses veines chez un héréditaire* (Maison de Nanterre, par Ch. Remy). *Suivi de* 1890 *à* 1895, 5 *ans.*

Go.... Nicolas, âgé de 33 ans, gardien de la paix, entre le 10 mars 1890 dans mon service de chirurgie à la Maison de Nanterre.

Il a des antécédents héréditaires, son père, cultivateur, avait d'énormes varices qui, vers l'âge de 50 ans, l'empêchaient de travailler et, à la suite d'une phlébite, il dut se servir de béquilles.

Quant à notre malade lui-même, ses antécédents sont nuls. Il a fait 4 années de service en Afrique, pendant lesquels il faisait de longues marches avec tout l'équipement sur ses épaules. C'est pendant ce temps qu'il s'aperçut de ses varices à la jambe gauche. A ce moment il n'en fut jamais incommodé. Il y a 2 ans, il fut nommé sous-chef de gare.

Le travail était très dur. Après chaque 24 heures, il ne pouvait plus marcher.

Depuis 5 ans il a changé de métier, il est gardien de la paix, et le service étant moins pénible il ne souffre plus de ses varices.

S'il vient se faire opérer, c'est sur les conseils de son médecin qui lui a fait entrevoir que, dans quelques années, les varices ayant augmenté de volume, on pourra le mettre à la retraite sans traitement. Au repos, on ne remarque pas la saillie des veines. Si l'on fait marcher le malade quelques instants, de nombreuses sinuosités bleuâtres soulèvent la peau de la jambe gauche dans sa face interne.

Le malade fut opéré par résection aussi étendue que possible le 13 mars 1890, il sortit le 30 du même mois.

Revu en 1892, il était parfaitement guéri et sans récidive. Après ce temps, il quitte le corps pour des raisons de famille et reprend un métier beaucoup plus fatigant. Il reparaît, en dehors des points opérés, des taches variqueuses et G... revient me consulter.

Je ne juge pas l'opération nécessaire et je conseille au malade de reprendre son ancienne occupation.

Il réussit à se faire accepter de nouveau comme gardien de la paix et ses varices disparurent. Elles étaient donc très manifestement en rapport avec la profession.

IV

Les troubles vaso-moteurs.

Au sujet des varices, Briquet ne se contentait pas d'une explication mécanique, il donnait en même temps une théorie tout à fait remarquable que les découvertes physiologiques faites plus tard ont confirmée.

Il admettait dans les membres l'existence d'un afflux sanguin, semblable à celui des mamelles pendant la lactation et des veines du bassin pendant la grossesse. C'est la vaso-dilatation active qu'on sait maintenant être sous la dépendance du système nerveux.

Il est certain, depuis Cl. Bernard et Brown-Séquard, que les modifications de la circulation veineuse sont dans une certaine mesure sous la dépendance immédiate du système nerveux.

Les veines qui grossissent avec la fatigue sont dans cet état pour deux raisons, l'épuisement du muscle et l'épuisement du système nerveux. Il y a des phénomènes de paralysie vaso-motrice.

Cette influence nerveuse a été bien observée par Rienzi, Quénu, Broca. Ce dernier cite même un cas de varices ayant succédé à la sciatique. D'autres auteurs ont signalé la coïncidence de névralgies au début des varices, mais, dit fort sagement Quénu, il faut encore se tenir sur la réserve et l'action purement nerveuse n'est pas certaine.

*
* *

Pendant la grossesse. — L'action nerveuse est au contraire indiscutable pour les varices des femmes enceintes (1).

Elles apparaissent dès le début de la grossesse.

Il est bien certain qu'à ce moment le volume de l'utérus et la compression qu'il pourrait exercer sur les vaisseaux ne doivent pas entrer en ligne de compte.

Il se produit une dilatation active des vaisseaux provoquée par la présence excitante du fœtus. Il y a un véritable afflux sanguin comme l'indiquait déjà Briquet, pour nourrir le produit de la conception.

La vaso-dilatation au lieu de rester limitée aux organes génitaux s'étend du bassin aux veines des membres inférieurs.

On pourrait dire que c'est un acte nerveux réflexe et décrire la voie que suit l'excitation partie de la matrice pour revenir aux veines des membres inférieurs. Nous n'y insisterons pas.

Au point de vue clinique il est plus important de savoir que la nature de l'excitation originelle du réflexe est spéciale et précise. Il ne suffit pas qu'il y ait un fœtus, il faut qu'il soit vivant. Rivet nous a montré que dans le cas de sa mort intra-utérine, les varices s'affaissent de suite malgré la persistance de volume de la matrice.

Pourquoi certaines femmes ont-elles des varices pendant la grossesse ? Il semble que le trouble nerveux local soit sous la dépendance d'un trouble nerveux général. Léonardi a prouvé que toutes les femmes atteintes de varices gravidiques avaient des antécédents nerveux et cette proposition s'est trouvée confirmée dans le seul cas de varices de ce genre dont nous avons observé

(1) Pour l'historique de cette question nous renvoyons aux travaux de Lesguillons, Thèse de Paris, 1869, et Budin, Thèse de Paris agrég. 1880.

l'évolution dès le début. Nous le reproduisons à titre de document.

Obs. — *Varices de la grossesse. Hérédité et hystérie*, par Ch. Remy.

Stéphanie Gar..., âgée de 22 ans, vient dans mon service de chirurgie à la Maison de Nanterre, pour se faire soigner de vaginisme. Elle a des crises d'hystérie qui l'obligent à rester pendant plusieurs mois en traitement.

Après sa sortie, elle se place comme domestique ; au bout de peu de temps et à la suite de quelques contrariétés elle tente de se suicider.

Son état nerveux ne fait donc pas de doute.

C'était une forte fille avec des membres un peu courts, mais qui ne présentait aucune trace de varices.

Deux ans après ces premiers troubles nerveux elle devient grosse.

Dès le début de sa grossesse elle vit ses jambes se couvrir de varices, elle vint me consulter à ce sujet. Elle en souffre beaucoup. Elle a des douleurs qui s'irradient jusqu'aux reins. Elle se sent très fatiguée et tous les soirs elle a de l'œdème au-dessus des chevilles.

De même que dans les autres cas de grossesse, les varices disparurent après l'accouchement.

Cette fille avait des parents variqueux, elle était, à l'époque de sa grossesse, fille de magasin.

On peut admettre que la fatigue et l'hérédité ont joué leur rôle dans ce cas, mais c'est évidemment l'afflux sanguin déterminé par la grossesse qui a été l'agent principal, et si cette dilatation vaso-motrice a été si exagérée c'est que le système nerveux du sujet présentait déjà des désordres sérieux.

Le type le plus habituel est le suivant :

Obs. — *Varices causées par l'action réflexe de l'utérus gravide.*
Thèse de Léonardi, Paris, 1888, page 48.

Yon... Charlotte, 20 ans, blanchisseuse.

Nous examinons la femme pendant le cours de la seconde grossesse.

A sa première grossesse Y... a eu des varices et de l'œdème immédiatement après la fécondation. Après l'accouchement la guérison survint presque complète ; cependant durant quelques mois la malade constata un peu d'enflure aux chevilles, le soir surtout.

Au début de la seconde grossesse les varices reparurent pendant les 9 mois sans amener avec elles des troubles trophiques très sensibles, puis elles cessèrent presque complètement après l'accouchement.

Il en est pour les varices des grossesses comme pour les varices professionnelles, elles disparaissent avec la cause qui les avait produites. Cependant par la répétition il se produit ce qui arrive dans l'asystolie, des lésions définitives succèdent à des troubles fonctionnels.

* *
*

Au moment des règles. — La grossesse n'est pas nécessaire pour que l'action vaso-dilatatrice s'exerce, la menstruation suffit.

Sans remonter à Bordeu, nous pouvons l'affirmer pour l'avoir observé sur beaucoup de femmes.

Parmi celles dont j'ai pris note, est une religieuse ayant une ampoule à la cuisse et des varices au mollet. Les vaisseaux ne se dilataient, ne devenaient douloureux qu'à ce moment.

Une cuisinière, Marguerite Clerf., opérée par moi, se trouvait dans les mêmes conditions. Elle avait sur le mollet gauche une varice qui devenait énorme et douloureuse *au moment des règles,* et le meilleur signe de guérison, pour elle, a été de constater que ses règles ne s'accompagnaient plus de production de paquets variqueux.

V

Le traumatisme.

Traumatisme en général. — A la suite de fractures, de luxations, d'entorses ou même de simples contusions on a vu survenir des varices du membre inférieur.

Notre attention sur ces faits fut attirée par le cas d'un de nos malades qui, opéré pour des varices de la jambe gauche, était indemne du côté droit.

Plus tard dans un accident cet homme eut sa jambe saine écrasée, il fut soigné à l'Hôtel-Dieu, et après guérison le membre fracturé se couvrit de varices.

Depuis lors, j'ai pu rassembler un certain nombre de cas du même genre et j'en ai trouvé un certain nombre relatés dans les auteurs.

C'est ainsi que Velpeau rapporte un exemple de varices traumatiques dans sa thèse sur la contusion et que Nélaton les indique dans son travail sur les lésions physiques.

Il en existe une très curieuse observation dans la thèse de Léonardi, une autre dans la thèse de Blanc (1) et une autre enfin dans les comptes rendus de la Société de médecine de Bordeaux, due au Dr Lugeol (2).

Sur les quatre faits personnels que nous publions ici, deux se sont produits sous nos yeux. Les deux autres, Diehl et Gaucher, sont moins sûrs parce que nous avons dû nous rapporter aux déclarations du malade.

Obs. — *Varices et ulcères de la saphène interne consécutifs à un traumatisme*, par Ch. Remy.

Diehl Jean, âgé de 28 ans, entre le 4 novembre 1893 à l'infirmerie de la Maison de Nanterre.

Pas d'antécédents, pas de rhumatismes, pas de vérole, pas de varices dans la famille.

Varices remontant à 9 ans. En 1882 il reçoit un coup de pied de cheval sur la jambe droite lequel laisse une tache.

Quelque temps après, pendant qu'il travaillait devant le four à fondre de l'acier il est blessé à la même jambe par la chute d'un moule, il en résulte une plaie contuse avec décollement qui ne se cicatrise plus. Les varices qui n'étaient pas visibles jusqu'alors se développent beaucoup.

Obs. — *Varices de la jambe gauche d'origine traumatique datant de 18 mois*, par Ch. Remy.

Gaucher Joseph, cocher, 52 ans, reçoit au mois d'avril 1892 un coup de pied de cheval.

A la suite de ce coup de pied il n'y avait pas eu de plaie mais seulement une vaste phlyctène ecchymotique qui, une fois percée, resta longtemps sans se cicatriser.

C'est au niveau de cette contusion que se formèrent, quelques mois après, les varices.

Le 31 mars 1894, il vient à mon service de la Maison de Nanterre pour se faire opérer. Voici l'état actuel : Les varices commencent à quelques centimètres au-dessous du genou sur la face interne et viennent aboutir par des sinuosités sur la face antérieure jusqu'à quelques centimètres au-dessus de la malléole externe.

Peu douloureuses au début, elles le deviennent bientôt à la suite de travaux fatigants et de station debout prolongée.

____

(1) Thèse de Paris, 1888. *Traitement des ulcères variqueux*, les varices succèdent à une brûlure par du zinc fondu.

(2) A propos de la communication d'Arnozan sur les varices consécutives à la phlébite, Lugeol annonce qu'il en a vu apparaître à la suite d'une fracture grave. *Journal de méd. de Bordeaux*, juillet 1882.

Il y avait peu de gonflement du pied, mais les varices elles-mêmes devenaient énormes. Les plus douloureuses sont celles qui siègent sur la face antérieure de la jambe au niveau même de l'ancien traum a tisme.

Le malade a porté pendant 6 mois environ un bas élastique qui d'ailleurs ne lui a procuré aucun soulagement.

Aucun des membres de sa famille n'est porteur de varices.

OBS. — *Varices de la jambe gauche d'origine traumatique,*
par CH. REMY.

Lelièvre, entré dans mon service, Maison de Nanterre, le 16 juin 1893, présente un type curieux d'apparition de varices à la suite de traumatisme. Il est arrivé à 47 ans sans varices, quoique son père et sa mère soient variqueux. Il a une entorse grave du pied gauche et quelques mois après apparaît un paquet variqueux au-dessus de la malléole externe du pied qui avait eu l'accident.

OBS. — *Varices consécutives à un traumatisme.* Thèse de LÉONARDI,
Paris, 1888, p. 27.

M. X..., 25 ans, de constitution robuste, sans antécédents nerveux héréditaires, sans rhumatismes, d'une santé parfaite, reçoit un coup violent sur la face interne de la jambe droite immédiatement au-dessus du genou.

Le blessé tombe souffrant beaucoup, mais bientôt il se relève, se met à marcher en boitant un peu, et le soir étant venu, se couche sans trop souffrir. La nuit, des sensations douloureuses se font sentir dans la jambe au niveau du mollet et de la face interne du membre inférieur droit dans la région du genou.

Je le vis le lendemain : la jambe était œdématiée, blanche ; la température locale estimée à la main me parut beaucoup plus chaude que du côté opposé. Au milieu de la blancheur de la peau apparaissaient des arborescences veineuses. Par le palper, on trouvait des cordons durs, très douloureux au niveau des veines de la région, je crus à une phlébite, bien que le cas fût un peu singulier.

Le blessé garde le repos au lit, la jambe élevée et enveloppée dans des compresses mouillées d'une solution très faible de sublimé.

Trois mois après je le revis, les phénomènes aigus avaient cessé en 2 jours, mais la jambe droite et notamment la région adjacente au genou était couverte d'énormes varices et la peau amincie, marbrée, menaçait de s'ulcérer. De cette jambe le malade avait toujours souffert, il y avait ressenti des picotements, des fourmillements même pendant la nuit, même au matin ; il accusait aussi des sensations de froid dans la jambe et le pied et peut-être aussi une légère augmentation de la sécrétion sudorale.

Obs. — *Varices traumatiques*, par Ch. Remy.

Au moment de mettre sous presse, je viens encore de voir d'énormes varices survenues à la suite d'une simple entorse sur un ouvrier.

L'explication de la production des varices consécutives à ces traumas serait la suivante, à notre avis, mais ce n'est qu'une hypothèse sans vérification.

On sait que le traumatisme d'un membre peut être suivi d'une atrophie de ses muscles striés dans une certaine région voisine du lieu où a porté le choc. Ne peut-il survenir une atrophie des fibres musculaires lisses des veines qui aurait pour effet de permettre la distension passive de ces vaisseaux dépourvus de ces moyens de résistance contre la pression sanguine.

Léonardi a donné une autre théorie.

« Ces varices lui ont paru être un véritable trouble trophique des veines, consécutif à une névrite périphérique. Ce trouble trophique portant sur des parois vasculaires n'a rien qui doive étonner et il semble, au contraire, que, dans toute l'histoire des troubles trophiques, on trouve presque toujours une altération des vaisseaux, altération qui souvent précède celle des tissus périvasculo-nerveux. »

Je ne puis nier que les contusions produisent dans les nerfs une altération. En collaboration avec le Dr Castex (1), j'ai trouvé et fait dessiner des dépôts de substance amorphe occupant l'intérieur de la gaine périnévrique à la suite de contusions expérimentales. Il existait en même temps des hémorrhagies interstitielles et de l'atrophie des muscles striés, mais je me garderais bien de dire que la névrite a été cause de l'altération musculaire.

On a d'autre part objecté pour les varices consécutives aux fractures qu'il pouvait s'être produit une phlébite des veines profondes.

Aussi, sans vouloir entrer dans une discussion vide de faits, je me contenterai de dire que toutes ces explications sont possibles mais que la question est encore à l'étude.

Traumatisme local. — En opposition avec le traumatisme gé-

(1) Etude exp. sur le massage. *Archives générales de méd.*, 1891.

néral portant sur divers tissus du membre, nous devons signaler celui dont l'action s'exerce spécialement sur les veines elles-mêmes. Ces lésions, qui peuvent être le point de départ des varices, ont été mises en lumière dernièrement par William H. Bennett (1).

Il a démontré que l'effort pouvait être suivi de la déchirure ou de l'effondrement de la paire de valvules qui se trouve située à l'embouchure de la saphène interne.

Je reproduis ci-dessous la partie de son travail qui a trait à cette question.

Le mécanisme de la dilatation progressive rétrograde des veines à mesure que de nouvelles valvules sont forcées y est nettement indiqué.

« Un jeune homme de 18 ans, de forte constitution et en parfaite santé, faisant des manœuvres gymnastiques pénibles (Some heavy gymnastic work), sentit quelque chose qui cédait dans la partie supérieure de sa cuisse.

« Sans autre inconvénient digne d'être mentionné, trois semaines après, comme il constatait un peu de faiblesse dans cette partie, il vint me consulter.

« A l'examen, depuis l'aine jusqu'à un point placé au-dessus du genou, la saphène avait au moins deux fois la dimension de la veine placée au-dessous qui paraissait normale. La dilatation supérieure cessait subitement au point désigné. Les veines du membre opposé étaient normales. Il n'y avait pas de doute que les veines saphènes proximales étaient *devenues insuffisantes en raison de l'effort* et que le vaisseau avait été dilaté consécutivement jusqu'aux valvules inférieures. Des circonstances inévitables rendirent nécessaire la continuation des exercices violents et un deuxième effort fut senti dans la quinzaine qui suivit cette visite. Par suite, un mois plus tard la saphène entière était dilatée de l'aine au cou-de-pied, elle devint plus tard tortueuse et prit tous les caractères des varices ordinaires. »

L'auteur ajoute : « J'ai vu d'autres cas du même genre. Dans l'un d'eux, j'enlevai une longueur considérable de la saphène qui était aussi large que mon index ; il y avait 3 paires de valvules

---

(1) A la Société médico-chirurgicale de Nottingham. *The Lancet*, 1898, 2e semestre, p. 973. Varix its cause and traitment wich especial reference to thrombosis.

dans cette portion. Elles étaient insuffisantes et une des valves avait été presque arrachée de la paroi veineuse de façon qu'elle flottait à peu près librement dans le courant sanguin. »

*
* *

Varices des anévrysmes artério-veineux se rattachant aux varices traumatiques. — Lorsque les veines reçoivent du sang artériel par une communication anormale, on comprend que ces vaisseaux, construits pour résister à une pression faible, ne puissent supporter une pression beaucoup plus forte.

Ils se laissent distendre et c'est ainsi que se produisent les varices des anévrysmes artério-veineux.

VI

Les phlébites.

Les altérations de la paroi veineuse qui se produisent dans les infections ou dans des diathèses peuvent être aussi suivies de l'apparition des varices.

Elles agissent alors par altération simultanée de la paroi et des valvules. Le muscle est entravé dans sa fonction et la valvule a perdu sa souplesse.

L'objection générale que l'on fait contre cette cause de varices c'est que la phlébite s'est développée sur des varices profondes inconnues. Prouver qu'il n'y avait pas de varices invisibles est demander l'impossible, mais constater qu'après une phlébite même variqueuse les ectasies ont redoublé, c'est l'habitude et c'est à la portée de tous.

*
* *

Phlegmatia des accouchées. — En première ligne parmi les phlébites causant les varices nous placerons celle des suites de couches, connue sous le nom de phlegmatia alba dolens. Les observations en sont nombreuses.

Budin, dans sa thèse agrégation 1880, signale que des varices profondes de la jambe se voient à la suite de la phlegmatia.

7

Nous avons même observé ce fait 5 ou 6 fois.

Nos deux cas les plus nets sont les suivants :

Obs. — Une marchande de vins s'occupait en même temps du comptoir et de la cuisine ; elle avait une profession fatigante et exigeant constamment la station verticale. Elle n'eut pas de varices avant sa grossesse ni pendant sa grossesse, elle contracta à la suite de ses couches une phlegmatia alba dolens localisée à la jambe gauche qui la tint au lit pendant plusieurs mois. Ce membre resta gonflé et toujours plus volumineux que l'autre.

Au bout de 5 ou 6 mois, elle y vit paraître des dilatations variqueuses avec volumineux cordons et fines arborisations, puis survinrent des plaques d'eczéma et enfin l'ulcère. Je dus me contenter de faire porter des bas.

L'observation de ma seconde malade a déjà été publiée. Voici les quelques mots concernant l'étiologie de ces varices.

Obs. — Caroline M..., 34 ans, cuisinière, sans maladie antérieure.

En 1882, accouche d'une fille ; à la suite une phlébite se déclare qui la tient couchée pendant 5 mois. C'est après cet accident que la malade découvre ses varices.

*
* *

Phlébites de causes diverses. — En dehors des suites de couches, Arnozan est le premier à avoir signalé ce mode de production des varices, devant la Société de médecine de Bordeaux (1).

Voici les réflexions dont il fit précéder l'exposé de son cas :

« La phlébite qui souvent complique les varices peut, dans d'autres cas, être le point de départ même de ces varices. Cette étiologie n'a rien de surprenant ; on conçoit facilement que l'inflammation d'un tronc variqueux crée dans la circulation du réseau qui lui correspond des conditions de pression capables d'y déterminer des dilatations variqueuses.

Mais la plupart des traités de pathologie externe sont muets sur ce point ; c'est ce qui nous engage à communiquer la très simple observation qui suit. »

Voici son observation :

J... A..., né en 1850, garçon de café, a eu comme antécédents une entorse tibio-tarsienne (1869) suivie de douleurs qui n'ont disparu qu'en 1873 à Bagnères-de-Bigorre.

(1) *Journal de méd. de Bordeaux*, juillet 1882.

A la suite de la guerre de 1870, il a souffert de quelques douleurs de rhumatisme musculaire (?) dans les mollets et dans les cuisses.

En 1873 (20 décembre), après une marche forcée, il a ressenti le soir même une douleur vive dans le mollet et la partie interne de la cuisse gauche. Tout le membre inférieur est devenu œdémateux. Le malade entre à la salle 18 de l'Hôpital St-André, où, en présence de ces symptômes et en l'absence de tout cordon induré et douloureux, le long du trajet des saphènes, M. le professeur Denucé diagnostique une phlébite profonde. Le repos, l'élévation du membre, la compression méthodique (ouate et bandage roulé) quelques applications d'onguent napolitain eurent bientôt raison de ces phénomènes.

Mais la phlébite, après avoir envahi les veines du bassin, redescendit dans les veines du membre inférieur droit, marquant son passage dans le bassin par la douleur hypogastrique et la dysurie et reproduisant à sa dernière étape tous les phénomènes qui avaient signalé son apparition dans le membre opposé.

Le même traitement fut appliqué. Vers le milieu de janvier 1874 la guérison paraissait complète, mais le malade observait toujours de l'œdème autour des malléoles lorsqu'il restait quelque temps debout ; et de temps à autre il éprouvait des accès subits de dyspnée et même de suffocation, accident dû sans doute à la migration de quelques débris de caillots.

Le 24 mars 1874, ces accidents persistaient encore mais tendaient à disparaître.

Le malade a été revu par hasard au mois de février 1882.

Depuis longtemps il n'est plus question d'accidents emboliques, mais les deux jambes dont la surface était autrefois blanche et lisse sont actuellement sillonnées de varices dans toute leur hauteur, couvertes de taches de pigment irrégulièrement disséminées, surtout au niveau des plus grosses dilatations, et le malade porte même deux ulcères grands comme des pièces de un franc, situés à la partie moyenne de la jambe, à bords tuméflés et violacés, à fond peu bourgeonnant et qui ne paraissent nullement décidés à cicatriser.

« La succession des varices à la phlébite, dit Arnozan, ne nous paraît pas douteuse. On pourra faire sans doute quelques objections. Les douleurs de (Rhumatisme musculaire) ressenties par le malade n'étaient-elles pas des douleurs symptomatiques de varices profondes ? C'est possible ; mais il n'en est pas moins vrai qu'en 1874 le malade a eu une phlébite, qu'à ce moment il ne présentait aucune varice superficielle, qu'actuellement ses deux membres sont couverts de varices d'un développement vraiment remarquable.

En considérant la succession de ces faits, en songeant aux conditions mécaniques qui déterminent l'oblitération d'une veine, il n'y a rien d'illogique à supposer que cette phlébite a pris une part importante à la formation de ces varices.

Obs. — *Varices après phlébite rhumatismale.* Thèse de Léonardi, Paris, 1888, p. 33.

Mlle B..., 19 ans, a sa mère franchement hystérique avec de grandes attaques, son père a toujours souffert de douleurs rhumatismales sans attaques aiguës, et aujourd'hui à 43 ans, il a les déformations multiples du rhumatisme chronique.

En octobre 1885, Mlle B... est frappée d'une attaque de rhumatisme aiguë, c'est la troisième fois que la malade est atteinte. Le cœur est très dangereusement touché. Le traitement par le salicylate de soude est institué.

Environ un mois après, la malade commence à se lever, mais des douleurs ressenties dans le membre inférieur droit lui font croire à une rechute et elle reprend le lit.

La fièvre se déclare, deux jours après survient une phlébite de la veine saphène interne, l'inflammation va remontant avec l'œdème et arrive à la racine du membre. Sous l'influence du traitement (repos, position, compression ouatée douce), la phlébite entre en résolution, mais en janvier 1886, la malade accusait encore des fourmillements dans les jambes surtout le soir, et la jambe souvent offrait un peu d'œdème.

Vers la fin de janvier ou au milieu de février 1886, les veines superficielles deviennent variqueuses. Elles étaient parfaitement saines auparavant.

Une nouvelle attaque de rhumatisme enlève la malade vers le mois d'avril 1886.

Nous rapprocherons de ces faits quelques autres dont voici l'indication.

De Brun (1) rapporte un cas où une malade chlorotique, atteinte de phlegmatia, présenta plus tard des varices.

Vaquez a vu un malade qui, 3 ans après une phlébite de la jambe gauche, présentait des varices surtout prononcées à la jambe gauche.

---

(1) *Phlegmatia alba dolens.* Thèse de Paris, 1884, page 34.

VII

Les obstacles mécaniques.

Il est des cas où la cause de l'apparition des varices est facile
à trouver, c'est lorsqu'il existe un obstacle au cours du sang veineux, par exemple à la suite de tumeurs ou de brides cicatricielles
comprimant les veines. Le sang s'accumule en amont de l'obstacle et dilate tous les vaisseaux tributaires du vaisseau comprimé.

Nous avons recueilli un exemple de cette sorte de varices. Une
cicatrice comprimait la veine fémorale dans le triangle de Scarpa.
Ce cas est intéressant à publier parce qu'il est une complication
rare d'une opération très simple.

Obs. — *Varices par bride cicatricielle,* par Ch. Remy.

Valognes Ernest-Louis, 52 ans, entre dans mon service de chirurgie
à la Maison de Nanterre le 2 juillet 1896, pour être soigné de varices.
Elles ne sont apparentes que depuis peu et elles semblent très évidemment avoir succédé à une extirpation des ganglions profonds de l'aine
du côté droit, que je lui ai faite l'année précédente.

Il y a un an environ, aussitôt la cicatrisation finie, le malade s'aperçut qu'il sentait des fourmillements et des picotements dans le mollet.
Le membre s'alourdit et la marche devint difficile. En même temps
les veines sous-cutanées devinrent visibles et volumineuses jusqu'au
triangle de Scarpa. Tous ces phénomènes localisés au membre droit
qui présente la cicatrice paraissent devoir lui être rattachés, car le
côté gauche est absolument sain et est sans une seule varice, enfin il
n'y a pas une autre cause qui permette d'expliquer une dilatation variqueuse si tardive.

A propos des obstacles mécaniques à la circulation de la jambe,
nous ne devons pas oublier les jarretières auxquelles les anciens
ont attribué un certain rôle dans la production des varices.

On voyait autrefois chez les femmes du peuple le bas retenu au
pli du jarret par des liens inextensibles formés de bandes de drap
enroulées plusieurs fois autour du membre ; cette constriction
pouvait à la rigueur être nuisible, mais la jarretière actuelle si
élégante et si élastique n'a pas les mêmes inconvénients, surtout
quand elle est placée au-dessus du genou.

VIII

Résumé des causes.

En parcourant notre chapitre des causes, on peut se rendre compte qu'on peut les diviser en deux classes.

Les unes résultent d'une malformation ou d'une insuffisance congénitale, ou d'une infirmité sénile ou diathésique des éléments constituants de la veine ou de son système nerveux. Ce sont des causes agissant par affaiblissement. On pourrait appeler cette variété de la phlébectasie *varices de faiblesse.*

Les autres causes sont variées ; on y trouve les compressions extérieures au vaisseau par tumeurs ou cicatrices, les traumatismes des membres inférieurs, les ruptures valvulaires et les blessures faisant une communication anormale entre les veines et les artères et enfin les phlébites infectieuses ou diathésiques. Quelques-unes des varices dont la cause est énumérée ci-dessus pourraient être dénommées varices de force, mais en tenant compte de l'ensemble des faits, j'ai préféré qualifier cet assemblage de varices accidentelles.

W. H. Bennett a donné de son côté une division des varices, d'après leurs causes, qui se rapproche beaucoup de la nôtre.

Varices congénitales ;

Varices dues à un obstacle à la circulation sanguine ;

Varices par effort ;

Varices après thrombose.

IX

Résumé de pathogénie.

Les explications données sur la production des varices ont un peu varié depuis l'origine des sciences médicales.

1° Les parois veineuses se laissent distendre d'une manière mécanique par le poids du sang.

2° Elles sont altérées par un vice de composition de ce liquide.

3° La surcharge sanguine résulte d'un afflux.

Voilà ce que nous trouvons dans les auteurs anciens tels que Hippocrate, Galien, Avicenne, Ambroise Paré.

L'altération du sang était vague et désignée par les qualifications de sanguis crassus phlegmatus ou melancholicus.

De nos jours, nous retrouvons sous un nom différent ces conceptions primitives ; ainsi tout le monde reconnaît l'importance de l'action mécanique et du poids du sang.

La théorie humorale persiste sous le nom de diathèse arthritique ou rhumatismale, ou d'intoxication alcoolique ou infectieuse, et quant à l'afflux sanguin il a reparu sous l'étiquette de troubles vaso-moteurs.

Dans la pathogénie des varices, la cause, c'est-à-dire le début, peut être différente, mais le résultat quel que soit le mode de début est toujours le même et les suites qui en découlent sont presque invariables.

Au début il peut se présenter 3 cas.

Tantôt ce sont les valvules qui manquent à la suite de ruptures ou de malformations congénitales ou par les progrès de l'âge, le cours rétrograde du sang s'établit d'emblée, puis viennent les lésions de la paroi et l'envahissement des parties voisines.

Tantôt c'est la paroi veineuse qui devient incapable de fonctionner, les tissus élastiques et musculaires étant de mauvaise qualité, le vaisseau se laisse dilater et quand il est distendu à son maximum ses valvules écartées ne peuvent se toucher par leurs bords, il se produit une insuffisance valvulaire et le cours rétrograde du sang s'établit.

Tantôt enfin, il s'est produit simultanément des lésions des parois et des valvules, dans les phlébites par exemple, et le cours du sang est entravé à la fois par l'induration de ses valvules et par l'insuffisance d'action des muscles lisses.

Dans tous les cas survient toujours le même trouble circulatoire définitif.

La hauteur de la colonne qui presse anormalement sur les parois veineuses pourra varier seule désormais et servir à doser en quelque sorte l'activité dans l'évolution des lésions consécutives à ce reflux sanguin, mais les lésions se présenteront dans l'ordre qui nous est connu.

A la suite de l'hypertrophie compensatrice surviendra une myosite interstitielle ; puis il y aura dilatation des vasa-vasorum et enfin inflammation péri-capillaire ; c'est cette succession de phénomènes que nous avons déjà exposée dans notre anatomie pathologique.

CHAPITRE XII

Signes et symptômes des varices en général.

Le signe caractéristique des varices est l'apparition de saillies sous-cutanées formées par les veines dilatées et altérées. Il peut revêtir toutes espèces de variétés, être plus ou moins compliqué de signes secondaires. Il ne manque que dans le cas de varices profondes où la manifestation cutanée peut être réduite au minimum.

A ce signe capital, que le chirurgien peut apprécier, se joint toute une série de symptômes qui ne sont perçus que par le malade, tels sont les troubles de sensibilité et de motilité.

*
* *

Dilatations veineuses. — Les varices se présentent sous des aspects très variés. Examinons les grosses veines. Elles forment sous la peau des saillies visibles et palpables. Les veines dilatées sont augmentées de calibre et altérées dans leurs formes. Elles sont sinueuses et serpentines. Quand on les touche elles ressemblent à des paquets de cordes ou des amas de sangsues. Le sang qu'elles contiennent et qui se voit par transparence leur donne une couleur bleuâtre.

Elles sont réductibles à la palpation.

Elles sont fluctuantes.

On peut voir la fluctuation s'étendre à une grande distance et les expériences de Trendelenburg que nous reproduisons à l'article Varices à reflux cardiaque, montrent qu'elle peut aller jusqu'au cœur droit.

Un moyen simple d'en reconnaître immédiatement l'étendue est indiqué par Schwartz, qui donne une chiquenaude sur un point de la veine, et suit de l'œil l'onde qu'elle produit dans le sang.

Il existe sur le trajet des veines dilatées des ampoules et des cellules. Les ampoules siègent habituellement à des points fixes au-dessus des valvules, en un lieu où se trouvent normalement des dilatations du vaisseau. La plus importante est celle du pli de l'aine. Les cellules se rencontrent dans les points les plus variés sous forme de saillies habituellement unilatérales.

Les varices sont au début recouvertes de peau saine et placées au milieu de tissus sains qui peuvent se déplacer autour d'elles.

Plus tard, la peau adhère aux veines variqueuses, puis s'altère, s'amincit et menace rupture, tandis que dans les parties profondes le vaisseau s'entoure de tissus indurés au milieu desquels il semble creuser des excavations.

*
* *

Varicosités. — Mais les varices ne sont pas toujours limitées aux grosses veines, il existe des arborisations qui indiquent les dilatations des veinules ou même des capillaires. Celles-ci sont souvent disposées en bandes entourant les grosses veines, ou bien elles constituent des taches arrondies et circonscrites lorsqu'elles communiquent avec la profondeur (Verneuil).

D'autres fois, enfin, elles peuvent occuper toute l'étendue d'un segment du membre. Débutant d'abord à la jambe vers son tiers inférieur elles gagnent soit vers le pied, soit vers la cuisse, et enfin couvrent le membre entier.

*
* *

Ces dilatations capillaires sont les causes les plus habituelles des *changements de couleur* du membre auquel elles donnent une coloration cyanosée.

Mais il existe un autre changement de coloration, c'est la pigmentation de la peau sur le trajet des vaisseaux profonds. Pour la saphène interne en particulier, il existe le long de la cuisse une raie brune qui signale l'existence de son état variqueux.

*
* *

Gonflement. — Le gonflement du membre est très évident chez les variqueux.

Le gonflement peut ne pas occuper les parties déclives. Il s'observe souvent au niveau du mollet et il est quelquefois l'unique signe des varices intra-musculaires de Verneuil.

Il est dû principalement à l'accumulation du sang dans les tissus.

L'œdème, conséquence de la stase veineuse, contribue cependant à en augmenter l'importance.

*
* *

Œdème. — L'œdème est d'abord accidentel, il se produit à l'occasion d'une fatigue, d'une longue marche ou d'une nuit passée sans repos.

Puis il devient quotidien et apparaît tous les soirs au bas de la jambe, puis il remonte un peu, on le trouve sur le devant du tibia, il forme un bourrelet au-dessus de la bottine. Enfin il augmente et devient visible au premier coup d'œil.

Il est néanmoins toujours peu important. Quelquefois il siège uniquement dans le voisinage des veines malades, et c'est ainsi qu'on le rencontre localisé au niveau de la face sous-cutanée du tibia.

Cet œdème disparaît la nuit pendant les premières périodes de la maladie.

Quand la lésion variqueuse est avancée, l'œdème est persistant, il déforme le bas de la jambe, il perd son caractère habituel de mollesse au doigt. Il se complique d'induration inflammatoire et nous marchons vers la dermite et la transformation lardacée du tissu sous-cutané.

A ce moment, quand la peau résiste sous le doigt, l'œdème variqueux peut encore être décelé, mais il présente cette particularité d'être uniquement limité à la couche la plus superficielle du derme, et quand le chirurgien recherche son existence par le procédé habituel, il n'obtient pas un godet profond mais une dépression très superficielle dans laquelle se retrouvent moulées les rangées papillaires du doigt explorateur.

*
* *

Troubles de motilité. — Parmi les troubles de la fonction des muscles nous devons placer la rapidité de la fatigue musculaire et la diminution de la force. Il ne s'agit plus ici simplement de la fatigue par apparition de l'acide sarcolactique, mais plutôt de l'endolorissement du muscle et de son gonflement par congestion passive.

Quoi qu'il en soit, la valeur industrielle du variqueux diminue, ce qui est important parce que la plupart des variqueux sont des ouvriers.

*
* *

Troubles de sensibilité. — Les troubles de sensibilité sont très variables chez les variqueux. Ils peuvent manquer complètement comme certains nous l'ont affirmé, mais c'est tout à fait rare, et habituellement on observe tantôt l'une tantôt l'autre variété des troubles sensitifs que nous allons décrire.

Quelquefois l'existence des varices s'accompagne d'une sensation très vague, d'une simple gêne qui est prise le plus souvent pour de la fatigue.

La douleur proprement dite est nulle.

Le trouble de sensibilité le plus fréquent est la sensation de pesanteur du membre. Elle précède souvent la découverte de varices sous-cutanées. Elle attire l'attention du patient sur son membre. Elle se produit aussi bien dans la station verticale simple que pendant la marche. Elle survient plus ou moins rapidement. Pour commencer elle apparaît à la fin de la journée, mais avec les progrès du mal elle peut se manifester beaucoup plus tôt, presque aussitôt après que le malade a quitté son lit.

Cette pesanteur s'accompagne souvent d'une sensation de distension ou de plénitude du membre.

Quand la douleur existe, elle n'est pas uniforme. Tantôt sourde, tantôt vive, elle est comparée à des coups de couteau comme dans l'ataxie, des brûlures comme dans les tumeurs, des battements comme dans la formation d'un abcès, des torsions des os comme dans la syphilis.

On peut trouver une véritable sciatique qui a été bien décrite par Quénu.

Le caractère commun à toutes les variétés est de ne se montrer qu'avec la distension des veines. Au début elles n'apparaissent qu'avec la fatigue. Plus tard elles peuvent se montrer dès le début de la marche ou du travail. Elles ont un autre caractère qui est de disparaître par le repos.

Ces douleurs ne sont quelquefois pas apaisées immédiatement par la cessation du travail ni par le repos au lit. Il faut quelques heures avant qu'elles cèdent, souvent elles causent l'insomnie pendant les premières heures de la nuit.

Le plus souvent les varices restent indolores à la palpation, mais quelques-unes deviennent très douloureuses et leur pression réveille de vives douleurs.

Certaines douleurs ont pour caractère d'être provoquées par la contraction musculaire comme si le muscle contenait des nerfs douloureux. Celles-ci paraissent profondes et se montrent principalement au niveau des muscles du mollet, de préférence à la face interne.

Le muscle a encore une autre manière à souffrir, c'est la crampe. Quelques souffrances sont produites par la flexion du membre, c'est surtout dans le cas de veines distendues ou de paquets variqueux situés sur le trajet des nerfs. Pour les paquets variqueux du condyle interne du genou, c'est vraisemblablement le nerf saphène externe qui en est l'agent.

Du côté de la peau nous trouvons les sensations de chaleur ou de brûlure, des démangeaisons ou bien des engourdissements et des fourmillements. On peut expliquer ces divers états par la tension de la peau, le gonflement musculaire et la compression des fibres nerveuses.

Enfin, le trouble nerveux peut être d'une autre nature encore et a besoin d'une explication différente. Un boulanger des environs de Paris avait de si grosses varices que le sang de la plus grande partie de son corps pouvait s'y accumuler en produisant l'anémie des parties supérieures. Quand il restait quelques minutes sans ses bas élastiques il pâlissait et perdait connaissance par anémie cérébrale.

CHAPITRE XIII

Formes cliniques.

I

Forme circonscrite ou paquets variqueux.

Ces varices localisées de grosses veines se présentent sous les apparences les plus diverses.

Cette forme qui correspond le plus souvent aux varices accidentelles, porte exclusivement sur les veines principales ou grosses veines du membre.

La phlébectasie peut être localisée à une veine, ce qui est rare, ou à un paquet de veines ; ou bien il existe en divers points d'un même membre des veines malades, isolées et séparées les unes des autres. Ces varices soulèvent la peau sous laquelle elles se dessinent. Elles ont ou prennent toutes les formes possibles, serpentent, se pelotonnent, présentent des ampoules, forment des sortes de tumeurs, donnent au toucher et à l'œil la sensation de paquets de cordes, ou de sangsues, enroulées, repliées et tordues. D'où le nom de paquets variqueux qui réveille l'idée de leur localisation et de leur volume.

Elles forment des saillies qui gênent par leur volume ou qui compriment les nerfs superficiels ou qui menacent de se rompre. Elles amènent souvent l'ulcère quand elles siègent au lieu d'élection. Elles sont tantôt profondes, tantôt superficielles ; profondes elles viennent faire saillie en deux ou trois endroits du membre par des trous de l'aponévrose, où elles s'étranglent et sont douloureuses.

Nous donnons une radiographie des vaisseaux cutanés d'un paquet variqueux qui occupait la face interne du mollet et s'étendait d'une saphène à l'autre. On y remarquera la petitesse des deux troncs verticaux comparés aux veines ectasiées. Cette figure con-

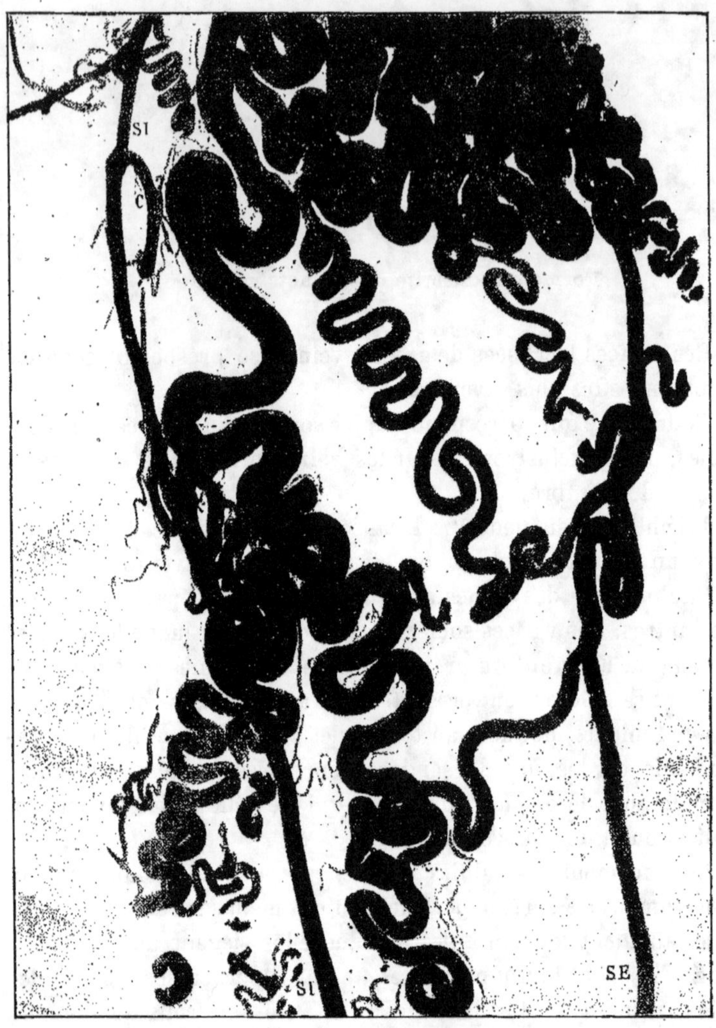

FIG. 23. — Explication : Radiographie réduite de moitié d'un volumineux paquet variqueux occupant la moitié interne du mollet. On remarque que ni
la saphène interne SI, ni la saphène interne SE ne sont dilatées.

firme ce que nous avons dit de la distribution habituelle des varices. Les veines transversales sont prises, les canaux verticaux sout
intacts.

*
* *

Ci-joint, une liste des paquets variqueux que nous avons
observés et des veines qui les forment. Ils sont classés par ordre
de fréquence.

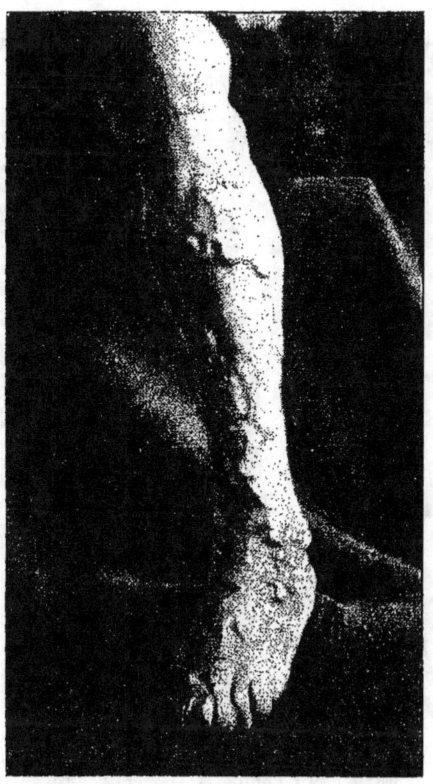

Fig.24. — Paquets variqueux multiples occupant les branches antérieures,
supérieure moyenne et inférieure de la jambe.

1° Ectasie des trois branches antérieures de la saphène interne,
ant et supérieure, ant et moyenne, ant et inférieure. Les paquets
sont allongés, obliques et forment une anse au devant du tibia.
Les veines communicantes qu'elles reçoivent ne sont pas très importantes E et F (fig. 3) ;

2° Ectasie des branches postérieures de la saphène interne. Elles sont au nombre de deux, trois ou quatre qui après un court trajet fournissent des communicantes très importantes de la variété intra-musculaire, D, C, H (fig. 3). Ces paquets peuvent devenir très volumineux et gêner par le frottement des vêtements parce qu'ils sont sur les parties saillantes du mollet.

3° Ectasie des branches anastomotiques (supérieure et inférieure).

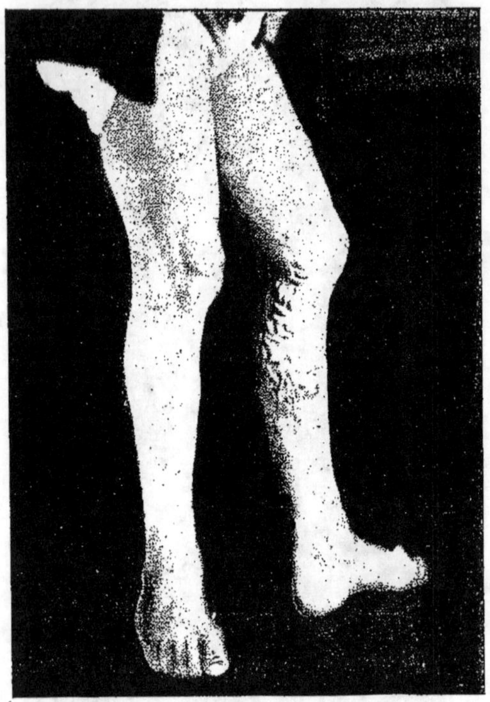

Fig. 25. — Paquet variqueux formé par la veine anastomotique inférieure avec prolongement vers le creux poplité. Il pourrait être attribué à la saphène externe.

Elles fournissent des paquets au-dessus et au-dessous du mollet qui se portent vers le creux poplité et se confondent avec ceux de la saphène externe.

Ils n'ont pas de forme déterminée mais sont très saillants et très gênants. Ils reçoivent fréquemment des communicantes très importantes ;

8

4° La communicante directe K (fig. 3), peut donner naissance, par elle seule, à un paquet variqueux qui mérite une description spéciale, il forme une saillie hémisphérique qui fait bomber la peau en arrière du tibia au devant du tendon d'Achille et au-dessous du mollet. Cette tumeur peut atteindre le volume d'une

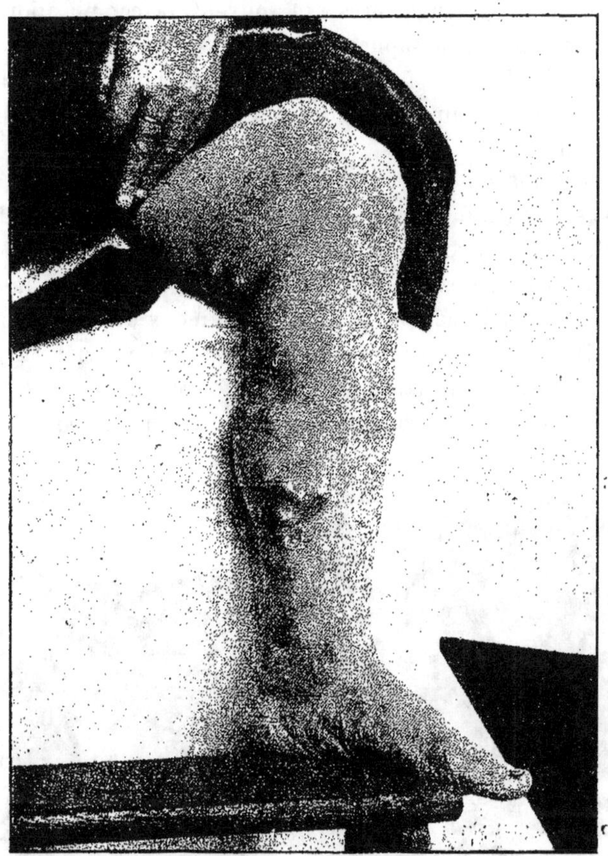

FIG. 26. — Paquet variqueux de la comm. K formant une saillie au milieu de la jambe, peu visible parce qu'il s'agit d'une femme grasse.
Au niveau du genou existe une ampoule de la saphène interne.

grosse noix. Réductible, fluctuante, elle donne quelquefois l'illusion d'une ampoule variqueuse. Mais le plus souvent on sent le pelotonnement des veines qui la constituent. Quand on la presse, le doigt s'enfonce dans un orifice arrondi résultant de la

dilatation lente de l'orifice aponévrotique normal, on a la sensation d'une hernie ou de son collet. Ces sortes de pelotons herniaires sont souvent douloureux spontanément.

5° Au genou, nous rencontrons les paquets du condyle interne,
formés sur les branches les plus postérieures du réseau péri-articulaire. A ce niveau se présente souvent la complication d'une
ampoule située sur la saphène interne. Ces ectasies s'accompagnent
souvent de douleurs à cause du voisinage du nerf saphène interne
et les rapports qu'elles contractent avec ce nerf ne doivent pas
être oubliés.

Bennett insiste beaucoup sur cette variété de varices qu'il sub-
divise encore, il indique qu'elles gênent beaucoup les cavaliers et
qu'elles sont souvent l'origine de phlébites.

6° Le même réseau péri-articulaire donne des paquets au-dessus
et au-dessous du genou, pas très volumineux et peu douloureux.
Ils doivent être notés à cause des veines profondes de la graisse
sous-rotulienne qui participent à leur formation.

7° A la cuisse, on trouve des paquets variqueux fréquents dissé-

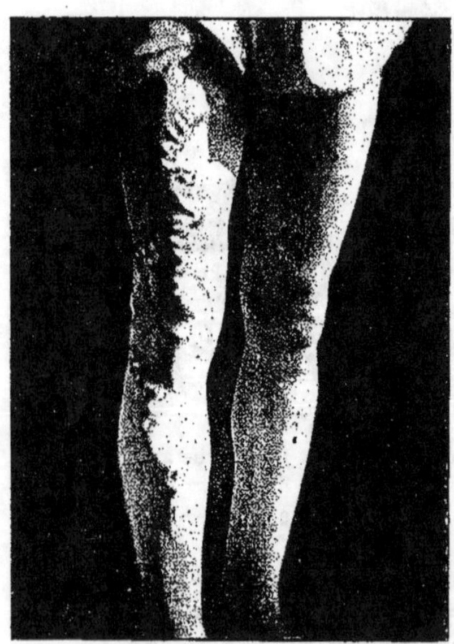

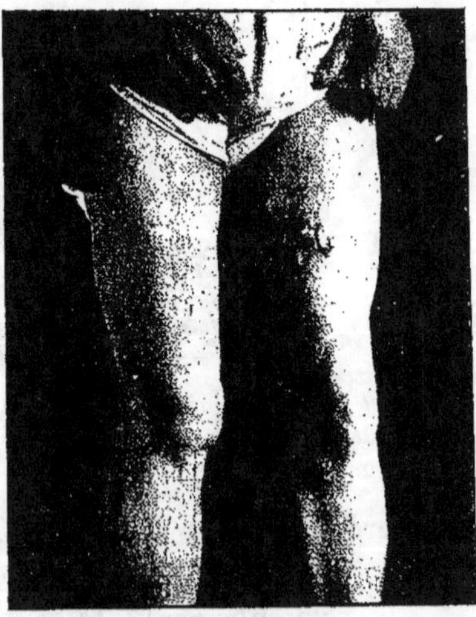

Fig. 27. — Paquet variqueux par dilatation de la   Fig. 28. — Paquet variqueux de la face
saphène antérieure à la cuisse.   interne de la cuisse.

minés sur toutes les faces. Ils sont peut-être plus fréquents sur la face postérieure le long des canaux irréguliers qui se voient sur nos figures 1 et 2, mais le plus remarquable est formé par la dilatation de la veine désignée sous le nom de saphène antérieure.

On remarquera que nous n'avons pas noté de paquets formés

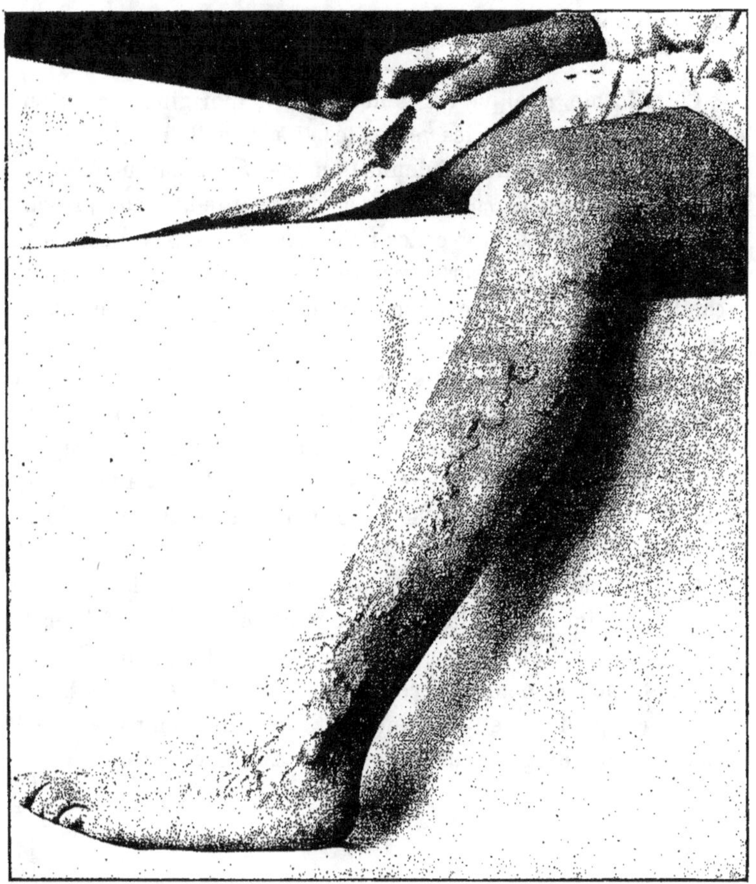

Fig. 29.— Varices du canal veineux externe développé chez une femme pendant la grossesse.

par les branches de la saphène externe. Ceux qui peuvent lui être attribués siègent sur les veines anastomotiques que nous avons déjà signalées.

Les veines du canal externe n'enflent presque jamais. Nous en avons cependant observé un très beau cas chez une femme enceinte (fig. 29).

II

Cyanose variqueuse. — Varices des veines, veinules et capillaires.

Cette forme clinique est généralisée et d'origine héréditaire. c'est elle qui présente les veinosités et à laquelle nous avons déjà dans un précédent travail donné le nom caractéristique de *variété bleue ou cyanose variqueuse*. Le membre atteint peut présenter toutes les lésions déjà décrites précédemment sur les grosses veines, il est de plus couvert d'arborisations et d'étoiles veineuses et capillaires dont la perception distincte n'est plus possible à distance mais qui imposent à tout le membre une coloration bleuâtre. Tous les vaisseaux veineux de tous les calibres, veines, veinules, capillaires sont pris ; c'est l'envahissement capillaire dont j'ai parlé. Sur le membre il se produit facilement des ruptures veineuses, l'ulcère est prompt à se montrer, l'eczéma est presque constant. Non seulement la peau, mais les tissus profonds sont envahis.

Cette forme correspond certainement à une mauvaise constitution anatomique, à une faiblesse congénitale, car elle se fait remarquer par la rapidité de son développement et de sa généralisation. Suivant une très heureuse comparaison de Périer, c'est par un défaut de qualité que l'étoffe ne peut servir longtemps sans détérioration aux usages pour lesquels elle avait été fabriquée.

III

Varices à reflux cardiaque.

Cette forme s'observe comme la cyanose variqueuse de préférence chez les héréditaires. Mais il n'est pas impossible qu'elle résulte de l'extension des varices circonscrites abandonnées à elles-mêmes.

A un moment donné il n'existe plus une seule valvule entre le cœur et le membre variqueux. Trendelenbourg (1) a démontré sur ses malades, que le sang oscillait du cœur aux membres comme dans des vases communicants. Cette forme clinique est propice à toutes les complications. On comprend, sans avoir besoin de détails, sa gravité dans le cas d'hémorrhagies, d'ulcères, de phlébites. Le volume des varices, leur saillie visible jusqu'à la racine du membre, très souvent la présence d'ampoules au lieu d'élection, derrière le genou, au milieu de la cuisse et au triangle de Scarpa, la présence d'une raie brune très marquée le long de la saphène interne, à la cuisse, tels sont les premiers indices de cette variété de varices.

La chiquenaude sur un point du vaisseau, permettra de mesurer l'étendue parcourue par l'onde liquide intra-veineuse.

La certitude sera facilement établie en répétant les expériences de Trendelenbourg.

*
* *

Expériences cliniques de Trendelenbourg. — On savait que les varices diminuaient quand on élevait la jambe, augmentaient quand on l'abaissait, que le sang envahissait la poche comme un liquide se jette dans un vase d'un bout à l'autre quand on le lève et qu'on l'incline alternativement (Fabrice de Hilden).

On savait qu'il fallait faire lever les malades pour voir leurs varices qui disparaissaient au lit. J. L. Petit avait fait remarquer la force du jet du sang sortant des varices pulsatiles par influence du cœur, et avait observé un cas où le sang oscillait de l'abdomen au mollet avec la plus grande facilité.

Rima (2), en 1837, établit irréfutablement le reflux du sang dans les veines variqueuses et la communication anormale des vaisseaux dilatés avec le cœur. En effet, disait il : « Si l'on excise sur le vivant une portion d'une veine variqueuse, on voit le sang jaillir du bout supérieur comme d'une artère. Si l'on pratique ou la ligature ou l'excision d'une veine variqueuse on voit les groupes variqueux

____

(1) Trendelenburg, Ueber die Unterbindung der Vena saphena magna bei Unterschenkel Varicen. *Beiträg f. klinische Chirurgie*, t. VII, Tühingen.

(2) Considération sur la cause prochaine des varices des membres inférieurs, etc... mém. lu à l'Athénée méd. de Venise et publiée dans *Giornale per servire a progressi della patalogia*, Venezia, 1836. Analyse *Gazette méd.* de 1837.

placés au-dessous s'affaisser, tandis que les varices de la même
veine placées au-dessus restent stationnaires ou bien augmentent,
ce qui ne devrait pas avoir lieu si le sang du même vaisseau mar-
chait de bas en haut comme dans l'état normal. »

Trendelenbourg a eu le grand mérite de mettre à la portée de
tous les observateurs des moyens cliniques et simples de constater les faits. Chacun peut se démontrer que la colonne sanguine

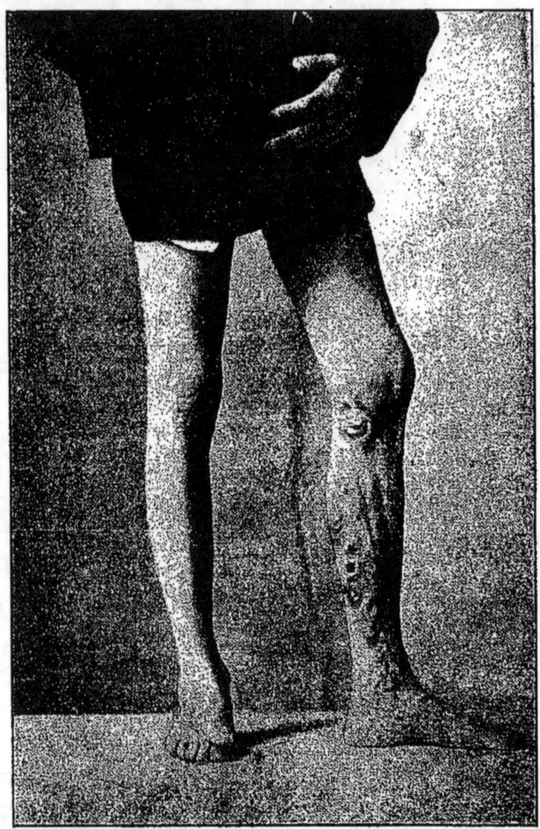

Fig. 30. — Explication : Cet homme présente un paquet variqueux au genou
et un autre à la face interne du mollet. Il nous a servi pour les expériences
sur le reflux cardiaque qui suivent.

ne s'arrête pas aux limites des saphènes et qu'elle peut aller jusqu'à l'oreillette.

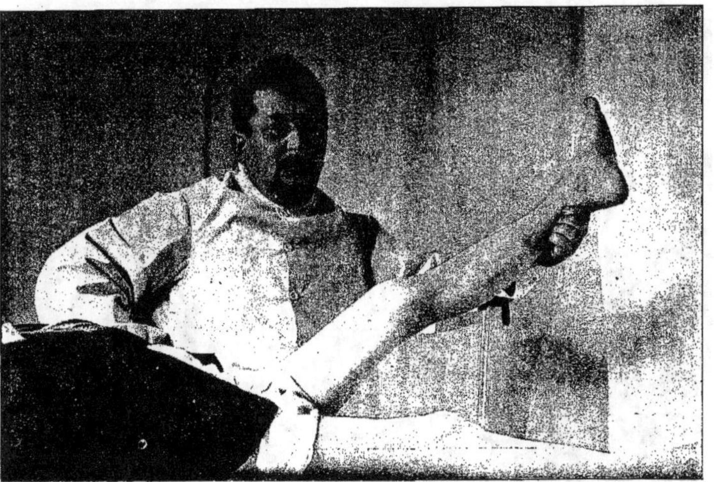

Fig. 31. — Explication : Expérience de Trendelenbourg, le malade étant couché, mettez le cœur plus bas que les varices. Celles-ci sont affaissées, tout le sang a reflué vers la partie cardiaque déclive.

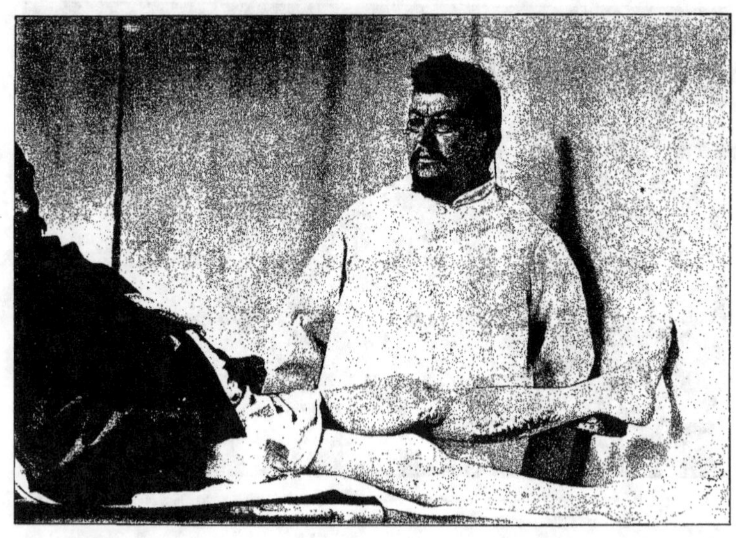

Fig. 32. — Explication : Expérience de Trendelenbourg. Changeons la position respective du cœur et de la jambe, lorsque la jambe devient déclive, le sang s'y précipite et gonfle les veines

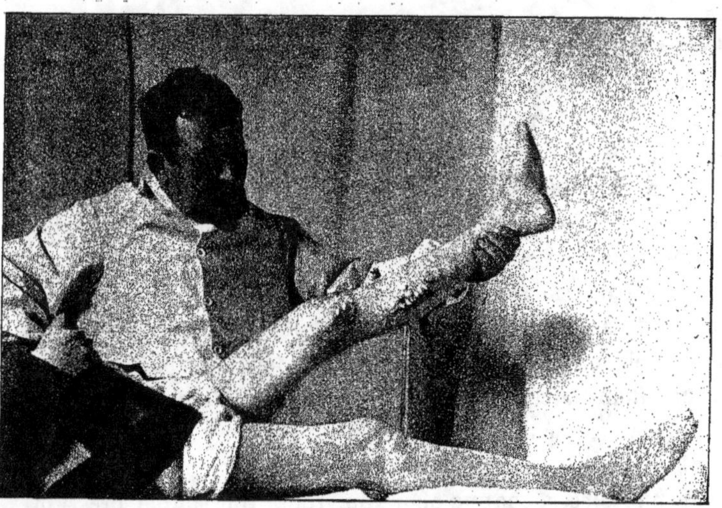

Fig. 33. — Explication : Expérience de Trendelenbourg. Le cœur étant déclive, si le sujet fait un effort, les varices se gonflent. Le sang chassé du cœur et des vaisseaux thoraco-abdominaux, par excès de pression, a reflué.

Chacun peut voir le liquide osciller du cœur aux saphènes et inversement sans rencontrer d'obstacles.

Voici le résumé des mémoires de Trendelenbourg.

Si le variqueux est couché horizontalement, la pression du sang se répartit sur tout le canal cardio-saphénien et les varices deviennent immédiatement moins tendues.

Si vous abaissez le tronc du patient au-dessous du niveau du membre inférieur ou si vous élevez le membre jusqu'à la perpendiculaire, le sang obéissant aux lois de la pesanteur refluera vers le cœur. Il y aura dans les varices une pression négative. La peau s'enfoncera dans les cavités veineuses sous le poids atmosphérique.

Si vous élevez brusquement le tronc, le sang retombera dans le canal variqueux saphénien d'un seul coup comme au fond d'un tube qu'on vient de renverser. Si vous disposez votre expérience de façon que le tronc et le membre variqueux soient chacun à 45°, vous avez transformé le canal cardio-saphénien en une sorte de tube en U où vous observerez toutes les particularités des vases communicants.

Le niveau du sang s'élève dans la saphène à la hauteur du cœur ; au-dessous la veine est pleine, au-dessus elle est vide.

Si vous élevez le cœur, le niveau monte dans la saphène. Toute cause modifiant la colonne sanguine thoraco-abdominale retentit sur le niveau saphénien.

Celui-ci oscille à chaque pulsation cardiaque, à chaque mouvement respiratoire, à chaque effort du tronc. Une simple pression du doigt sur la paroi antérieure de l'abdomen le fait changer. La saphène est comme le manomètre de la cavité thoraco-abdominale.

La rapidité avec laquelle le sang revient du cœur vers les extrémités variqueuses ne permet pas de croire à autre chose qu'un reflux dans des vaisseaux communiquant à plein canal.

L'afflux sanguin normal ne se produit pas avec cette rapidité. L'expérience suivante de Trendelenbourg en est la preuve. Après avoir couché le malade, vous videz les varices de leur contenu. En élevant la jambe qui les portent elles se dessinent en creux. A ce moment vous mettez le doigt au pli de l'aine, sur le tronc de la veine fémorale et tout en maintenant cette compression vous

faites lever votre sujet. Le sang, pour remplir les veines, doit traverser les capillaires et les varices ne se remplissent pas subitement. Au bout de quelque temps seulement elles commencent
à se dessiner peu à peu ; elles mettront plusieurs minutes à atteindre leur ancien volume et si vous cessez votre compression avant
qu'elles soient distendues vous percevrez encore leur distension
brusque par le flot du sang qui reflue du cœur à travers des vaisseaux que la maladie maintient largement ouverts. Ce reflux sanguin qui détermine l'asystolie des grosses varices amène aussi la
distension des petits vaisseaux. Trendelenbourg l'a constaté sur
des varicosités.

Ces mouvements du sang dans la peau peuvent être rendus plus
visibles à l'aide d'appareils physiologiques. Ainsi un tambour de
Marey appliqué sur une saillie variqueuse et relié à un manomètre à
eau, nous a permis de montrer à nos élèves les oscillations produites par les mouvements respiratoires du malade et par la pression
de nos mains sur son abdomen. Nous avons vu une dénivellation
de 3 centimètres dans le manomètre quand notre malade couché
d'abord, relevait le tronc et se mettait assis.

Nous avons pu d'autre part, avec un long style collé sur une
ampoule variqueuse, faire voir les oscillations de sa paroi isochrones aux battements du cœur.

IV

Varices de Verneuil ou varices profondes.

C'est en 1861, dans la *Gazette hebdomadaire*, que Verneuil fait
une description magistrale, des symptômes, des varices profondes. Nous lui empruntons les lignes suivantes :

« Les sujets d'ailleurs bien portants se fatiguent plus vite dans
la marche et au bout d'un temps plus ou moins long sont forcés
de s'arrêter quelques instants. Le membre affecté leur semble
extrêmement lourd, après une course autrefois très aisément parcourue ; à ce sentiment de pesanteur se joint un engourdissement
notable, puis le mollet devient le siège de douleurs analogues à
des crampes accompagnées de picotements.

« Lorsque l'engourdissement et la douleur acquièrent une cer taine intensité, le malade devient débile, vacillant et peut à peine supporter le poids du corps.

« Le caractère de ces souffrances est important à préciser ; elles ne sont point lancinantes, rapides et subites comme dans les névralgies, ni brûlantes et pulsatives comme dans le phlegmon et la phlébite, elles sont tensives, continues, gravatives et font naître cette angoisse particulière qui accompagne la distension forcée des canaux muqueux ou la plénitude du système vasculaire. Un malade comparaît la sensation qu'il ressentait dans le mollet à celle qu'on éprouve lorsque le doigt est serré à sa racine par un

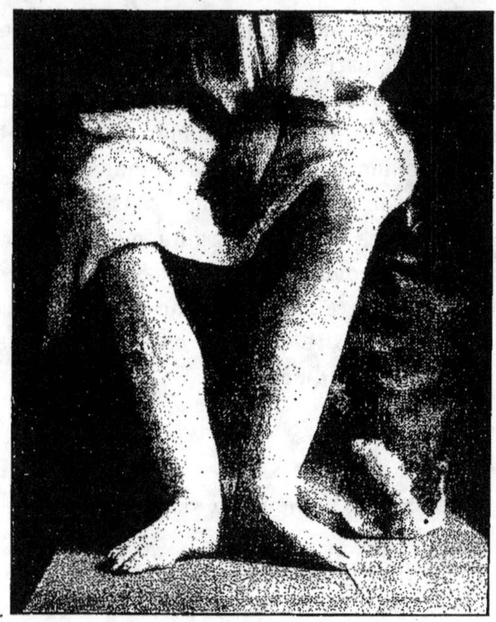

Fig. 34. — Femme présentant une augmentation de volume du mollet gauche due aux varices de Verneuil.

lien circulaire qui occasionne la stase sanguine dans cet appendice. » La douleur est quelquefois rapportée par le malade à l'articulation tibio-tarsienne ou au pied.

Ces troubles moteurs et sensitifs sont quelquefois les seules manifestations de ces varices intra-musculaires.

Il est rare cependant, ainsi que Verneuil l'a démontré, que l'on ne trouve pas de lésions superficielles minimes qui révèlent des lésions profondes déjà avancées.

Ainsi il existe des varicosités, de petites étoiles veineuses localisées au niveau des communicantes en différents points du mollet. Ces étoiles de veinules bleuâtres et variqueuses s'accompagnent souvent de taches brunâtres, pigmentation analogue à la ligne brune de la cuisse.

Plus tard on pourra voir quelques veines superficielles transversales se dilater et devenir serpentines.

Il y a des troubles de la sécrétion sudorale qui se produit en excès. Le mollet grossit le soir d'abord, puis d'une manière permanente plus tard ainsi que nous en donnons un exemple. Il peut même arriver que tout le membre augmente par suite d'un œdème permanent et l'envahissement variqueux a pu être tel que des ulcères paraissent au niveau des communicantes. Verneuil dans son mémoire de 1861, Séjournet et Schreider dans leurs thèses, publient chacun quelques cas auxquels nous en ajoutons un autre personnel (voir chap. : Ulcère).

D'autre part, nous avons vu la partie atteinte du muscle se tuméfier localement en formant une tumeur locale.

Enfin, pour terminer, disons que ce ne sont pas seulement les gastro-cnémiens qui sont le siège de ces varices. Nous en avons observé dans l'épaisseur du vaste externe de la cuisse où elles formaient après les premiers efforts de marche une nodosité douloureuse qui forçait le patient à s'arrêter.

Dans un autre cas, elles siégeaient dans le jambier antérieur, produisaient son gonflement douloureux et avaient amené une arborisation superficielle très nette.

V

Sciatique variqueuse de Quénu.

La dernière forme clinique dont je parlerai sera la sciatique variqueuse démontrée par Quénu (1).

______
(1) *Bulletin de la Soc. de Chir.*, 1888, et *Traité chir. de la névrite sciatique.* Congr. de chir., 1892.

Il a trouvé que le nerf sciatique était entouré par une gaine de vaisseaux sanguins extrêmement dilatés à la sortie du bassin et qu'il pouvait être comprimé lorsque ceux-ci devenaient variqueux.

Dans son premier mémoire, les pièces anatomiques étaient indiscutables, mais quelques observations étaient un peu incomplètes. Une seule était cependant très démonstrative. Un peintre de Rueil avait une névralgie intermittente. On parvint à établir que le moment du maximum de la douleur correspondait avec celui de la distension des varices qu'il avait au membre endolori, et une compression préventive réussit à supprimer la distention et la névralgie.

Acceptée par Trélat, Verneuil et Terrier, cette théorie fut combattue par Berger, qui soulevait l'objection de la douleur musculaire, et Desprès, qui émettait l'idée d'une arthrite sèche.

Mais dans un travail postérieur publié au Congrès de chirurgie de 1892, Quénu donna la preuve expérimentale des faits qu'il avait avancés. Il montra que l'extirpation des varices engaînant le sciatique amenait la disparition des névralgies.

En dehors de la coïncidence de l'époque d'apparition des crises douloureuses et de la tuméfaction des varices, cette sciatique n'a aucun caractère particulier.

Elle sera difficile à dépister quand il n'y aura pas de varices superficielles.

Elle peut coïncider avec des varices profondes.

VI

Comparaison entre les diverses formes cliniques et les diverses formes anatomiques.

J'ai voulu savoir s'il y avait quelque rapport entre les diverses lésions anatomiques et les diverses formes cliniques de maladies variqueuses que j'avais classifiées à la fois d'après les données cliniques, la variété de vaisseaux atteints et l'étendue des lésions :

1º Varices des grosses veines localisées (Varices rameuses, serpentines, ampullaires à cellules, paquets variqueux). Il n'existe souvent que des lésions de sclérose avec dilatation capillaire ;

2° Varices des veines, veinules et capillaires.

Cyanose variqueuse, variété bleue.

Dans cette forme très grave j'ai rencontré la sclérose veineuse à son maximum, il ne restait plus que quelques fibres musculaires lisses dans la couche moyenne. Mais dans un cas semblable nous devons penser à une malformation congénitale, à une insuffisance de développement du système musculaire lisse, on ne pourrait autrement expliquer l'intensité et la multiplicité des lésions.

3° Varices à reflux cardiaque.

Dans cette forme caractérisée par l'insuffisance de toutes les valvules situées entre les varices et le cœur, je n'ai rien remarqué de particulier dans la lésion histologique. Il est possible qu'il soit nécessaire de chercher la cause de l'extension des varices dans une distribution anormale des valvules principalement dans sa partie crurale. On se rappelle que j'ai signalé à l'article Anatomie, des cas où on n'avait trouvé qu'une seule de ces membranes d'arrêt entre le pli de l'aine et le genou.

La présence de foyers inflammatoires autour des capillaires n'a donc pas d'importance pour expliquer les formes de maladies signalées plus haut. Elle me paraît indiquer que la varice a une tendance à déterminer la sclérose des tissus qui l'environnent. Elle constitue une prédisposition à la dermite, aux ulcères, à la myosite, à la névrite, à l'envahissement de toute l'épaisseur d'un membre par du tisssu cicatriciel et rétractile.

J'ai observé le plus beau type de ces foyers péri-capillaires chez un variqueux obèse âgé de 32 ans, qui pesait plus de 300 livres, et avait des saphènes grosses comme un petit intestin, les membres bleus, un eczéma des deux jambes et des troubles cardiaques.

CHAPITRE XIV

Diagnostic des varices non compliquées.

Quand les veines sont superficielles il n'y a que la graisse qui puisse les masquer, c'est un cas qui se rencontre chez les femmes et une inspection rapide pourrait laisser ignorer l'existence de dilatations déjà prononcées. Il faut avoir recours à la marche ou au lien constricteur placé au-dessus du genou, qui rend les vaisseaux plus apparents.

Le repos prolongé est aussi une cause d'erreur fréquente ; les veines, nous le savons, reviennent assez facilement à un calibre presque normal, mais il est rare qu'elles reprennent leur forme normale. Elles restent serpentines, et du reste, ce retour à l'état normal n'est qu'apparent et tout à fait momentané. Le muscle qui a pu se contracter lorsqu'il n'avait plus de résistance à vaincre, cèdera de suite et se laissera distendre par le moindre retour offensif de la circulation rétrograde. Il suffira donc de faire lever le malade, si l'on ne voit pas de suite l'ectasie veineuse, on aura presque sûrement une coloration violacée qui est un signe de probabilité.

Les ampoules placées sur le trajet de la veine ne sont pas d'ordinaire une cause d'erreur de diagnostic, à cause de leur disposition en ligne sur le trajet vasculaire et de leur relation avec la veine que l'on peut sentir à la palpation.

L'ampoule terminale du pli de l'aine est celle qui a donné lieu à des méprises. On l'a confondue avec une hernie, un abcès, etc.

Les ampoules sont rares à la jambe. Il y a deux altérations vasculaires qui en donnent la sensation, ce sont les sinuosités des varices serpentines qui se rapprochent de l'épiderme en amincissant la peau, et les paquets variqueux formés par les communicantes. On obtient quand on les déprime la sensation d'une cavité profonde comme celle d'une ampoule.

9

Beaucoup de malades variqueux qualifient leurs douleurs de rhumatismes, et celles-ci sont considérées comme étant véritablement d'origine rhumatismale par les chercheurs de diathèses ; mais en prenant des renseignements précis on voit que la douleur est fixe, localisée au membre variqueux ou même au paquet variqueux et que d'autres parties du corps ne sont pas atteintes. Cette douleur n'a pas la mobilité rhumatismale, elle augmente avec l'exercice, au lieu de disparaître comme dans certains rhumatismes.

Par certains caractères, cette douleur pourrait faire penser à la syphilis parce qu'elle se continue souvent pendant la nuit ; on croirait que le repos du lit en régularisant le cours du sang doit amener de suite la sédation des phénomènes nerveux, mais il n'en est pas toujours ainsi, la douleur persiste et ce n'est qu'après un certain temps de repos qu'elle disparaît. Elle ne s'exagère pas à vraiment dire pendant la nuit comme les douleurs ostéocopes spécifiques. La constatation de varices sera d'un grand secours sans pouvoir cependant donner la certitude, car il pourrait se faire que les deux affections coexistent à l'insu même du malade.

Les douleurs des variqueux qui surviennent brusquement au moment des contractions musculaires ont quelque analogie avec celles de l'ataxie : d'autant plus qu'elles coïncident avec quelques troubles de sensibilité et avec une diminution de la puissance musculaire.

Le diagnostic entre les trois variétés de varices superficielles devra être fait, au point de vue du pronostic à porter et du traitement à proposer. Leurs caractères sont assez nettement tranchés pour qu'il ne soit pas nécessaire d'indiquer des moyens de les différencier.

Quand les varices sont profondes leur diagnostic est toujours difficile. Il faut se baser sur des signes extérieurs souvent fugaces, exposés par Verneuil, sur des taches superficielles formées par les varicosités, sur un peu d'œdème, sur le gonflement du mollet, sur des phénomènes douloureux qui s'y localisent, sur une diminution de puissance de la marche. Il est certain que l'ensemble de ces signes ou symptômes donne une quasi-certitude. Mais s'il n'y a qu'un ou deux symptômes isolés, nous resterons dans le doute, les caractères de la douleur en particulier, malgré l'excellence de leur description par Verneuil, ne nous paraissent pas décisifs. Nous serons moins hésitant, si les douleurs faisant défaut, nous rencontrions une augmentation de volume du mollet, ou des taches de varicosités.

CHAPITRE XV

Marche et pronostic.

La marche des varices est différente, suivant qu'il s'agit de paquets variqueux ou de varices des deux autres variétés.

Les premières restent souvent stationnaires sans faire de progrès. Cependant si elles ne gagnent pas en étendue, elles ne cessent de produire à leur périphérie un sourd travail qui peut être l'origine de complications. C'est ainsi qu'elles s'entourent de varicosités, qu'elles peuvent aboutir à la phlébite, à la rupture ou à l'ulcère.

Dans la cyanose variqueuse et dans les varices à reflux cardiaque, la marche est envahissante. Le poids du sang ne cesse d'agir dans ces varices, de même que dans un anévrisme, et c'est avec raison que le rapprochement entre les deux affections a été fait.

Car, de même que l'extension de la poche anévrysmale est constante, de même dans la veine variqueuse, la dilatation envahira de proche en proche, de valvule en valvule jusqu'au cœur d'une part, et jusqu'aux plus petites veines et aux plus fins capillaires de l'autre, et ces dernières lésions, quoique invisibles, ne sont pas les moins graves.

Quoique j'aie insisté sur ces phénomènes à diverses reprises, je n'hésite pas à en donner de nouveau un résumé succinct.

Je veux parler de l'envahissement des tissus voisins de la veine malade par les capillaires dilatés. Cette dilatation qui débute par les vasa-vasorum eux-mêmes est due au reflux du sang sous l'influence de la pression exagérée qu'il a dans le vaisseau malade. Comme les vasa-vasorum communiquent avec les capillaires périphériques, on comprend l'envahissement des tissus contigus.

Une fois commencé, le processus ectasique ne cessera pas de s'étendre. Il a une marche fatalement progressive et il produira les altérations comme cela a déjà été décrit dans d'autres organes,

par exemple le foie muscade. Les capillaires étouffent les éléments qu'ils compriment. Quénu avait déjà dans ce sens signalé
les modifications des nerfs, mais ce n'est qu'une faible partie de
la question ; muscles, os, graisse, peau, tout est envahi et altéré.

Si encore il n'y avait que l'ectasie et l'atrophie qu'elle détermine, mais un phénomène beaucoup plus grave se produit : chaque capillaire peut·devenir le siège d'une production de tissu inflammatoire, d'une sorte de péricapillarite, et ainsi des traînées
de tissu inflammatoire cheminent en tout sens dans l'épaisseur
des tissus du membre entier, produisant ces altérations horribles
qui rendent le variqueux infirme à jamais, s'il n'est pas soigné et
opéré.

Pronostic. — Le pronostic des varices dépend absolument de
leur forme clinique. Assez bénin pour certains paquets variqueux,
il devient beaucoup plus grave pour les formes envahissantes.

Cependant quand la maladie reste sans complications, elle constitue, dans sa forme la plus étendue, une simple infirmité. Elle diminue la valeur industrielle de l'ouvrier, mais elle ne l'empêche pas de gagner sa vie, et surtout elle ne la menace pas.

Le pronostic n'est plus le même quand surviennent les complications.

Il varie aussi beaucoup suivant les conditions sociales, car il y a
une grande différence entre celui qui peut choisir son travail, régler sa vie, se donner des soins, prévoir les accidents, et le malheureux qui doit travailler du matin au soir sans avoir le temps
de s'occuper des maux qui le menacent.

Le repos et le bas élastique sauvent les malades aisés des progrès du mal et de ses complications et en font de simples infirmes.

Malheureusement, ceux qui sont le plus souvent atteints par
les varices sont les pauvres ; exposés par profession aux fatigues,
n'ayant pas plus les moyens de se donner du repos que de se payer
un bas élastique, ils arriveront fatalement à l'impossibilité de travailler et à la misère.

Les varices leur paraissent pendant quelque temps être sans gravité. Elles déterminent une simple gêne. Tels sont les paquets variqueux.

Mais en raison de la marche envahissante du mal, elles ne tar-
dent pas à constituer une infirmité dont l'importance varie et qui

peut aboutir à l'impotence complète des membres inférieurs. Tel est l'état des malades atteints de varices généralisées, d'ulcères récidivants ou incurables, de constrictions cicatricielles, de pieds-bots par rétraction cicatricielle, d'éléphantiasis par compression ou par propagation. Quelquefois enfin, mais rarement, elles peuvent causer la mort. Des lymphangites et des érysipèles graves peuvent résulter de l'absence de soins. La phlébite peut amener des embolies ou l'infection purulente.

La rupture d'une veine peut produire une hémorrhagie foudroyante.

La gravité du pronostic dépend donc des soins que le malade se donne, et nous voulons le bien faire remarquer au point de vue des indications du traitement.

C'est pour les travailleurs de la classe pauvre une affection des plus terribles.

Elle les réduit à l'impuissance et à la misère, sans abréger leur vie et diminuer leurs besoins, car tous les autres organes restent sains, et la terminaison mortelle est une véritable surprise.

Ils se traînent pendant des années d'hôpital en hôpital sans y trouver jamais de guérison ou d'asile définitif.

DEUXIÈME PARTIE

COMPLICATIONS DES VARICES

CHAPITRE XVI

Ruptures.

Rupture à l'extérieur. — La rupture des varices peut être absolument spontanée, mais d'habitude elle est préparée par les modifications des tissus, et une action quelconque sur les parois veineuses détermine l'accident. C'est ainsi qu'un effort, un simple choc, un frottement ou même une égratignure peuvent la produire.

La rupture peut avoir lieu de plusieurs manières, par les petits vaisseaux de taches hémorrhagiques, par les gros vaisseaux dilatés au niveau des paquets variqueux, ou au niveau des ulcères.

Pour comprendre le processus hémorrhagique dans le cas de taches de varicosités, il faut se reporter à la figure ci-jointe (fig. 35). On voit que depuis la cavité de la veine jusqu'à la face profonde de l'épiderme il existe un lacis de vaisseaux dilatés, ce sont des veinules et des capillaires anormaux qui vont en se ramifiant à partir du vaisseau qui leur donne naissance.

Ces capillaires possèdent un calibre 3, 4, 5 fois, 10 fois même plus grand que l'état normal.

Une rupture insignifiante prendra donc une importance disproportionnée avec la cause productrice.

Les taches se trouvent encore assez souvent au milieu d'une peau qui a conservé un peu de souplesse. C'est donc une chance favorable pour que les parois vasculaires puissent s'affaisser sur elles-mêmes, malgré leur état de dilatation.

La rupture variqueuse au niveau des taches est extrêmement fréquente. Si l'on interroge les variqueux de la variété bleue ou même ceux qui ont seulement des varicosités circonscrites, il est rare qu'ils ne nous racontent pas avoir constaté une ou plusieurs fois ces sortes de ruptures, quelquefois tout à fait spontanées.

Elles n'ont d'autre symptomatologie que l'écoulement du sang visible sur les vêtements, les chaussures ou sur le sol, et que la sensation de chaleur et d'humidité qui résulte de son écoulement.

Le sang conserve la couleur rutilante du sang artérialisé et il s'écoule par jets au moins dans certains cas.

L'hémorrhagie s'arrête le plus souvent d'elle-même. Si le variqueux s'en aperçoit il l'arrête avec la plus grande facilité, avec la compression du doigt ou avec un petit pansement.

Il est tout à fait rare que cette perte de sang soit grave, et qu'elle aille jusqu'à la syncope et jusqu'à la mort. Comme le sang s'écoule par un très petit orifice il ne peut se produire d'accidents qu'à la longue, et en admettant un homme ivre ou inconscient, il pourrait tout au plus lui arriver une syncope comme dans une saignée abondante. En effet, un caillot se formerait très rapidement, sitôt que le malade serait dans la position horizontale (1).

Cette rupture est sujette à récidive, mais elle n'augmente pas de gravité pour cela, et elle ne se reproduit pas au même endroit.

La suite la plus fâcheuse qu'elle puisse avoir est l'apparition de l'ulcère. Le même processus de dilatation des veinules et des capillaires amène aux deux résultats. Les ulcères comme les hémorrhagies paraissent sur les taches hémorrhagiques : mais on trouve souvent l'ulcère précédé d'une rupture.

(1) Delbet signale la rupture d'une « toute petite dilatation variqueuse » que le malade qualifiait de veine étoilée, développée vers le 1/3 moyen du mollet.

J. L. Petit jugeait l'ouverture des varices si peu dangereuse qu'il n'hésitait pas à pratiquer la saignée sur des ampoules variqueuses.

Rupture des grosses veines au niveau de la peau ou des ulcères. — Nous avons déjà décrit le phénomène par lequel les veines variqueuses profondes tendent à venir faire saillie sous la peau. On voit d'abord rapidement disparaître le tissu adipeux et conjonctif intermédiaire entre la veine dilatée et la peau.

Quand la peau elle-même est en contact avec le vaisseau, ou bien il se forme une sorte d'excavation avec séreuse artificielle dans laquelle se meut la veine, ou bien, et c'est le plus souvent, des adhérences intimes se développent entre le vaisseau et le tissu dermique.

Dans l'un où dans l'autre cas, la peau s'atrophie et s'amincit par un phénomène de résorption comme dans les anévrysmes, et le vaisseau s'approche de plus en plus de la surface.

Dans ces points, la rupture des téguments et de la veine devient menaçante et n'attend qu'une occasion.

Les joueurs de foot-ball, d'après Bennet, y seraient exposés par le choc du ballon, quand le ballon frappe sur des veines variqueuses.

Quand l'ulcère gagne en profondeur, il tend plutôt à produire une phlébite adhésive qu'une ulcération de la paroi veineuse, mais ce dernier résultat n'est pas impossible et il y a des hémorrhagies mortelles qui se sont produites au niveau de l'ulcère (1).

Dans les deux cas dont il s'agit ici, soit que la veine ait aminci la peau, soit que la peau se soit détruite et ait découvert un vaisseau, il faut remarquer qu'il y existe de nouveaux facteurs dans le mécanisme de l'hémorrhagie.

La rupture porte sur une grosse veine et cette veine est adhérente aux tissus périphériques, elle ne peut ni revenir sur elle-même ni obturer sur ouverture anormale.

On comprend que le sang s'écoule d'une manière continuelle dans ces conditions. Si l'on songe que souvent, il s'agit d'énormes veines à communication anormale avec le cœur dont chaque contraction fait jaillir le sang par l'ouverture, on devine que les

(1) Cas de Rey. *Archiv. de méd.*, 1829. Voir pour la bibliographie : Schwartz, *Dict. de méd. et chir. prat.*, 1885 et *Traité de chir.*, Le Dentu et Delbet, 1897.

quelques litres de sang nécessaires à la vie, peuvent s'échapper en quelques minutes.

Un flot de sang inonde le membre, et souvent le malade n'a pas le temps de s'apercevoir de l'accident qu'il est déjà incapable de comprimer sa plaie ou de demander du secours.

Cette forme foudroyante dont nous avons cependant observé un exemple (en 1894) est heureusement rare. Copernic y aurait succombé. J. L. Petit en cite un cas, Lombard 2 cas, Debout 1 cas, Amussat et Murat 2 cas, Velpeau une dizaine, Rey 1 cas par un ulcère, Polaillon 1 cas, et enfin moi-même, j'ai pu en observer un dernier. C'est peu dans l'espace d'un siècle et demi.

Une femme de la campagne, cuisinière, tenant un restaurant aux environs de Paris, portait depuis longtemps des varices très douloureuses et un ulcère incurables.

Elle avait accepté l'idée d'une opération curative, mais en retardait le moment.

Un jour elle quitte sa sœur, qui travaillait à ses côtés, pour traverser un jardin de 200 mètres environ. Pendant le trajet, elle rencontre un enfant qui remarque qu'elle perd du sang et lui fait une observation dont elle ne tient pas compte.

On la trouva quelques instants après, étendue au fond du jardin, morte dans une mare de sang.

*
* *

Rupture sous-cutanée. — A côté de la rupture à ciel ouvert que nous venons de décrire, il y a des ruptures sous-cutanées et des ruptures profondes.

La rupture *sous-cutanée* se produit quelquefois spontanément, mais le plus souvent, elle est consécutive à un traumatisme. Elle se mnifeste par des épanchements sous-cutanés.

Ceux qui surviennent aux organes génitaux de la femme sont décrits sous le nom de thrombose de la vulve. Ceux des membres inférieurs n'ont été l'objet d'aucun travail (1). Ils méritent cependant d'être signalés comme une complication des traumatismes qui surviennent chez les variqueux.

(1) Les ruptures sous-cutanées à la cuisse et au genou ont été signalées surtout chez les femmes grosses. Bryant rapporte un cas de rupture spontanée et Cazin une rupture à la suite d'un choc. Voir Schwartz, *Dict.*

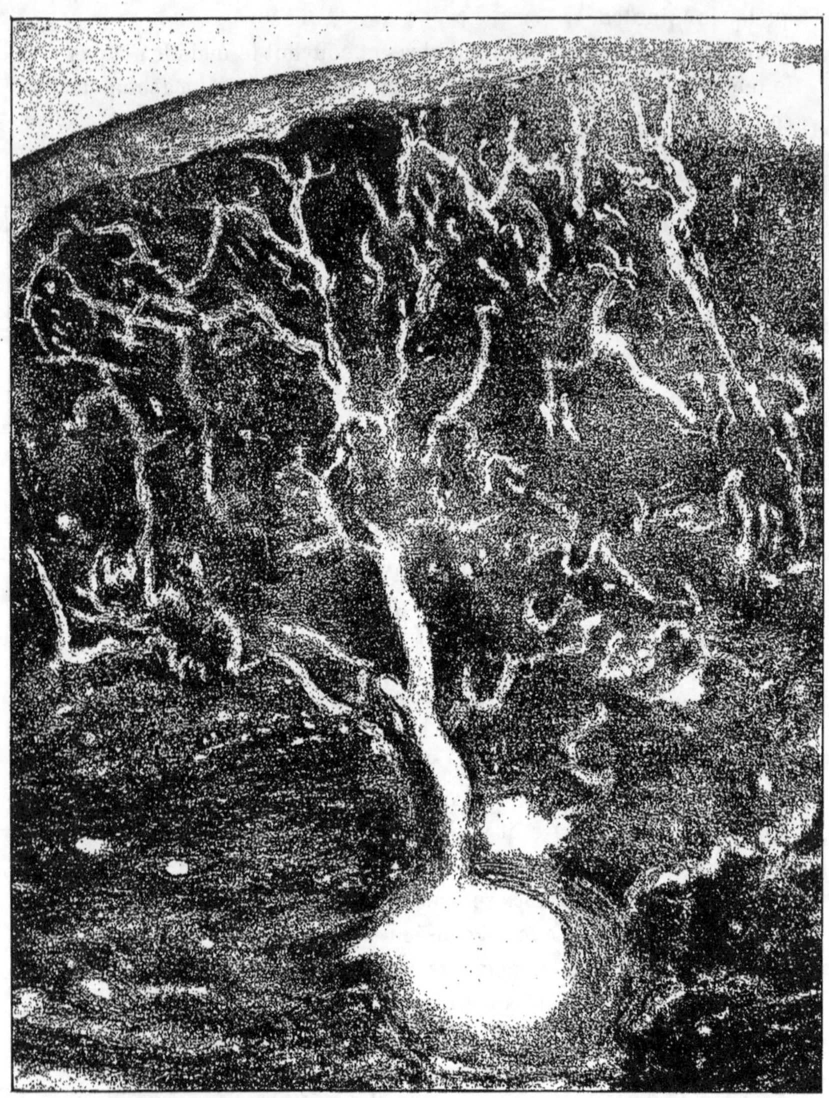

FIG. 35. — Explication : Coupe de la peau de la jambe d'une femme au niveau d'une tache hémorrhagique. A partir d'une veine de moyen calibre située dans le tissu cellulo-adipeux des vaisseaux capillaires très dilatés, ramifiés en arborescence, montent jusque sous l'épiderme.

Le caractère de ces épanchements sous-cutanés est la rapidité de leur production et l'énorme abondance de leur contenu. J'ai eu l'occasion chez un boucher, à la suite d'une contusion, d'en observer un qui occupait les 2/3 de la hauteur totale du membre, en prenant le genou pour centre.

Dans le cas de fractures, ces épanchements sont une complication que le traitement doit prévoir, car ils amènent un gonflement qui gêne pour l'application d'appareils inamovibles.

*
* *

Rupture intra-musculaire ou coup de fouet. — Une variété fort intéressante de rupture interstitielle des varices est celle qui siège dans l'intérieur du mollet. Verneuil (1) a expliqué par son apparition la gravité de certains cas de l'affection bien connue qu'on appelle coup de fouet.

Les documents sur cette question ne sont pas très nombreux. En outre des 5 cas de Verneuil, nous ne connaissons qu'une observation de Clary et 3 de Terrillon. Aucune de ces observations ne contient d'examen nécropsique donnant la description de la lésion.

Mais il faut convenir que les probabilités de son existence sont très grandes quand on étudie les phénomènes cliniques.

On connaissait depuis longtemps le coup de fouet. Une douleur subite et intense, accompagnée de sensation de craquement dans le mollet, arrête soudain le patient. Il perd instantanément l'usage de son membre.

Cette impotence s'accompagne de gonflement du mollet, de douleur à la pression ; au bout de quelques jours, apparaît une ecchymose dirigée dans le sens général des interstices musculaires, c'est-à-dire longitudinale, parallèle et postérieure au tibia.

Cet état cède au bout de peu de temps, ou bien il peut survenir des accidents graves.

On pensait généralement que le coup de fouet résultait d'une déchirure tendineuse ou musculaire. Verneuil émit l'opinion que

(1) *Associat. franç. pour l'avancement des sciences*, Session de Clermont-Ferrand, 1877, et *Archives générales de méd.*, formes graves du coup de fouet, 1877.

Clary. Thèse Paris, 1883.

Terrillon, Veines prof. et coup de fouet. *Bull. de Thérap.*, 1882.

les formes graves devaient être attribuées à l'existence simultanée d'une rupture de varices profondes, et par extension, on en vint à admettre que la déchirure veineuse pouvait exister seule.

Les preuves cliniques de ce fait sont, que les malades avaient tous des signes de varices profondes, que presque tous furent pris d'accidents ou de complications explicables par une altération des veines. Deux d'entre eux eurent des phlébites très graves, véritables phlegmatia alba dolens, et guérirent. Presque tous eurent des phlébites limitées dont on sentait le caillot révélateur dans le creux poplité. Un autre mourut d'une très grande phlébite suivie d'infection purulente. Un dernier succomba avec des signes d'embolie pulmonaire.

Je n'ai observé que deux fois le coup de fouet.

Une première fois, pendant ma préparation au bureau central. On pouvait sentir l'induration du caillot et voir l'ecchymose qui l'accompagnait, le patient n'avait pas de phlébite.

Une seconde fois, tout récemment, chez un jeune homme d'apparence non variqueuse, qui se livrait à tous les plus violents exercices du corps. Il présenta de la douleur subite, une induration limitée à la moitié du mollet, de l'ecchymose dessinant la limite interne des jumeaux, de l'impotence du membre. Il guérit en 15 jours par le repos.

Cette question est encore à l'étude.

CHAPITRE XVII

Phlébite.

Sous le nom de phlébite variqueuse nous ne voulons étudier que la phlébite spontanée, la seule qui dépende véritablement de l'évolution variqueuse.

La phlébite spontanée est toujours adhésive, c'est là son caractère anatomique le plus important. Elle est constituée par un caillot et des végétations de l'endo-veine dont les rapports et l'action réciproque sont connus depuis longtemps ; après résorption du caillot le vaisseau sera oblitéré pendant quelque temps, puis des capillaires de la tunique interne traverseront la cicatrice veineuse et rétabliront jusqu'à un certain point la lumière du vaisseau.

Il est probable que cette lésion succède à la rupture des vasavasorum developpés anormalement dans la tunique interne. Nous avons déjà décrit des hémorrhagies survenues par ce mécanisme dans l'endo-veine, et on conçoit qu'une rupture de la tunique interne se produise et donne naissance à la production d'une coagulation.

Il se forme donc un premier caillot qui est le point de départ d'une thrombose étendue. Mais cette thrombose n'est point le résultat d'un état du sang, elle n'est point *marastique*, elle est bien la suite d'une altération veineuse.

Elle est le résultat d'une phlébite non infectieuse, c'est là le point que je veux établir contrairement à l'opinion qui a cours actuellement.

En effet, Broca (1), Quénu, Vaquez (2), OEttinger (3) et Schwartz (4)

(1) Nous renvoyons pour l'historique de cette question au mémoire très bien documenté de Broca. Phlébite variqueuse, *Revue de chirurgie*, 1889, et à la thèse de M. Robineau sur les phlébites, Paris, 1898.

(2) *De la phlébite des membres. Cliniques de la Charité*, 1894.

(3) *Des phlébites ;* Charcot et Bouchard, *Traité de médecine*, tome V, 1893.

(4) *Presse médicale*, 1er février 1896 et *Traité de chirurgie clinique de Le Dentu*, 1897.

n'admettent plus ni la thrombose ni la phlébite spontanée et ils la
croient toujours d'origine infectieuse. « Vous constaterez presque
toujours une porte d'entrée pour l'agent pathogène, disent-ils.
Un eczéma, des éraillures, des ulcères, des ruptures, vous la
fourniront. »

On nous objectera que le microbe peut être introduit à distance
des veines et venir se localiser dans une veine déjà malade. C'est
la théorie du *locus minoris resistentiæ* et du microbisme latent
de Verneuil. On nous citera des exemples. C'est ainsi que Charcot
(*Union médicale*, 1896) aurait été atteint d'une phlébite fémorale
après une piqûre anatomique au doigt, que Maydien cite d'après
Bouilly des phlébites variqueuses, consécutives à une affection de
la prostate et à une plaie du bras et qu'une phlébite hémorrhoïdaire
a pu être consécutive à une piqûre anatomique.

Cependant cette conception ne paraît pas admise généralement,
car le chirurgien anglais Bennett a écrit en 1898 sur ce sujet un
travail fort remarquable qu'il a intitulé : *La thrombose des variqueux*.

D'autre part on sera forcé quelquefois d'avouer qu'il existe des
cas où il n'a pas été possible de trouver ni la cause directe ni la
cause indirecte.C'est au moins pour ceux-là que notre pathogénie
mérite d'être prise en considération.

La phlébite spontanée se présente sous deux formes principales,
forme circonscrite ou noueuse, forme étendue en plaques.

Il existe en outre deux formes de phlébite adhésive, qu'on peut
nommer l'une *envahissante* et l'autre *suppurante*, mais celles-ci
nous semblent résulter plutôt d'une infection surajoutée à la première lésion. Ce sont des phlébites variqueuses compliquées, on
pourrait presque dire des phlébites modifiées par l'existence des
varices. C'est pour celles-là que je suis d'accord avec mes prédécesseurs pour chercher la porte d'entrée.

**
* **

Un des caractères le plus important de la *phlébite adhésive* des
variqueux, c'est qu'elle n'est jamais précédée de phénomènes inflammatoires ni locaux, ni généraux, ni fièvre, ni température locale. S'il se produit une réaction des tissus elle est secondaire et
non primitive.

On voit les veines variqueuses distendues. Elles ne changent plus de volume par affaissement ou distension suivant les mouvements du corps. Si quelquefois la peau est colorée par transparence en noir, en brun, ou en jaune, par l'hématoïdine du caillot, comme celle qui recouvre un épanchement interstitiel, le toucher nous apprend que le contenu de la veine est solide.

Le malade ne souffre pas spontanément, mais les douleurs à la pression sont quelquefois très vives. Le caillot est comme un corps étranger inclus dans les tissus.

Phlébite adhésive noueuse. — Tantôt c'est une seule veine, tantôt une simple circonvolution, tantôt même une simple cellule veineuse qui est prise par la phlébite. On comprend que le volume et la forme soient variables. Quelquefois on a la sensation d'un simple noyau plus ou moins arrondi.

Ducourtioux (1), Bennett et A. Broca ont décrit comme variété spéciale la phlébite des ampoules veineuses.

Phlébite adhésive en plaques. — Quand la phlébite s'étend à tout un paquet variqueux elle occupe souvent, non seulement les grosses veines mais encore les petites, non seulement les superficielles mais encore les profondes et il en résulte une induration totale des tissus auxquels se distribuent les vaisseaux. La peau, la graisse, et les muscles sont soudés et forment une plaque ligneuse. Il en résulte la gêne ou même l'impossibilité de la marche, et la nécessité du séjour au lit.

Cette affection, la phlébite adhésive quelle que soit sa forme, évolue avec lenteur. On comprend que la résorption du caillot variera suivant son volume et son étendue, cela peut durer plusieurs semaines ou même plusieurs mois.

En réalité, cette longue durée ne s'applique qu'à la deuxième forme en plaques qui nécessite une immobilité prolongée. Pour

(1) *Dilatation ampullaire de la veine fémorale dans le canal crural et de la saphène interne à son embouchure, mort par embolie.* Thèse de Paris, 1891.

l'autre, elle peut quelquefois ne pas arrêter le malade si elle n'est pas très douloureuse.

Le pronostic de la première forme est habituellement très favorable. Je répète que certains malades s'en aperçoivent à peine et n'en éprouvent aucun inconvénient, malgré la négligence absolue de toutes précautions.

Mais il reste toujours le danger de l'embolie ; la phlébite ampullaire est spécialement redoutable à ce point de vue, méconnue, presque invisible, elle provoque les affections pulmonaires graves et l'asphyxie subite. Lorsqu'on est appelé à donner des conseils à son sujet on ne manquera pas d'appeler l'attention du client sur cette menaçante complication.

On fera bien aussi, au moment d'une opération sur les varices, d'avoir la possibilité de cette complication présente à l'esprit. J'ai vu une de mes opérées de la ville succomber à une série d'embolies, dont la première survint au moment de l'opération et la dernière 3 heures après, mais il faut bien dire que cet accident est extrêmement rare.

L'autre forme est peut-être moins dangereuse parce qu'elle oblige à garder le lit. Elle expose moins aux embolies, mais elle a l'inconvénient d'être le point de départ de modifications scléreuses graves dans les tissus atteints. Elle demande beaucoup de temps pour le rétablissement des fonctions du membre. C'est par mois qu'il faut compter le temps du séjour au lit en attendant la guérison qui est souvent incomplète. Enfin elle est souvent la cause des anneaux cicatriciels ou des pieds-bots variqueux que nous décrivons plus loin.

Quand le variqueux échappe aux embolies et à la rétraction cicatricielle, la phlébite adhésive peut être pour lui aussi favorable qu'une opération. Elle supprime le paquet variqueux qui est atteint en amenant l'oblitération de toutes ses veines.

C'est ainsi qu'elle peut être un agent de guérison de varices et d'ulcères, mais il est probable que beaucoup de ces vaisseaux oblitérés redeviennent perméables après la résorption des caillots qu'ils contenaient, et la guérison obtenue ainsi n'est que momentanée.

*
* *

Phlébite envahissante. — La forme envahissante de la phlébite variqueuse peut débuter par l'une des formes précédentes et se présenter comme leur complication, mais il nous semble qu'il est nécessaire de faire intervenir de nouvelles conditions pour expliquer l'apparition de cet envahissement. Ces conditions sont au nombre de deux :

1° Le défaut de soins et la marche. Le caillot agit alors comme un corps étranger et augmente l'inflammation des trois tuniques ;

2° L'infection : Ed. Schwartz qui a bien étudié la phlébite des variqueux, n'admet que cette dernière cause. Il insiste sur la petitesse de la porte d'entrée du microbe et sur la constance de l'infection.

Nous l'avons vu succéder à des opérations faites par divers chirurgiens très soigneux de leur antisepsie.

Un prêtre sort de l'hôpital le onzième jour après extirpation de paquets variqueux et résection d'une certaine hauteur de la saphène interne. Il fait une marche de deux kilomètres, le soir même sa jambe enfle, ses veines deviennent dures et pleines de caillots, il a une phlébite ascendante qui s'arrête au bout de 2 ou 3 jours de repos et disparaît dans l'espace de 15 jours.

Dans ces cas on voit l'état général devenir mauvais. Il n'est pas rare qu'il y ait de la fièvre avec une forte température. L'intensité du travail inflammatoire se révèle aux yeux des observateurs par des traînées rouges sur la peau.

Le caillot placé d'abord dans une des veines horizontales, gagne les veines verticales, principalement la veine saphène interne. On sent avec le doigt un cordon dur et douloureux qui progresse de jour en jour.

Souvent l'envahissement est arrêté dès le début et se limite à un petit nombre de centimètres. Mais Schwartz indique qu'il peut s'étendre à tout le membre et même l'affection franchissant la ligne médiane, peut reprendre l'autre membre, constituant ainsi une vraie phlébite en fer à cheval.

On comprend toute la gravité d'une telle situation qui expose à tous les dangers résultant de la phlébite, mais cette énorme extension du mal est exceptionnelle.

*
* *

Phlébite suppurée. — La phlébite suppurée variqueuse est la

forme la plus rare, je ne l'ai jamais vue depuis une dizaine d'années. Follin et Duplay l'ont indiquée, Broca en a cité des cas.
Mérieux (1) a consacré sa thèse à ce sujet, mais il n'en donne que
2 observations nouvelles. Elle nous paraît résulter d'un état général mauvais ou d'une infection locale. Parmi les états généraux
qui disposent à cette suppuration, nous citerons l'influenza.

Quant aux causes locales elles peuvent être multiples et c'est
alors qu'il faut chercher la porte d'entrée dont parle Schwartz.
Mais jusqu'alors toutes les phlébites variqueuses suppurées dont
les observations sont publiées dans le mémoire de Broca et la thèse
de Mérieux sont consécutives à des ulcères (2). Cette phlébite
suppurée paraît succéder toujours à la forme adhésive, les abcès
siègent soit dans l'épaisseur des caillots, soit autour des veines.
La coagulation joue un rôle habituellement très efficace en empêchant le pus de se mêler à la circulation générale.

Dans une des observations de Mérieux, la suppuration s'établit
dans l'ampoule terminale de la saphène interne S I. près de son
embouchure, et il fut possible d'ouvrir cette poche sans qu'il y eut
aucune hémorrhagie. Le pus et le sang qu'elle contenait s'échap-
pèrent seuls.

Lorsque les abcès intra-veineux ont ulcéré la paroi, le pus
s'épanche dans la couche de tissu cellulaire ambiant et y détermine des phlegmons circonscrits ainsi que Maydieu (3) l'a démontré. On trouve alors de véritables abcès superposés, dits en bouton de chemise, dont le profond est intra-veineux.

On a pu voir le fond de l'abcès formé par une gouttière qui
n'était autre que la veine elle-même (Lallier, Campenon) ouverte
dans une certaine étendue (50 centimètres). D'autre part, lorsque
la veine ne présentait qu'un pertuis insuffisant, cet orifice a pu
devenir fistuleux comme un abcès qui présente de la rétention
purulente et dans ce cas au fond d'un ulcère cutané le stylet s'en-
fonçait dans la cavité de la veine.

La suppuration peut apparaître sur toute l'étendue du caillot.
D'un autre côté, il peut arriver que des abcès multiples se développent dans un seul et même caillot. C'est ainsi que Campenon
a ouvert 23 abcès dans le réseau veineux de la jambe.

(1) Thèse de Paris, 1896.
(2) Nous ne rattacherons pas à cette forme les phlébites post-opératoires.
(3) Thèse de Paris, 1881.

Le pus est souvent mélangé de sang caillé, ou teinté de brun par la dissociation de la matière colorante du sang. D'autres fois, on trouve de gros caillots noirâtres.

Il y aurait donc plusieurs variétés de cette forme suppurée : l'abcès circonscrit, l'abcès avec phlegmon et la variété diffuse.

Nous n'insisterons pas sur les symptômes de cette affection. Elle s'accompagne d'un état fébrile très prononcé et d'un état général grave.

Elle présente tantôt les caractères plus bénins d'abcès circonscrits plus ou moins multipliés, tantôt enfin elle a l'allure de l'infection purulente.

Le diagnostic doit être fait avec la lymphangite et l'érysipèle. Pour ma part, dans le seul cas malheureux que j'aie observé à la suite de résection des varices, j'ai trouvé à l'autopsie une lymphangite, tandis que je pensais à une phlébite suppurée.

Un ganglion suppuré de l'aine pourrait être confondu avec la phlébite de l'ampoule terminale de la saphène.

La mort a été quelquefois la suite de l'infection purulente, mais aussi, après ouverture de très grandes étendues de la veine, la guérison a pu avoir lieu, grâce aux adhérences protectrices des caillots.

*
* *

De la zone dangereuse des varices pour la phlébite. — Bennett désigne sous ce nom, la région étendue du milieu de la cuisse au milieu du mollet, à 3 pouces au-dessous de l'articulation du genou.

Dans cette région se rencontrent des paquets variqueux, saillant sous la peau et exposés aux frottements des jambes l'une sur l'autre, et aux chocs dans certains exercices, en particulier dans l'équitation. C'est aussi l'endroit où les bas à varices sont mal ajustés et font des plis.

Bennett a décrit 8 variétés de paquets variqueux qu'on peut observer en cette zone, et de plus, il a signalé la fréquence de deux ou trois ampoules à ce niveau.

Ces ampoules seraient très dangereuses au point de vue de l'origine de la phlébite et aussi de la propagation des caillots envahissants ou emboliques.

En tenant compte de cette description, il y aurait lieu de diviser le membre variqueux en deux parties : l'inférieure exposée aux ulcères et aux ruptures, la supérieure exposée aux phlébites.

CHAPITRE XVIII

De l'ulcère variqueux.

Anatomie pathologique.

Nous renvoyons pour la description anatomo-pathologique de l'ulcère à celle qui est faite dans la partie clinique de ce chapitre. Il nous suffira de dire ce qui suit :

I

Rapport de l'ulcère variqueux avec une veine variqueuse.

Tout ulcère variqueux repose sur une veine variqueuse qui adhère à la peau. C'est là le point nouveau d'anatomie pathologique des varices que je veux mettre en lumière et dont personne avant moi n'a fait voir l'importance. La veine qui est le plus souvent malade est la saphène interne. Aussi l'ulcère siège-t-il presque toujours à la face antéro-interne de la jambe où sont les branches d'origine du vaisseau.

Mais on trouve aussi l'ulcère à la face externe du membre sur le territoire de la saphène externe. Nous en apportons comme preuve deux observations non douteuses et qui ont la netteté d'expériences de physiologie pathologique.

L'ulcère peut siéger plus haut que le 1/3 inférieur de la jambe. au niveau du mollet ou plus bas derrière la malléole externe, il adhère alors à des communicantes, des veines profondes herniées par un orifice aponévrotique. Habituellement, l'adhérence de la veine à la peau ulcérée est ancienne et antérieure à l'ulcération. Elle est le résultat du processus d'induration fibreuse des tissus péri-veineux que nous avons décrit précédemment. On comprend qu'il soit impossible d'y sentir le vaisseau malade par la palpation.

Une dissection directe en ce point serait très aventureuse. On le manquerait, il faut s'y prendre de loin, le découvrir à une certaine distance au-dessus des indurations et le suivre jusque sous l'ulcère. Cette opération est des plus laborieuses, car les veines friables sont placées dans du tissu graisseux sclérosé ; à peine voit-on quelques petits pelotons graisseux et sous l'ulcère, elles sont dans du tissu fibreux pur. Là, elles sont adhérentes, béantes à la coupe, très difficiles à disséquer.

Quand il s'agit d'une veine superficielle, le succès de la recherche n'est pas douteux. Mais dans le cas où la veine aborde perpendiculairement la peau, comme dans certaines varices profondes, la difficulté est plus grande ; il faut alors suivre une des veines superficielles qui vont vers l'ulcère, parce qu'elle conduit souvent l'opérateur vers une communicante qui est malade.

Les adhérences n'ont jamais manqué toutes les fois que nous les avons cherchées. Elles sont indiquées dans beaucoup des observations que nous avons publiées (1).

En raison de ces rapports, on devrait désigner les ulcères variqueux par le nom de la veine sur laquelle ils se sont produits et je propose les trois noms suivants :

1º Ulcères de la saphène interne ;

2º Ulcères de la saphène externe ;

3º Ulcères des communicantes.

Nous étudierons plus loin ces diverses variétés au point de vue clinique.

II

Histologie de l'ulcère.

Le bord de l'ulcère est formé par l'épaississement de l'épiderme et des couches papillaires de la peau, par un gonflement vasculaire, par des hémorrhagies interstitielles et par la transformation inflammatoire du tissu dermique (dermite hypertrophique).

Le volume des cellules épithéliales est augmenté en même temps

______

(1) Observations II, IV, VII, X, *Congrès de chirurgie français*, 1892, Traitement des varices, et Observation VI, *Bulletin de thérapeutique*, 1897. Résultats éloignés des opérations sur les varices.

que leur nombre, aussi la couche épidermique est-elle 3 ou 4 fois plus épaisse qu'à l'état normal, et comme elle résiste mieux à la destruction que les éléments plus mous de la couche de Malpighi, elle surplombe l'ulcère.

Les cellules profondes ou pigmentaires sont très chargées de matière colorante.

Les papilles sont gonflées, agrandies, ramifiées comme les papillômes, on les trouve ainsi que la couche superficielle du derme remplies de substance amorphe et les cellules n'y sont nombreuses qu'au voisinage des bourgeons charnus de l'ulcère.

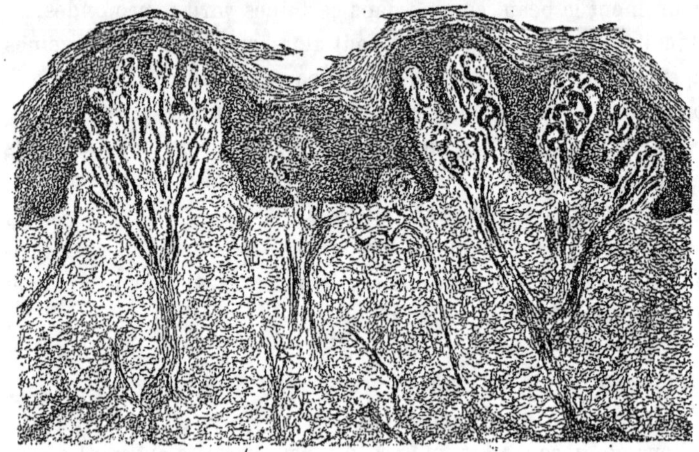

Fig. 36. — Explication : Coupe de la peau de la jambe à peu de distance d'un ulcère, papilles dilatées présentant des vaisseaux pelotonnés.

Dans le corps papillaire se voit un réseau capillaire gorgé de sang, d'où s'élèvent des rameaux qui portent dans les papilles des pelotons vasculaires elliptiques, gros comme des glomérules de Malpighi (fig. 36) ; mais la dilatation de ces vaisseaux est encore de moitié moindre que celle des anses des bourgeons charnus de l'ulcère.

L'*excavation* de l'ulcère est formée par la destruction de l'épiderme et d'une partie du derme d'une part et par le gonflement de ses bords de l'autre. Elle est habituellement d'autant plus grande qu'elle a duré longtemps.

Le tissu qui en limite le fond est formé d'abord d'une couche de bourgeons charnus, contenant des capillaires très volumineux,

gonflés de sang et présentant par place des hémorrhagies interstitielles.

Au-dessous, se trouve du tissu fibreux où tout est confondu,
dans lequel le derme n'est plus reconnaissable, excepté quand
on découvre un peloton de glandes sudoripares ou un lobule
adipeux.

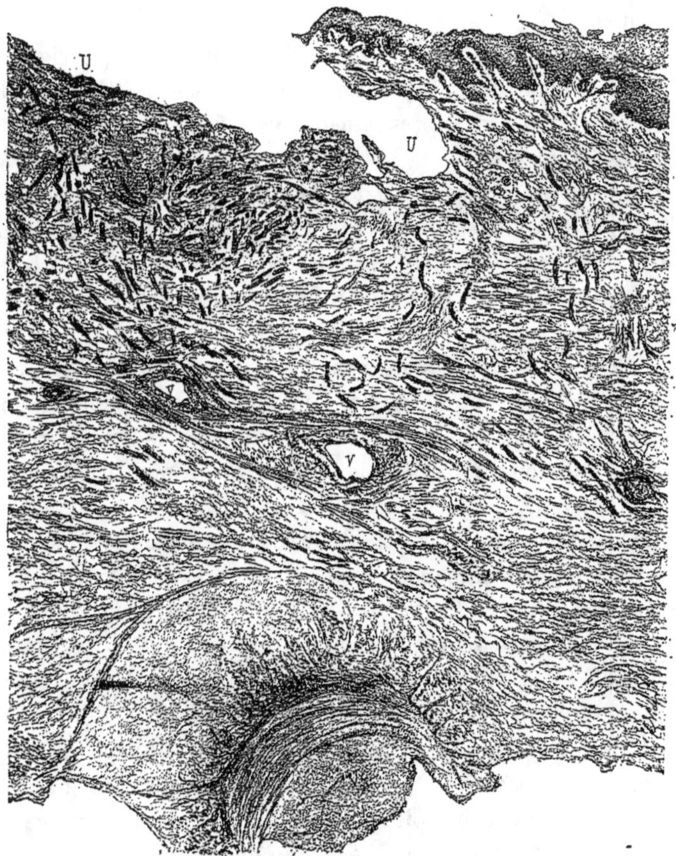

Fɪɢ. 37. — Explication : Coupe d'un ulcère variqueux de la jambe. — U. Le
fond de l'ulcère. Il est surplombé par un lambeau dermo-épidermique. —
VV. Veines de divers calibres. Un fragment de très grosse veine se voit dans
le bas de la figure. C'est la veine à laquelle adhérait l'ulcère. Les capillaires
dilatés qui en sortent sont colorés en noir. Cette coupe doit être rapprochée
de celle figurée page 139, fig. 35 (Rupture).

Ce qui est caractéristique, c'est que ce tissu fibreux est encore parcouru par des vaisseaux capillaires dilatés (1),les uns entourés de sang fraîchement épanché, les autres de cellules chargées de pigment sanguin, traces d'hémorrhagies ; c'est qu'enfin, on trouve une grosse veine à laquelle aboutissent les vaisseaux dilatés dont les ramifications occupent le fond et les bords de l'ulcère.

Cette veine présente à la fois des altérations de ses trois tuniques.

L'externe est confondue avec le tissu fibreux périphérique.

La moyenne est le siège d'une sclérose péri-fibrillaire très développée, quoique les fibres musculaires dissociées soient encore reconnaissables.

L'interne est épaissie par des dépôts intérieurs.

Mais cette veine est perméable et béante et c'est elle qui apporte aux capillaires de l'ulcère le sang qui l'engorge et dont la stase rend les éléments et les tissus infirmes et incapables d'arriver à la réparation.

L'ulcère variqueux ne dépasse pas en profondeur la partie profonde du derme, il s'arrête habituellement aux premiers pelotons du tissu adipeux que contiennent les glandes sudoripares, il peut creuser plus ou moins dans le tissu adipeux, mais il ne gagne pas en profondeur, il s'étend plutôt en superficie.

On exagère souvent la hauteur de ses bords et l'on est tout étonné de voir combien ils s'affaissent après la mort, ou simplement après le dégonflement.

Quand l'ulcère guérit, *la cicatrice* est de niveau avec la peau, mais elle est d'une autre structure. Les parties détruites ne se régénèrent pas.

Dans la cicatrice des ulcères on ne trouve ni papilles, ni poils, ni glandes sébacées. Il persiste seulement quelques glandes sudoripares. La couche épithéliale se termine par une surface plane. Le derme renferme encore beaucoup de cellules chargées de matière colorante du sang qui donnent surtout aux bords de l'ulcère sa coloration brune. On n'y trouve pas de corpuscule du tact.

____

(1) Gilson (*Dict. de méd. et chir. prat.*, t. XXXVIII, 1885) avait déjà indiqué l'état de ces capillaires mais sans connaître leur étroite relation avec la veine adhérente.

Enfin les vaisseaux y ont presque disparu. Ce n'est qu'à la partie profonde qu'on en retrouve quelques-uns. D'après ces faits, le mécanisme de cicatrisation semblerait donc être l'oblitération vasculaire.

Nous pensons qu'on verra avec intérêt les figures suivantes où nous avons cherché à résumer les divers états anatomiques de la peau à cette période de l'ulcère. Elles montreront une fois de plus l'importance de la vascularisation dans les lésions variqueuses. Ne pouvant reproduire dans un seul dessin la cicatrice de l'ulcère et ses bords, nous en avons dessiné les parties les plus caractéristiques au même grossissement de façon que leur comparaison puisse être faite facilement. Nous avons ainsi 4 figures, la cicatrice, le bord de la cicatrice, la partie voisine de la cicatrice et enfin un fragment de peau entre deux ulcères.

Dans la figure 40 nous étudions la cicatrice. L'épiderme n'est plus qu'un revêtement lisse et mince, le derme ne possède pas de papilles. Derme et tissu adipeux sous-cutanés sont confondus dans un même tissu qui s'étend de l'épiderme E, à l'aponévrose jambière A P. Les capillaires C, les veinules V, y sont tous rares. Vers la partie le plus rapprochée du bord de la cicatrice se voit un amas de cristaux d'hématoïdine H.

La figure 39 s'applique au bord de l'ulcère cicatrisé. L'épiderme décrit une courbe qui indique le changement de niveau entre la peau et la cicatrice, la peau étant plus épaisse. L'épiderme n'est plus lisse comme dans l'autre figure. Les papilles dermiques reparaissent, mais le derme et le tissu cellulo-adipeux sont toujours confondus de l'aponévrose A P à l'épiderme E.

Les vaisseaux sont plus nombreux, les veines V n'ont rien de particulier, mais les capillaires désignés ici par C H sont entourés de cristaux d'hématoïdine très nombreux qui donnent au bord des cicatrices leur couleur jaune brun.

La figure 38 représente la peau voisine de la cicatrice.

Epiderme E, derme, tissu adipeux L A, aponévrose A P sont reconnaissables et distincts contrairement à ce qui existait dans les coupes précédentes. Nous y trouvons deux particularités. L'épiderme est très épais, triplé, quadruplé de volume. Les vaisseaux du derme sont de dimensions exagérées. Ils forment ce que Briquet désignait du nom de tissu caverneux T C. On dirait un tissu érec-

tile. La couleur violacée du bord des cicatrices s'explique par cette
abondance de sang.

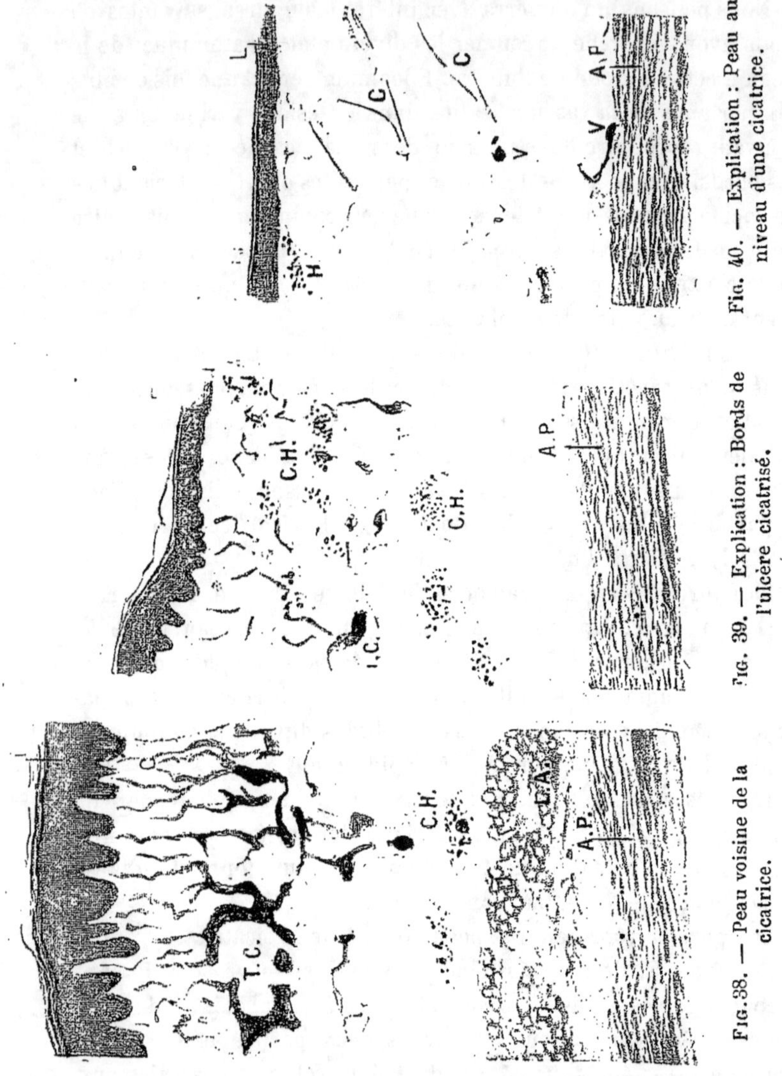

Fig. 38. — Peau voisine de la cicatrice.

Fig. 39. — Explication : Bords de l'ulcère cicatrisé.

Fig. 40. — Explication : Peau au niveau d'une cicatrice.

La dernière figure (fig. 41) représente une bande de peau restée
intacte entre deux ulcères, mais non sans altérations. Les lésions
épidermiques et vasculaires y sont à leur maximum, le tissu caverneux a pris un développement monstrueux. La graisse est envahie
et disparue. La peau est amincie.

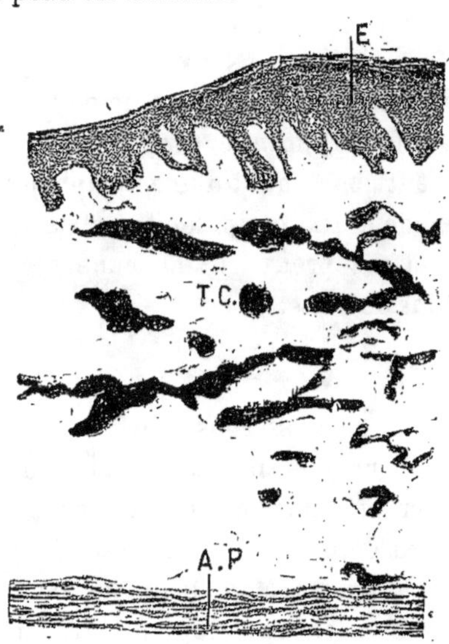

FIG. 41. — Peau, entre deux ulcères variqueux cicatrisés, remarquable
par ses dilatations vasculaires. (Mêmes lettres que fig. 38, 39 et 40.)

III

Pathogénie.

Nul ne met en doute aujourd'hui que l'ulcère soit consécutif aux
varices, personne n'oserait soutenir l'opinion ancienne qu'il peut
précéder les altérations veineuses et être leur cause (1).

Mais il existe encore de nombreuses divergences sur la manière d'expliquer sa production. Les anciens accusent un trouble

(1) Tous les anciens, y compris E. Home, méconnaissaient les varices cachées
sous la dermite et leur doctrine était que les ulcères peuvent se compliquer
de varices. Elle était encore soutenue par Clerc, thèse Paris, 1841 et Jousseaume,
id. 1852.

circulatoire de la lymphe (1),d'autres, une inflammation des voies lymphatiques, tantôt c'est la présence de l'œdème habituel dans les varices (2), tantôt ce sont des altérations de la peau (3).

Enfin une théorie qui a beaucoup de succès est celle des troubles trophiques (4).

**

Reprenant les idées anciennes, le Dr Cerné de Rouen émit l'idée que les troubles trophiques, dermite, eczéma, pigmentations anormales, ulcères, étaient le résultat d'une lymphangite chronique consécutive elle-même à une périphlébite, mais il ne soutenait cette conception d'aucune preuve ni d'aucune recherche histologique. Nous l'écartons de suite.

**

La diathèse. — Nous repousserons de même l'influence de l'arthritisme et de l'alcoolisme mis en avant par plusieurs chirurgiens.

Reclus a le premier signalé chez les ulcéreux, l'existence de lésions d'artério-sclérose qui ont été retrouvées depuis par Quénu, Schreider (5), Rienzi et Gilson. Mais Quénu lui-même, après avoir signalé le fait, a fourni la réponse topique. L'arthritisme, dit-il, est loin d'être l'apanage de la clientèle nosocomiale, au contraire, il est fréquent dans la classe aisée, où cependant l'ulcère variqueux est rare. Et pourquoi, dans cette hypothèse, la rareté relative chez la femme ? Le rôle de l'alcoolisme n'est pas davantage prouvé et, par exemple, les varices ne sont pas rares chez le sujet jeune et non intempérant ; et Lucas-Championnière, de son côté, ajoute : Pour mon compte, je n'ai jamais supprimé l'alcoolisme chez mes malades variqueux, mais j'ai supprimé leurs varices. Des malades chez qui tous les moyens avaient échoué, ont été guéris pendant de longues années par la ligature des veines, sans que leur état ait été modifié.

(1) J. L. Petit, *Gène du cours du sang et de la lymphe.* Boyer, *Compression des lymphatiques par les veines.*

(2) Cruveilhier.

(3) Lafage, Ricard, Billroth.

(4) Quénu, Etude sur la path. des ulc. variq. *Rev. de Chir.*, 1897.

(5) Schreider, *Pathogénie des ulcères idiopathiques de la jambe.* Thèse Paris, 1883.

*
* *

La théorie nerveuse. — La théorie nerveuse de Quénu est la suivante :

Les varices créent une névrite qui remonte sur toute la hauteur du nerf sciatique, et l'ulcère en est la conséquence comme lésion septique entretenue par des troubles trophiques.

Cette névrite a pris une importance à mon avis beaucoup trop grande et qui doit être combattue pour diverses raisons ; et d'abord les documents sur lesquels elle a été édifiée sont discutables.

Dans le premier mémoire de Quénu tous les cas de névrite sont observés sur des vieillards, dont les tubes nerveux sont fréquemment altérés par le seul fait de l'âge. Ces variqueux étaient à une période avancée de toutes leurs lésions variqueuses. Rien ne prouve que la névrite chez eux n'ait pas été secondaire.

Des faits apportés par d'autres auteurs il reste peu de chose. Le cas d'Arnozan (1) ne se rapporte pas à un variqueux. Celui de Léonardi est insuffisant quoique les varices soient réellement en cause, car l'auteur même avoue la mauvaise osmiation des pièces qui ont servi à son examen histologique.

Je n'irai cependant pas jusqu'à nier la névrite des variqueux. Oui, j'ai vu à l'œil nu des nerfs gros et violacés dans le voisinage des varices. J'ai vu des sciatiques entourées de varices et de varicosités. Je reconnais qu'il existe des capillaires dilatés dans l'épaisseur du névrilemme et dans l'enceinte du périnèvre, et que cette ectasie peut s'accompagner d'un certain degré de gonflement ou de sclérose.

Comme l'a fait remarquer A. Broca, cette lésion nerveuse n'est elle-même qu'un trouble circulatoire. Elle ne diffère pas des lésions de tous les autres organes dans la maladie variqueuse.

Les lésions manifestes des nerfs ne se rencontrent que sur des sujets gravement atteints.

La névrite du début n'a pas été démontrée chez des ulcéreux jeunes n'ayant qu'une dermite bien circonscrite.

C'est dans ces cas que je l'ai cherchée, à l'aide d'osmiations bien

(1) Arnozan et Boursier, Ulc. de jambe. *Journal de méd. de Bordeaux*, 20 déc. 1886.

faites, sur des pièces bien fraîches résultant d'opérations et je n'ai jamais trouvé de lésions des nerfs de la peau, quoique les lésions d'ectasie veineuse et capillaire aboutissant à l'ulcère fussent extrêmement développées.

Aussi suis-je disposé à croire que les névrites sont secondaires, et avec Aug. Broca je répéterai : elles peuvent compliquer l'action mécanique, mais elles ne sont pas la première et l'unique cause de l'ulcère.

C'est aussi l'avis que le professeur Terrier émettait à la Société de chirurgie, à l'occasion d'une discussion sur la pathogénie de l'ulcère.

M. Terrier (1) qui fut un des premiers, lorsqu'il était chirurgien de Bicêtre, à mettre cliniquement en évidence des névrites des membres atteints d'ulcères variqueux, se demande : ces névrites ne sont-elles pas secondaires, comme celles par exemple qui surviennent après les gelures ? D'autre part, faut-il tenir compte de la misère et de la saleté, aussi bien que de l'alcoolisme, de l'arthritisme ? C'est là une question non encore résolue. Rien ne prouve que dans cet ensemble étiologique complexe, nous connaissions la cause précise, et souvent à cet égard on semble se payer de mots.

M. Kirmisson (2) se rallie à M. Terrier : les névrites sont secondaires à l'ulcère, il a observé des ulcères des jambes sans qu'autour fût modifiée la sensibilité tactile ou thermique ; il fait donc jouer un rôle accessoire aux troubles nerveux dont il proclame l'inconstance. Pour les ulcères rebelles des sujets jeunes, il faut se méfier de la syphilis et prescrire le traitement pierre de touche.

M. Moty (3) considère la cause nerveuse comme tout à fait secondaire.

Quénu fit justement remarquer à M. Kirmisson qu'il ne faut pas nier le trouble trophique parce qu'il n'y a pas de troubles de sensibilité autour d'un ulcère. Il se peut qu'il y ait simplement des troubles vaso-moteurs. D'autre part il répondit à M. Terrier que, pour prouver que la névrite n'était pas secondaire,

(1) *Comptes-rendus Société de chirurgie*, 1891.
(2) *Id*.
(3) *Id*.

il avait cherché et trouvé à distance suffisante dans le tronc du nerf sciatique la névrite variqueuse. Ce fut en vain. La question ne fut pas tranchée en sa faveur.

Dans ces derniers temps, Chipault (1) a publié un certain nombre de guérisons d'ulcères variqueux par l'élongation des nerfs saphènes internes qui sembleraient venir à l'appui de la théorie trophique. Ces faits sont encore trop récents pour qu'ils puissent entrer en ligne de compte autrement qu'à titre de renseignements.

Ces troubles trophiques d'origine nerveuse sont d'ailleurs bien singuliers. C'est sur le nerf sciatique que l'on démontre la fréquence des varices et c'est sur le trajet d'une branche du nerf crural qu'ils se développent le plus souvent. De plus ce n'est pas à l'extrémité du membre, c'est à son tiers inférieur qu'ils se produisent constamment contrairement à tout ce qui se passe d'habitude soit en pathologie nerveuse, soit en physiologie expérimentale. Reclus, qui les accepte cependant, fait la même remarque.

*
* *

La surcharge sanguine rétrograde. — Pour en finir avec cette question, je tirerai un dernier argument du résultat obtenu à la suite du traitement par résection, ligature ou destruction des veines. La suppression de la surcharge sanguine rétrograde dans les bourgeons charnus amène une guérison rapide et durable de l'ulcère.

Il n'est pas besoin d'autre preuve que celles rassemblées par les nombreux opérateurs, qui en supprimant les veines malades ont supprimé les ulcères.

Il ne s'agit pas de guérisons d'hôpital mais de guérisons suivies pendant longtemps. Ce sont des guérisons qui datent de plusieurs années. L'une des miennes remonte maintenant à 11 ans. Une autre qui est d'une durée un peu moindre, 9 ans seulement, est si parfaite, que la personne fait à pied des courses de 6 à 8 kilomètres plusieurs fois par semaine.

Les accidents ulcéreux et nerveux disparaissent en quelques jours, comme le prouve l'observation ci-jointe.

D... entre le 4 nov. 1893 à la Maison de Nanterre pour un ulcère.

(1) *Travaux de Neurologie chirurgicale*, octobre 1899.

La sensibilité de la jambe est normale dans les 2/3 supérieurs. Tout le 1/3 inférieur de la jambe est violacé, dans sa face interne le bas de la jambe est toujours gonflé. L'ulcère qui siège au centre d'une plaque indurée est en forme d'oreille large de 6 centimètres, haut de 8. Il est bordé en arrière d'une zone marron. La sensibilité dans la zone violacée et dans le voisinage de l'ulcère est amoindrie, à la piqûre surtout. Elle l'est aussi au toucher, à la pression, à la température. Le pied a des fourmillements et le malade ne sent plus ses malléoles. De grosses varices de la saphène interne font saillie au-dessus de la partie violacée et indurée.

L'opération consiste à enlever les principales branches variqueuses de la saphène interne, visibles à la face interne du mollet, sans enlever toutes les veines malades. En prolongeant la dissection sous l'ulcération, on constate qu'il s'agit bien d'un ulcère de la branche ant. et inf. de la saphène interne avec laquelle il a contracté des adhérences intimes.

La guérison est complète au 15 février, l'opéré trouve déjà sa peau assouplie, il n'a plus de gonflement des jambes, plus de fourmillements, il sent ses malléoles comme à l'état normal. Il demande à sortir.

J'ai vu des ulcères qui avaient duré 10 ans disparaître après l'ablation d'une veine qui passait au-dessous de la peau malade. La peau est redevenue souple, sensible, excepté au niveau de l'ulcère dont les papilles et les corpuscules tactiles sont détruits à jamais.

Par quel phénomène la névrite à distance a-t-elle cessé de se manifester ?

Pour nous l'ulcération est surtout la résultante de la gêne de la circulation et des transformations qu'elle amène dans les tissus.

La lymphangite, l'œdème, l'eczéma peuvent lui fournir un terrain favorable.

L'athérome est une coïncidence qui n'existe que chez les vieillards, l'action nerveuse est peu importante.

Plus la pression sanguine rétrograde est grande dans les vaisseaux de la peau, plus il y a de chance que l'ulcère paraisse. Le rapport entre le poids de la colonne sanguine et l'ulcère est souvent évident sur les patients qui ont des varices aux deux jambes. Si les varices sont d'inégale importance c'est toujours du côté le plus malade qu'il existe. En voici un exemple emprunté à une de nos observations (1).

Baumier est variqueux des deux jambes, mais à droite il n'a que des varices circonscrites, tandis qu'à gauche elles sont de la variété la plus grave, elles communiquent avec le cœur et peuvent être appelées varices à reflux cardiaque. Or cette jambe gauche seule, dont la peau supporte le poids d'une haute colonne sanguine, est atteinte d'ulcère.

Ce malade n'a pas de troubles nerveux.

*
* *

Continuant à traiter de la pathogénie de l'ulcère par surcharge sanguine, nous rappelons les phénomènes importants que nous avons déjà décrits au chapitre VII, page 56, sur les lésions variqueuses de la peau et expliqués par les fig. 35, 36 et 37, page 138, au commencement de ce chapitre.

A certain moment les capillaires variqueux ont absorbé le tissu propre des papilles.

L'épiderme seul protège leurs anses distendues contre les traumatismes.

A ce degré de dilatation les capillaires peuvent se rompre sous le plus léger choc, grattage ou frottement et même spontanément.

Nous avons à plusieurs reprises observé la pathogénie suivante (2).

Il se produit dans le tissu mou des papilles une petite hémorrhagie qui en décolle le revêtement épithélial. Ce n'est d'abord qu'une tache ecchymotique de petite dimension, puis l'épiderme qui recouvre cet épanchement tombe par nécrose et arrêt de nutrition, et sa chute produit un ulcère grand comme une lentille.

Quelquefois ces hémorrhagies interstitielles du début de l'ulcère se produisent spontanément, c'est une sorte de rupture variqueuse capillaire.

Beaucoup plus souvent, l'ulcère variqueux est consécutif à une plaie, suite d'un traumatisme.

(1) Obs. VI. *Bulletin de thérapeutique*, 1897.

(2) *Bulletin de thérapeutique*, 1897, p. 265, obs. XVI. Ajoutons que Astley Cooper a signalé depuis longtemps ce mode d'invasion de l'ulcère par de petites taches rougeâtres, puis livides, puis noires et que Trendelenbourg décrit également les hémorrhagies sous-épidermiques qui précèdent les ulcères.

Nous trouvons dans nos observations les accidents les plus variés : coup de pied de cheval, choc d'un corps lourd, blessure par un bambou, écorchure par grattage d'eczéma et même piqûre de moustique.

Le traumatisme peut être très léger, c'est ainsi que l'eczéma lui donne souvent naissance par ses démangeaisons et les grattages qu'il provoque. Il y conduit encore par un autre procédé, par les fissures et les exulcérations superficielles qu'il produit, et c'est à juste titre que A. Broca a insisté sur l'importance de son rôle.

De même des furoncles ou des ulcérations spécifiques pourraient être suivis d'ulcères variqueux.

Nous l'avons vu succéder à la cicatrice d'une pustule de variole hémorrhagique, à une piqûre de moustique, mais ni l'eczéma, ni la syphilis, ni le traumatisme chez les variqueux n'ont toujours pour résultat l'ulcère.

Il faut que le terrain soit d'abord bien préparé par une dilatation capillaire portée à un fort degré, et il faut qu'une grosse veine adhère au fond de la plaie. C'est pour cela que les ruptures spontanées des varices sont si souvent signalées au début des ulcères.

Fréquemment l'ulcère succède à une plaie des veines variqueuses, les anciens connaissaient ce danger. A la suite de la saignée des veines variqueuses Hippocrate indiquait que la fissure cutanée et veineuse ainsi produite était quelquefois l'origine d'ulcères malins. Galien recommandait la plus grande précaution pour éviter l'interposition, entre les lèvres de la plaie, de caillots auxquels il attribuait l'apparition de cette redoutable complication.

*
* *

Pourquoi l'ulcère siège-t-il de préférence au tiers inférieur de la jambe. — J. C. Spender et A. Broca ont réétudié cette question.

L'exposition du membre aux violences extérieures le rend sujet aux blessures, tandis que la présence des varices le rend enclin à s'ulcérer, dit Spender.

Broca nous fait un tableau très réussi de la nutrition insuffisante du membre variqueux : « les éléments anatomiques déjà à demi-morts dans leur milieu organique déséquilibré tomberont au premier choc, à la première atteinte ».

Le tiers inférieur de la jambe, suivant l'expression de Verneuil, serait un *locus minoris resistentiæ*, et les tissus mériteraient le nom d'infirmes, trouvé par E. Besnier.

Nous acceptons l'action des traumatismes, tout en faisant remarquer que le pied est encore plus exposé aux traumas, et qu'il échappe cependant aux ulcères, même dans les pays où on a conservé la coutume de rester pieds nus. Mais nous rappelons que le traumatisme doit remplir une condition spéciale, il doit produire une plaie voisine d'un vaisseau veineux, ouvrir soit la grosse veine elle-même, soit une de ses branches.

Nous expliquons la moindre résistance que présente le 1/3 inférieur de la jambe par des raisons d'anatomie et de physiologie. Les troubles de stase veineuse doivent se faire sentir en cet endroit plus que dans les autres parties du membre, à cause de la distribution des communicantes entre les diverses colonnes veineuses, et à cause de la fonction différente de leurs valvules au pied et au bas de la jambe. A l'état normal, la tension des parois veineuses est toujours au maximum dans la peau de cette région.

A l'état pathologique, à cette pression normale s'ajoutera le reflux des veines superficielles, celui des veines intra-musculaires et celui des veines profondes par les communicantes.

Nous savons en outre que la peau du 1/3 inférieur de la jambe offre une disposition naturelle à la sclérose du tissu sous-cutané et à la production d'adhérences solides entre la veine et la peau. Lorsque les divers tissus adhèrent entre eux la peau ne fuit plus devant le choc et les traumatismes sont plus à craindre.

*
* *

Pourquoi l'ulcère ne guérit pas facilement. — Rien n'empêcherait la cicatrisation, si le repos pouvait décongestionner les vaisseaux distendus et si des pansements appropriés étaient appliqués. La continuation de l'ulcère résulte de l'absence de repos et de soins.

Les bourgeons charnus ne se cicatrisent pas parce qu'ils sont composés d'un tissu embryonnaire extrêmement mou et encore plus incapable de résister aux distensions vasculaires que celui des papilles dermiques, aussi sont-ils violacés, ecchymotiques ; aussi saignent-ils à la moindre occasion.

En outre, dans cette plaie mal pansée, écorchée, exposée aux frottements des vêtements, les microbes de toute nature se déposent et germent, et leur action bien que secondaire devient bientôt aussi active que l'action mécanique.

L'ulcère est un excellent champ de culture pour tous les microbes qui y pullulent. Ils contribuent à le creuser, à l'agrandir, à infiltrer ses bords, à lui donner son aspect blafard et dégoûtant et son odeur repoussante. C'est à juste titre qu'on a voulu leur faire jouer un rôle (1) quoiqu'ils ne soient pas les agents principaux de sa production. Billroth voulait expliquer la résistance de l'ulcère à la cicatrisation par la callosité de ses bords qui, ne pouvant glisser sur les plans profonds, ne se prêtent pas à la réparation de la perte de substance. Il est certain que plus la dermite est intense, plus l'ulcère sera profond ; mais les troubles de circulation ne résultent pas de l'ulcère, c'est l'ulcère qui résulte des troubles de circulation et nous croyons avoir démontré que la dermite elle-même qui prépare l'ulcère, résulte aussi de la phlébectasie par reflux rétrograde.

IV

Partie clinique.

Fréquence. — Les ulcères variqueux sont plus fréquents chez les hommes que chez les femmes. Ils sont tout à fait rares dans l'enfance. Leur maximum de fréquence s'observerait de 40 à 50 ans (Schreider), du moins dans la population hospitalière.

Le membre atteint le plus fréquemment est le gauche.

La proportion serait pour :

Parent Duchatelet de 270 ulcères à gauche.   240 ulcères à droite.
Ph. Boyer   193   —   94   —
Blandin   27   —   8   —

La position de la jambe gauche placée en avant chez les ouvriers nous expliquerait cette fréquence.

*
* *

Ordre d'apparition. — L'ulcère n'est pas le résultat nécessaire

(1) Gérard, Thèse de Paris, 1885.

d'un degré avancé de la maladie variqueuse. Il y a des variqueux qui n'en sont jamais atteints ; de plus, il succède souvent à une varice bien circonscrite et même il peut arriver qu'il ait pour causes des phlébectasies profondes et qu'aucune dilatation veineuse cutanée ne fût appréciable.

Quand les varices existent, elles ne se voient pas toujours dans le voisinage de l'ulcération, elles sont souvent cachées dans l'épaisseur de la dermite variqueuse et il faut les chercher à distance dans la peau saine.

*
* *

Siège. — Le siège des ulcères variqueux est très important à connaître. La cuisse, la partie supérieure de la jambe et le pied n'en sont jamais atteints. C'est le tiers inférieur et surtout l'union des deux tiers inférieurs de la jambe qui est le siège préféré de ces lésions. Cette région comprise entre le cou-de-pied et la saillie du mollet peut être appelée la zone des ulcères variqueux.

On a voulu préciser dans cette région la face antéro-interne comme lieu de maximum de fréquence et même comme siège exclusif ; mais à tort. On ne peut localiser en ce point l'apparition de l'ulcère. Celui-ci est tantôt interne, tantôt externe, tantôt un peu plus haut, tantôt un peu plus bas.

*
* *

Forme et étendue de l'ulcère. — Au *début* l'ulcère n'a rien de caractéristique, c'est une plaie banale, une écorchure, une piqûre ou bien c'est la peau qui s'est rompue spontanément sous une plaque d'eczéma, une papule hémorrhagique, une bulle de pemphigus ou une simple tache de purpura.

L'ulcère variqueux *primitif* n'atteint pas de très grandes dimensions ; il ne dépasse guère la dimension d'une pièce de 5 francs. Il prend une forme arrondie ou ovale à grand diamètre variable. Dans tous les cas son bord est peu sinueux, son fond est à peu près égal. L'ulcère reste souvent superficiel, la peau est altérée sur son pourtour dans une petite étendue seulement.

Dans les ulcères *récidivants* la surface de l'ulcère peut être très grande. Elle est limitée par des cercles entrecoupés. Les bords plus ou moins dentelés semblent résulter de la réunion de plusieurs

ulcères. Il y a des languettes de peau qui rayonnent vers le centre
de la tumeur, ou des ilots de peau plus ou moins saine qui persistent par place au milieu des bourgeons de la plaie ulcéreuse.

Le fond est lui-même très inégal, la perte de substance est profonde. Les bords de l'ulcère se continuent avec une zone de dermite très étendue, on y voit souvent des cicatrices blanches à
bords pigmentés qui sont le reste d'anciens ulcères. Parmi ces ulcères récidivants, il en est qui partis d'une face de la jambe croisent
l'arête tibiale et finissent par faire le tour du membre ou à peu
près, prenant la forme d'un anneau brisé ou d'un anneau complet.

*
* *

Ulcères soignés. — Les ulcères variqueux auront un aspect très
différent suivant qu'ils seront soigneusement pansés ou qu'ils auront été négligés. Soigné, l'ulcère sera peu profond, les bords se con-
tinueront avec la peau sans grande différence de niveau. La peau
du voisinage sera un peu épaissie mais sans grande réaction inflammatoire. Ce contraste entre la peau saine et la partie ulcérée
est assez important.

Les bourgeons charnus qui en constituent le fond seront nets
et d'apparence bien vivante et de belle couleur. Roses quand le malade gardera le lit, ils ne tarderont pas à prendre une teinte
violacée quand le membre sera pendant, et si le malade continue
à marcher, tout en portant un pansement, ils seront cyanosés,
presque noirâtres.

Ce trouble de circulation apporté dans le membre par son changement de situation est un signe important de l'ectasie variqueuse
des vaisseaux.

Les bourgeons charnus de l'ulcère ne deviennent cependant pas
toujours livides quand le variqueux se tient debout. Quoique la
dermite circonvoisine et le bourrelet cicatriciel soient de couleur
cyanique et presque noirs, la plaie bourgeonnante peut être d'un
rouge vif, de la couleur rutilante du sang oxygéné. Il se fait au
niveau des bourgeons charnus une véritable hématose. La distension même des capillaires et leur rapprochement de la surface de
la plaie favorisent ce résultat. Sitôt qu'une couche d'épiderme
épaissit la couche superficielle du tissu des bourgeons charnus et
la rend imperméable à l'air, la couleur du sang veineux reparaît

ainsi que les effets habituels de la stagnation. Le sang est plus noir que celui qui circule bien.

Ces bourgeons saignent facilement, et peuvent donner naissance à des hémorrhagies capillaires importantes. J'ai vu un malade demander l'amputation à la suite de semblables pertes de sang dont la répétition l'épuisait.

Quelquefois le fond de l'ulcère est formé de granulations petites et pressées les unes contre les autres qui donnent à l'œil un aspect velouté. D'autres fois, ces bourgeons ont de la tendance à devenir exubérants, et certains ulcéres variqueux les ont tellement saillants au-dessus du niveau de la peau qu'on a voulu faire de cette variété un ulcère spécial, *ulcus elevatum*.

*
* *

Ulcères négligés. — Quand l'ulcère n'est pas soigné il est un véritable foyer de culture pour tous les bacilles qui modifient ses bourgeons charnus et qui produisent des inflammations de la peau voisine des bords. Il existe de l'œdème périphérique, un peu de lymphangite. La dermite variqueuse augmente dans des proportions notables. Elle borde l'ulcère sur une zone de plusieurs centimètres, elle occupe quelquefois les 2/3 de la hauteur de la jambe. Elle amène une induration et un épaississement anormal de la peau.

Le bord de l'ulcère est taillé à pic, surélevé, il peut avoir 5 à 10 millimètres de hauteur.

Ce sont de semblables épaississements cutanés qui ont fait donner le nom d'*ulcères calleux*.

Le fond de l'ulcère est lisse, les bourgeons charnus sphacélés sont presque disparus, ceux qui restent ont une teinte grisâtre par suite de leur infiltration purulente. *Ulcères atones.*

Une sorte de bouillie purulente remplit l'excavation. Une odeur fétide s'en dégage.

Ces membres déformés par la dermite, rongés par l'ulcère, exhalant une odeur fétide, sont un véritable objet de répulsion. On a même vu des larves de mouches se développer dans ce milieu de substances putréfiées qui leur est favorable et ainsi ont été décrits des *ulcères vermineux*.

*
* *

Troubles circulatoires. — La peau est presque toujours colorée autour de l'ulcère. Elle l'est toujours en violet par suite de la stase veineuse, plus tard elle se pigmente en brun, en chamois, à cause des hémorrhagies interstitielles, et les cicatrices d'ulcères se dessinent en taches blanches bordées de bistre.

La circulation, nous le répétons avec Jeanselme, est très défectueuse au pourtour des ulcères indurés. Pour s'en convaincre, dit-il, il suffit de poser son doigt au milieu de la dermite et l'on verra que la tache blanche produite par la pression ne disparaît que lentement.

C'est vraisemblablement à ces troubles vasculaires qu'il faut attribuer les modifications qu'on a constatées dans la température du membre, qui est tantôt plus chaud, tantôt plus froid que le membre sain.

A côté des modifications circulatoires il existe des troubles de sensibilité dont le siège est la dermite qui borde l'ulcère.

*
* *

Troubles nerveux. — Il peut exister des douleurs spontanées comme dans les varices simples, mais le plus souvent il n'y a que des altérations de sensibilité qu'il faut rechercher pour les constater. Terrier et son élève Séjournet (1) ont été les premiers à signaler ces faits.

« La sensibilité tactile est peu modifiée, la sensibilité à la douleur l'est plus souvent et la sensibilité thermique l'est plus fréquemment encore. »

Le phénomène le plus rare est l'excès de sensibilité. Cependant il y a une variété d'ulcères, avec hyperesthésie qu'on nomme *ulcères irritables* (Broca et Reclus).

Le plus souvent on observe un amoindrissement de la réceptivité nerveuse.

Ainsi le contact est perçu, mais avec un retard ou une erreur sur le lieu touché.

(1) *Etude des modifications de la sensibilité thermique dans les ulcères variqueux*. Thèse de Paris, 1877.

La douleur ne sera pas réveillée par une piqûre, mais elle sera très vive par une pression plus ou moins forte.

La sensibilité à la température est toujours retardée pour les corps chauds et pervertie pour les froids. Les corps froids développent une sensation de chaleur (Séjournet).

Les mêmes troubles s'observeraient au niveau de l'ulcère mais nous ne les avons pas constatés. Il nous a paru que la sensibilité de la peau disparaissait complètement. Il ne persiste que la sensibilité des parties profondes qu'une pression forte peut toujours réveiller.

*
* *

La cicatrisation. — La cicatrisation ne présente rien de spécial dans les ulcères variqueux.

Le fond se comble par des granulations charnues qui prennent le caractère des plaies en voie de guérison : diminution de la sécrétion du pus, aspect rouge vif, etc.

Alors sur les bords de la peau on aperçoit une étroite couche d'épithélium cicatriciel qui forme un anneau de couleur nacrée. Il s'élargit et ainsi resserre et diminue l'étendue de la surface couverte de bourgeons charnus.

La cicatrice a souvent besoin d'être aidée par divers procédés de greffes épidermiques ou autres.

Quand la cicatrisation est définitive, la cicatrice est blanche. Les bords conservent une teinte brunâtre à la fois pigmentaire et hémorrhagique, excepté dans le cas où l'ulcère a récidivé sur une vieille cicatrice qui ne se pigmente pas.

Cicatrice et bords redeviennent violacés par la position debout.

La cicatrice prend des caractères très différents de la peau normale. Elle est de moindre épaisseur, ce qui se voit quand on la plisse. Elle est au-dessous du niveau de la peau saine. Elle n'a plus ni poils, ni glandes, ni saillies papillaires.

Elle semble fragile et l'est en réalité.

V

Variétés cliniques des ulcères suivant leurs adhérences veineuses.

Toute l'attention du chirurgien doit se porter sur ce qui peut le conduire au meilleur traitement de la maladie qui lui est soumise. Peu importent les variétés de forme et d'étendue précédemment décrites. Le succès dépendra de la connaissance de la veine malade qui entretient, par sa dilatation propre et par celle de ses vaisseaux émissaires, la stase des bourgeons ulcéreux.

Aussi avons-nous donné aux ulcères le nom des veines auxquelles ils adhèrent.

*
* *

Ulcère de la saphène interne. — L'ulcère de la saphène interne est le plus fréquent.

C'est celui qui a servi de sujet de description à tous les auteurs qui m'ont précédé.

Il siège sur la région antéro-interne de la jambe dans la *zone des ulcères.* Il n'a pas de siège absolument fixe. Il n'adhère pas au tronc de la saphène mais habituellement à une veine secondaire.

Les branches qui en sont le plus souvent atteintes sont : les antérieures, br. antérieure et moyenne, br. antérieure et inférieure, qui décrivent des courbes en avant de la crête tibiale, puis l'anastomose inférieure des deux saphènes et enfin la communicante intra-musculaire K.

Dans le cas d'ulcères de cette région, on devra chercher quelle veine a pu leur donner naissance. Le plus souvent une seule en est cause. Quelquefois le vaisseau est gros et facile à voir. Mais souvent il est petit et souvent les vaisseaux qui passent sous l'ulcère sont multiples. Autant de conditions qu'il s'agit de bien déterminer.

Nous n'insisterons pas sur cette forme d'ulcère, à cause de sa fréquence et parce qu'il suffit de la signaler à l'observateur pour qu'il la reconnaisse de suite.

*
* *

Ulcère de la saphène externe. — Cet ulcère est plus rare que le

précédent, son siège est postéro-externe ; il est habituellement
adhérent à une veine horizontale ou oblique ; on le rencontre

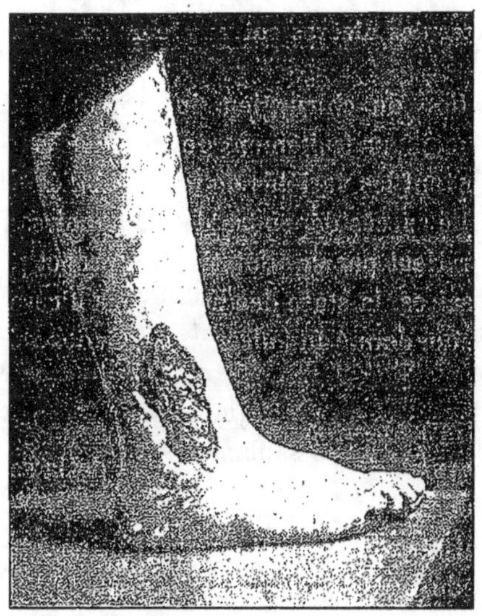

FIG. 42. — Ulcère variqueux externe (homme).

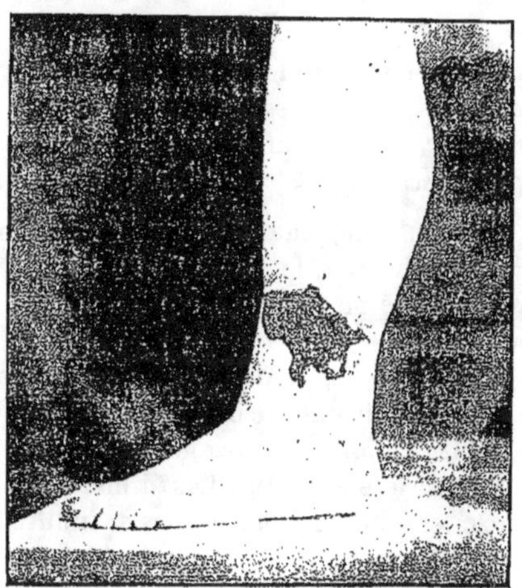

FIG. 43. — Ulcère variqueux externe (femme).

assez souvent, puisque dans l'espace de trois mois nous l'avons observé 10 fois. Nous en donnons des exemples tirés de notre collection de photographies et nous en publions plusieurs cas.

Ce n'est pas seulement à titre de preuve de l'existence de cette variété d'ulcère qu'ils sont choisis, j'ai voulu du même coup montrer quelle importance avait la connaissance de ce fait pour le traitement.

Dans les deux premiers cas tirés des publications de Schwartz et Quénu, l'ulcère externe traité par la ligature de la saphène interne ne guérit pas.

Dans la troisième observation qui m'est personnelle je pratique d'abord la ligature de la saphène interne sans succès, mais ayant fait la ligature dans une deuxième opération, j'ai réussi à produire la guérison, démontrant ainsi que suivant l'expression de Paré j'avais bien trouvé dans la saphène externe *la nourrice de l'ulcère*.

1er CAS.

Obs. — Dans un rapport sur une observation de ligature de varices à la Société de Chirurgie, 1891, Quénu nous fait savoir que : ayant à traiter un ulcère de la face externe de la jambe, il a réséqué sans succès la saphène interne. L'ulcère et le gonflement reparurent.

2e CAS.

Obs. — *Sinuosités variqueuses de toute une jambe et ulcère de la saphène externe. — Ligature et résection de la saphène interne. — Insuccès. — Greffes épidermiques*, par E. Schwartz, in thèse de Charrade *sur la ligature et résection de la veine saphène*, Paris, 1892.

Le nommé L... Auguste, charretier, 57 ans, entré salle Gosselin, n° 14, service de M. Schwartz, le 4 mai 1891, est atteint depuis 6 mois d'un ulcère qui a débuté par une légère excoriation que le malade a agrandie en se grattant.

Aujourd'hui à deux travers de doigt au-dessus de la malléole externe de la jambe droite, on voit une ulcération, s'étendant vers le genou jusqu'à la crête du tibia. La forme est ovalaire, à grand diamètre oblique de haut en bas et d'arrière en avant. Les dimensions sont d'environ 7 sur 10 centimètres, ses bords sont épaissis, indurés, le fond inégal, violacé, il saigne facilement ; tout autour l'épiderme est dur, luisant et pigmenté. Sur tout le membre, se dessinent des sinuosités variqueuses, dont les principales sont sur la continuation du trajet de la saphène qui est elle-même peu dilatée. Le malade présente de bons antécédents, il est cependant athéromateux; nous n'avons relevé aucune trace de syphilis.

Le 5 *mai*. — On essaye d'interrompre le courant sanguin dans la saphène pour remédier aux varices ; on pratique la section de la veine entre deux ligatures *au niveau du condyle interne* du fémur.

L'ulcère est pansé antiseptiquement.

Le 12. — La plaie est réunie complètement, les varices sont en partie affaissées.

Le 28. — On enlève les sutures, l'état général est bon.

Le 30. — Seul l'ulcère persiste ayant très peu diminué, car ces dimensions sont encore de 9 centimètres sur 5.

Le 15 *juin*. — Voyant qu'il restait stationnaire malgré la disparition des varices, on a recours aux greffes de peau de grenouille.

Le 20. — Quelques greffes ont pris.

Le 1er *juillet*. — On en pratique de nouvelles ; le 10, l'ulcère n'est pas plus grand qu'une pièce de un franc.

Le 13. — On renvoie le malade à Vincennes.

Le 28 octobre suivant, l'ulcère persiste toujours.

Ici les varices n'ont eu aucune influence sur l'ulcère qui ne siégeait pas sur le trajet de la saphène interne.

3e CAS.

Obs. — *Varices de la jambe gauche superficielles et profondes. — Ulcère situé à la face externe. — Insuccès de l'opération sur la saphène interne. — Guérison par résection de la saphène externe. — Apparition d'un nouvel ulcère derrière la malléole interne. — Ulcère rétro-malléolaire des communicantes,* par Ch. Remy.

Richer Eugène, âgé de 50 ans. N'avait jamais été malade avant 1870. Aucune manifestation rhumatismale ni syphilitique.

En 1870, a un abcès sur le dos du pied droit. Il est porteur de farine. En montant les sacs, il fatigue sa jambe valide et c'est cette jambe qui devient douloureuse et où apparaissent les varices.

Peu de temps après, il est atteint de variole hémorrhagique.

Il conserve au tiers inférieur de la jambe et du côté externe une marque violacée qui persiste six mois et au bout de ce temps devient un petit ulcère.

En 1880, rupture d'une grosse veine au niveau de l'ulcère ayant déterminé une hémorrhagie extrêmement abondante.

Les hémorrhagies se sont reproduites plusieurs fois. C'est depuis cette époque qu'il a cessé tout travail exigeant la force.

L'ulcère siège sur *la face externe* de la jambe, il est allongé dans une direction oblique et il ne se cicatrise pas, malgré tous les pansements.

Il se rétrécit mais laisse une fissure où on pourrait mettre le doigt.

Les varices siègent sur toutes les faces de la jambe.

A la partie interne, gros paquet variqueux sur le trajet de la saphène interne en communication avec les veines profondes.

On débute le 2 septembre 1892 par l'opération de ce côté, il reste à la suite une petite saillie des veines profondes au niveau de la malléole.

Derrière cette malléole, existe la cicatrice d'un ulcère ancien, mais cet ulcère peu important n'a duré que quelques semaines.

Malgré cette opération, l'ulcère ne guérit pas.

Deuxième opération le 9 novembre, attaquant les veines du côté externe et postérieur. — Je constate par la dissection des veines voisines de l'ulcère, qu'il était adhérent à deux branches volumineuses venant de la saphène externe.

Après la destruction de ces vaisseaux la guérison survint rapidement, preuve indiscutable du rapport de l'ulcère avec les varices.

A noter pendant l'opération la coloration violacée du nerf saphène externe pourvu de capillaires dilatés.

L'ulcère était loin de ce nerf.

Après la guérison Richer fut quelque temps tranquille, mais il parut une nouvelle ulcération derrière la malléole interne. C'était un nouvel ulcère variqueux symptomatique cette fois d'une lésion des veines profondes.

L'envahissement variqueux du membre était arrivé à sa dernière limite.

Je renonçai donc à faire une nouvelle opération.

*
* *

Ulcère des communicantes. — L'ulcère des veines profondes peut siéger dans tous les points où les communicantes directes ou intramusculaires se détachent du réseau superficiel, mais ce sont surtout les directes qui en sont le siège. Il est confondu habituellement avec les ulcères de la saphène interne. Dans l'ignorance de ce fait il peut arriver à un opérateur de laisser intacte la communicante, ce qui est une cause d'insuccès dans le traitement opératoire.

Le plus important à connaître parmi ces ulcères est celui qui est situé derrière la malléole interne. Là se trouvent deux ou trois communicantes qui relient les branches terminales de la saphène superficielle aux troncs veineux des tibiales postérieures. Là existe une disposition anatomique tout à fait spéciale sur laquelle nous avons insisté, pages 18 et 35.

Quoique petit, quoique d'apparence insignifiante, cet ulcère a une très grande gravité.

Il n'est pas possible de l'améliorer par une opération ; car ces communicantes sont souvent multiples, courtes et impossibles à disséquer ; cet ulcère est le signe de l'envahissement très avancé de tous les vaisseaux veineux du membre par la phlébectasie. Un exemple en est relaté plus haut dans l'observation de Richer.

On y remarquera que cet ulcère est survenu le dernier et qu'il s'est produit malgré les opérations sur les autres veines.

Je saisis l'occasion pour dire qu'on voit souvent les trois variétés d'ulcère se succéder. C'est l'interne qui commence habituellement, puis l'externe apparaît, puis enfin l'ulcère *des veines profon des ou rétro-malléolaire interne.*

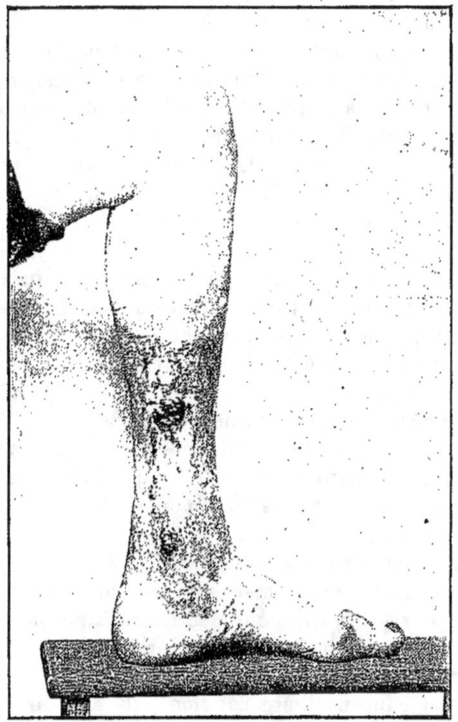

FIG. 44. — Ulcères des communicantes. Ulcère de la communicante K au 1/3 moyen et ulcère rétro-malléolaire au 1/3 inférieur.

Non soignés les deux premiers peuvent se réunir pour former un anneau scléreux autour du membre ou du moins pour détruire une grande partie de son enveloppe cutanée.

L'ulcère rétro-malléolaire n'est cependant pas inévitable.

De récidive en récidive, l'ulcéreux peut arriver à la cachexie par les progrès de l'âge, par ceux de l'artério-sclérose, de l'alcoolisme,

par la misère et il succombera peut-être sans ulcère rétro-malléolaire. C'est encore une preuve à ajouter à l'inconstance des lois de
Verneuil.

Obs. — *Ulcère variqueux et taches hémorrhagiques au niveau
des veines communicantes* (1), par Ch. Remy.

Sophie D..., cuisinière, 32 ans, entre à la Maison de Nanterre dans
mon service chirurgical le 29 novembre 1890.

Sans antécédents rhumatismaux, depuis 2 ans elle voyait sa jambe
gauche enfler tous les soirs, proportionnellement à la fatigue, surtout
dans le bas, au niveau des malléoles.

Elle y éprouvait la nuit des douleurs qui l'empêchaient de dormir.

Il y a 3 mois elle s'aperçut de la rupture spontanée d'une varice à la
partie inférieure de la jambe, et à la suite se produisit une ulcératio n,

Elle présente une ulcération de la dimension d'une pièce de un
franc, placée sur le trajet de la saphène interne dans la partie inférieure de la jambe près de la malléole. Au niveau de la jarretière et
dans la région moyenne de la jambe existent deux taches pigmentaires et hémorrhagiques, à peu près de même dimension que l'ulcère.

Après 6 semaines de repos et de pansements phéniqués la cicatrisation
de l'ulcère inférieur n'est pas encore terminée. Pour assurer sa guérison définitive, cette malade demande l'extirpation de ses varices.

Ces varices sont appréciables au niveau de la tache supérieure, où
elles forment des sinuosités, et au niveau de l'ulcère inférieur, au-dessous et en arrière duquel elles soulèvent la peau.

C'est là le siège du gonflement dont parlait notre malade. Les paquets variqueux forment un amas très appréciable à la palpation.

Mon diagnostic est : Varices profondes et superficielles. Opération
le 6 décembre 1891.

Incision passant par les taches et par l'ulcère.

La saphène interne proprement dite est peu malade.

C'est une de ses branches qui décrit une sinuosité sous la tache la
plus élevée et lui adhère. En ce point on trouve une grosse communicante intra-musculaire.

La tache moyenne n'adhère pas non plus à la saphène, mais à une
de ses petites branches et de plus elle est intimement soudée par sa
partie centrale avec une veine qui traverse l'aponévrose.

L'ulcère enfin, adhère à la fois à la saphène et à des veines très sinueuses et très dilatées qui viennent également de la profondeur du
membre par les ouvertures des aponévroses.

Ligatures et sutures comme d'habitude.

Rien de spécial dans la cicatrisation qui a lieu par première inten-

(1) En se reportant à nos dessins ce sont les communicantes E. K. et L.
qui sont adhérentes.

tion sauf quelques points qui suppurent dans le voisinage de l'ulcère inférieur.

Aucun trouble de sensibilité, aucune raison d'expliquer ces ulcères par l'action trophique, au contraire, l'influence des troubles circulatoires y semble très évidente.

*
* *

Ulcère annulaire. — L'ulcère de cette forme ne peut être qualifié par un nom de veine — il adhère à toutes à la fois — saphènes interne et externe, communicantes K, communicantes rétro-mal-

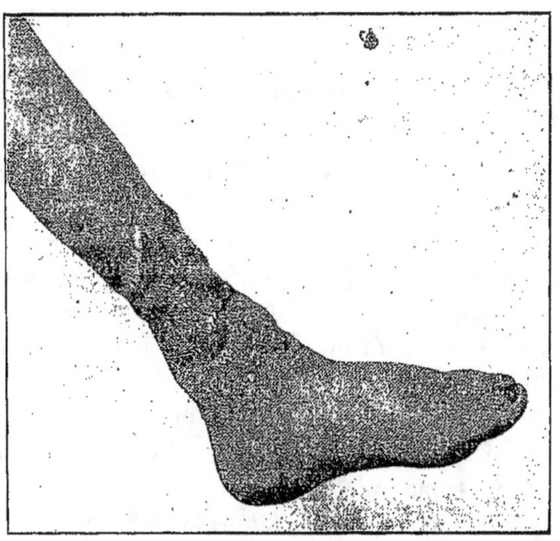

FIG. 45. — Ulcère annulaire.

léolaires, etc. Il indique qu'il n'existe plus une seule veine saine dans l'épaisseur du membre, que les tentatives chirurgicales ne sont plus possibles, que le mal est incurable, que le membre est en état de *cachexie variqueuse.*

L'ulcère annulaire siège dans la zone habituelle au 1/3 inférieur de la jambe. Il détruit la peau sur une hauteur, un peu variable, de plusieurs centimètres. Il résulte habituellement de la fusion de plusieurs ulcères dont on trouve la trace plus ou moins évidente. Il a commencé souvent par les régions antéro-externe et antéro-interne. C'est la partie postérieure du membre qui résiste le plus longtemps. Une bandelette de peau saine interrompt pendant longtemps l'anneau complet.

Non soigné cet ulcère peut conduire à la mort parce qu'il ne se ferme pas, qu'il s'agrandit, qu'il suppure d'une manière prolongée et qu'il provoque des lésions des organes internes.

S'il est soigné, il peut arriver qu'il fasse des progrès vers la cicatrisation, mais il y arrive difficilement et cet effort réparateur est souvent l'occasion de troubles très graves de l'extrémité sous-jacente du membre par rétraction inodulaire.

VI

Complications des ulcères.

De toutes les complications, les plus fréquentes sont l'eczéma et les dermites.

En outre, l'ulcère variqueux se complique d'infections banales et communes à toutes les plaies, par l'introduction de divers microbes, c'est ainsi qu'il peut être l'origine de lymphangites ou d'érysipèles, et qu'il peut présenter de la pourriture d'hôpital, de la diphtérie, du phagédénisme.

Au lieu de lymphangite aiguë on observe beaucoup plus souvent la forme chronique qui favoriserait certaines dermites d'après Jeanselme.

Ensuite viennent les ulcérations syphilitiques qui se superposent aux lésions variqueuses et les modifient eu formant de véritables hybrides, puis nous rencontrons la tuberculose encore mal connue et enfin les néoplasies, complication rare, mais tout à fait grave.

Les complications peuvent s'aggraver par suite du mauvais état général de l'ulcéreux, mauvais état indépendant de la maladie variqueuse, par exemple chez les alcooliques ou les diabétiques. Les infections microbiennes, parties de l'ulcère, prennent une forme gangreneuse ou phlegmoneuse... etc... Enfin, l'ulcère lui-même peut être le point de départ d'altérations viscérales qui le compliquent. Telles les lésions amyloïdes qui produisent l'albuminurie.

VII

Diagnostic.

D'après ce que nous avons dit plus haut, le siège de l'ulcère est très important pour le diagnostic, puisque tous ceux qui sont au dessus du 1/3 moyen de la jambe ne sont pas variqueux sauf exception extraordinaire.

Mais se baser sur la face de la jambe où est placée la perte de substance pour exclure l'idée de varices est faire une erreur. L'origine syphilitique des ulcères ne doit pas être soupçonnée uniquement parce qu'ils sont externes, comme le croyait Gosselin. Nous avons au contraire accumulé les observations d'ulcère externe d'origine manifestement variqueuse.

La présence de varices qui se rendent vers l'ulcère est caractéristique de sa nature. Pour Quénu c'est même le seul signe de certitude. En l'absence de varices apparentes le diagnostic devient difficile, car la forme ne suffit pas pour décider de la nature d'un ulcère, et nous avons vu l'ulcération variqueuse se limiter par les contours les plus variables et quelquefois prendre une forme serpigineuse.

Mais la coloration sera un moyen utile, car le trouble circulatoire en retour se manifeste toujours, même dans le cas de varices profondes, par la teinte cyanosée de toute la partie malade et spécialement de ses bourgeons charnus.

La profondeur de l'ulcération, son étendue, sa durée et sa facilité de récidive sont en faveur de l'origine variqueuse.

Les ulcères variqueux sont ordinairement solitaires et grands, tandis que les ulcérations des syphilides, des tertiaires, tuberculeuses ou gommeuses, sont multiples et petites (1).

A. Broca fait remarquer que les exulcérations de l'eczéma et de l'ecthyma ont également pour caractère la multiplicité. Mais l'ulcère variqueux se présente quelquefois avec le même aspect, comme le prouve la figure ci-jointe (fig. 46).

Nous devons nous rappeler que Verneuil, Aug. Broca et Fournier

(1) Cormier, *Syph. ulcéreuses simulant l'ulcère variqueux.* Thèse Paris, 1897.

ont démontré l'existence d'ulcères hybrides dans lesquels deux lésions peuvent se surajouter ;

C'est ainsi que l'ulcère des variqueux peut être modifié par la syphilis, par la tuberculose et que même il a pu se transformer en néoplasie maligne.

La présence de veines fortement altérées ne devra pas faire oublier de songer à ces diverses affections. L'ulcération serpigineuse en demi-cercle ou en oreille devra donc toujours être suspecte de syphilis.

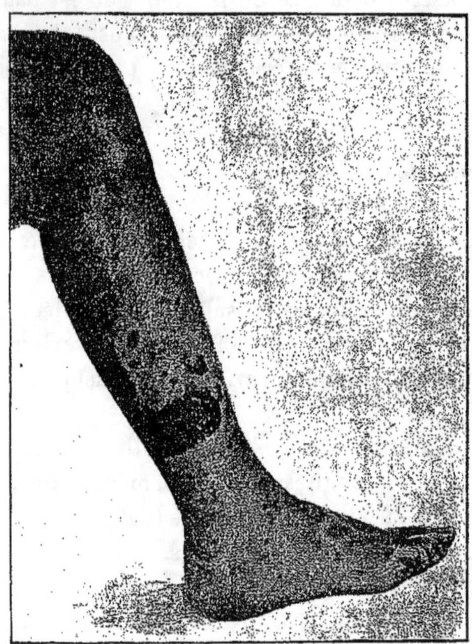

Fig. 46. — Ulcères variqueux multiples.

Dans le cas des varices non visibles, quoique la profondeur de l'ulcère soit souvent un bon signe de son origine variqueuse, on pensera que la syphilis gommeuse présente également ce caractère. Le traitement servirait de pierre de touche.

J'ai trouvé des ulcères qui présentaient tous les caractères les plus accusés de leur origine ectasique et qui ne guérissaient pas par le repos ni le traitement antisyphilitique. J'ai été amené à supposer qu'ils étaient tuberculeux, sans en avoir la preuve par la découverte du bacille.

La transformation de l'ulcère variqueux en épithélioma se caractérise par la saillie des bords, par leur induration, leur renversement, l'inégalité de leurs végétations et surtout l'invasion de ganglions de l'aine qui deviennent durs et ligneux.

Reclus a indiqué le diagnostic avec les ulcères scorbutiques.

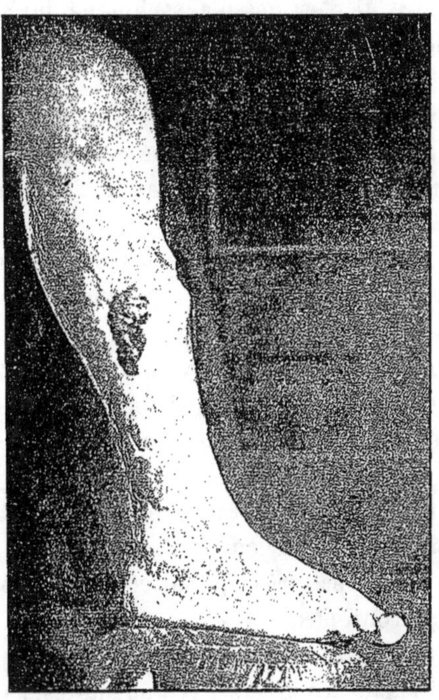

Fig. 47.— Ulcération non variqueuse sur un cal vicieux de fracture de jambe, face externe du membre.

Bien que j'aie observé des cas de scorbut dans la Maison de Nanterre à l'époque où elle avait encore le caractère de maison de détention je n'y ai pas vu ces ulcères. Il y avait des nodosités, des ecchymoses, des épanchements de sang sous la peau, un état fongueux et saignant des gencives, tout un ensemble très caractéristique et très différent des varices.

Parmi les autres affections nous signalons l'ulcère qui succède à des anthrax chez des diabétiques, les ulcérations sur les jambes chez des lépreux ayant d'autres lésions, les affections rebelles du tégument dans les pays chauds, bouton de Biskra d'Alep, ulcères de Mozambique, de Guyane, de Madagascar, d'Annam, etc...

Ce qui est le plus fréquent c'est l'ulcère simple, ni variqueux, ni diathésique, ni néoplasique, celui qui survient à l'occasion d'une plaie quelconque chez des sujets malpropres et négligents. Il est facile à reconnaître. Il n'est pas d'aussi longue durée que le variqueux, il ne récidive pas après guérison. Aussitôt désinfecté il guérit.

Il peut enfin y avoir des ulcères qui résultent de vastes pertes de substance impossibles à combler ou de cals vicieux qui distendent la peau. Leur diagnostic ne sera certainement pas embarrassant, car leur cause est évidente.

Plus difficile sera le diagnostic avec les ulcères survenant sur des membres atteints de lésions trophiques : ainsi le mal perforant qui récidive après amputation sur un moignon : l'ulcère trophique des gelûres, atteints de névrite ascendante. J'ai observé un cas de cette dernière difficulté. Le malade avait à la fois un ulcère variqueux et une ulcération de l'extrémité de son moignon.

Ajoutons qu'il faudra toujours faire le diagnostic entre les ulcères variqueux soignés ou ceux qui ne le sont pas. Les ulcères enflammés ont un aspect très spécial et du reste les commémoratifs ne manqueront pas.

Nous ne parlerons pas des cas où il survient des complications telles que l'érysipèle et les diverses lymphangites, l'affection variqueuse passe alors au deuxième plan.

Pour terminer cette question de diagnostic je publie une observation dans laquelle l'ulcère fut exceptionnel et put donner lieu à diverses suppositions.

Obs. — *Ulcère variqueux de forme exceptionnelle.*

La nommée V... Emma, âgée de 23 ans, fille de salle chez un marchand de vin. Entrée le 2 octobre 1892.

Antécédents héréditaires. — Grand-père, ulcère variqueux, père, varices nombreuses, mère morte d'hydropisie à 28 ans.

Antécédents personnels. — Rien, si ce n'est les varices.

Vers l'âge de 15 ans, apparition des varices.

Vers l'âge de 18 à 19 ans : les jambes enflent beaucoup le soir par suite de la fatigue, car elle est déjà fille de salle à 19 ans.

A 21 ans, 4 ou 5 petits points d'un brun-noirâtre commencent à s'ulcérer isolément ; ensuite leur ulcération devient confluente et s'étend à la partie interne de la jambe au niveau du 1/3 moyen sur une longueur de 10 à 12 centimètres et une largeur de 18.

A 22 ans, elle est déjà entrée à l'hôpital de St-Cloud pour son ulcère pas guéri 2 mois après.

A 23 ans, le 2 octobre 1892, elle entre dans mon service de la Maison de Nanterre incapable de continuer sa profession.

A ce moment l'ulcère a un aspect très anormal. Il est situé plus en arrière que d'habitude. Il est très profond. La cavité logerait un œuf de poule. Il est recouvert d'une membrane épaisse, grisâtre, d'apparence indécise, chancreuse disent les uns, gangreneuse disent les autres. Il répand une odeur fétide.

Est-ce un ulcère atteint de pourriture d'hôpital. Mes souvenirs de la guerre de 1870, pendant laquelle cet accident était si fréquent, me permettent de rejeter immédiatement ce diagnostic.

Est-ce une gomme syphilitique ? Le traitement spécifique à l'intérieur et à l'extérieur ne donnent aucun résultat confirmatif de cette présomption. Devait-on penser à une affection rare, à de l'actinomycose ? L'examen microscopique fut négatif.

Les pansements à l'iodoforme, joints au repos, eurent raison de cet ulcère rebelle. Nous avons pensé que sa forme profonde était due à une phlébite des vaisseaux communicants qui sont si souvent la cause d'ulcères au niveau du tibia et au-dessous du mollet.

Ce cas se rapprocherait de ceux que nous avons signalés dans certaines phlébites qui deviennent en quelque sorte fistuleuses et de ceux qui ont été décrits par Gastou (*Soc. de Dermatol.*, 10 mars 1892) et Dabasse (Thèse Paris, 1900), sous le nom d'ulcères phlébitiques. Des phlébites infectieuses consécutives à la pneumonie ou à la fièvre typhoïde leur auraient donné naissance.

VIII

Marche.

La guérison des ulcères soignés est la règle.

Mais sitôt que les soins cessent et que le travail a recommencé les accidents variqueux reparaissent. La récidive est la règle dans cette affection. La cicatrisation en est toujours précaire excepté quand on a supprimé le reflux sanguin.

Une durée de 10, 15 ans d'ulcère n'est pas extraordinaire. La longue durée mène à la cachexie ulcéreuse, qui peut se terminer par la mort.

Les progrès de l'âge, le repos prolongé, l'hospitalisation apportent chacun une cause d'affaiblissement à l'ulcéreux. Il perd l'usage des muscles du membre malade, puis il voit disparaître successivement tout ce qu'il avait de forces.

La perte de sang et la continuité de la suppuration amènent un état d'épuisement et de véritable cachexie. J'ai observé de l'albuminurie due probablement à un peu de dégénérescence amyloïde.

CHAPITRE XIX

Dermites variqueuses.

Les dermites variqueuses (1) se présentent avec des aspects cliniques très différents, mais l'anatomie pathologique nous a donné le lien qui peut les réunir. Je veux parler de la dilatation capillaire avec ou sans péri-capillarite, mais comme ces formes sont souvent très distinctes l'une de l'autre et qu'elles peuvent être compliquées par des affections surajoutées, il en est résulté une grande divergence entre les divers auteurs qui les ont étudiées : les uns ont voulu y voir des formes d'eczéma modifié par l'état variqueux, les autres des troubles trophiques, d'autres enfin ont fait intervenir les vaisseaux lymphatiques dans leur développement.

Il est incontestable que ces diverses causes peuvent intervenir, les observateurs sont de très bonne foi quand ils nous apportent leurs observations qui paraissent probantes.

Mais il faut distinguer dans ces dermites au moins deux périodes. Dans la première, celle de début, nous pouvons obtenir des renseignements certains sur l'évolution des faits, on aura même pu les suivre de ses yeux ; mais dans la seconde, que de longues années se sont écoulées, chacune surajoutant un petit épisode pathologique, quelle conclusion certaine pouvons-nous tirer de ce mélange.

Dans cette période terminale que nous appellerons la cachexie variqueuse, il peut y avoir de tout dans les dermites des variqueux. Une année aura fourni de l'eczéma, une autre du traumatisme, une troisième l'érysipèle, une quatrième la lymphangite,

---

(1) Mérigot de Treigny, Des troubles de nutrition dans les varices. *Revue générale de clinique*, 20 septembre 1888.

Jeanselme, Des varices de la saphène interne. *Gazette des hôpitaux*, 5 mars 1889, et *Des dermites et de l'éléphantiasis consécutifs aux ulcérations et à l'eczéma des membres variqueux*. Thèse Paris, 1888.

une autre des troubles circulatoires par phlébite, une autre encore des troubles trophiques, etc...

Toutes ces dermites ont des caractères communs que nous allons tracer une fois pour toutes afin d'éviter les redites. — On les observe le plus souvent chez des sujets âgés, c'est pour cela qu'on les a trouvées compliquées d'athérome ou d'artério-sclérose et de névrites.

Ceci ne veut pas dire qu'elles débutent toujours chez des vieillards, car on les trouve fréquemment chez des variqueux héréditaires dont les ectasies commencent avant 20 ans.

Il y a constamment de la misère et de l'incurie chez ceux qui les portent depuis de longues années. Ceux qui se soignent n'ont jamais que des accidents limités et non les formes graves que nous avons choisies comme type. Souvent l'alcoolisme a préparé les troubles nerveux et les éruptions cutanées.

En général, ces dermites ont une coloration due à la stase veineuse, elles sont violacées ou d'un rouge vineux. Il s'y ajoute une teinte brune qui résulte à la fois de la pigmentation épithéliale cutanée et du dépôt d'hématoïdine dans le derme.

La dermite a constamment le maximum de ses lésions au point d'élection des ulcères au tiers inférieur du membre.

Quand la plaque de dermite est un peu étendue, il existe des troubles de sensibilité, surtout pour l'appréciation de la température des corps.

Il n'y a pas de douleurs spéciales aux dermites, mais les malades qui en sont atteints n'échappent pas aux douleurs des variqueux.

*
* *

Dermite hypertrophique. — Elle se manifeste d'abord par de l'œdème avec ou sans taches de varicosités, puis survient l'induration des parties infiltrées, alors un segment entier du membre est occupé ; les diverses saillies et méplats du membre disparaissent, certains plis s'accusent, la partie inférieure de la jambe prend une forme cylindrique. La déformation se limite, en général, à la saillie du mollet par en haut et au cou-de-pied par en bas. Un bourrelet annulaire existe au niveau des malléoles, le bord supérieur est plus irrégulier et souvent la lésion est plus marquée en avant qu'en arrière.

La peau est modifiée dans sa coloration, elle est violacée, on y voit de petites arborisations, ou bien elle est marquée de taches brunes plus ou moins confluentes, ou colorée en brun en totalité, sa couleur brunâtre est diffuse et rappelle le hâle ou le bronzage des parties exposées aux intempéries des saisons. La peau est impossible à plisser entre les doigts. Elle adhère aux parties profondes et son glissement sur les os ou les aponévroses ne peut plus être provoqué. Cette peau a encore un revêtement épidermique assez normal sur la plus grande partie de son étendue, mais les poils tombent, les sécrétions sudorales sont altérées et souvent augmentées en quantité.

Souvent ces membres portent des ulcères ou bien des cicatrices d'ulcères.

Ici se pose pour quelques auteurs la question de savoir ce qui a commencé.

Jeanselme n'hésite pas à attribuer aux lymphangites aiguës ou chroniques qui compliquent les ulcères mal soignés l'énorme développement de certaines hypertrophies. Au bout d'un certain temps, les ganglions subissent une sorte de sclérose inflammatoire qui amène une modification dans la circulation de la lymphe, une sorte de stase lymphatique dont les effets s'additionnent avec ceux de la stase veineuse.

C'est ainsi qu'il explique l'apparition de certains éléphantiasis variqueux qui rappellent véritablement l'éléphantiasis des Arabes, Broca de son côté voudrait y voir une terminaison de certaines formes d'eczéma. La phlébite des veines profondes ou superficielles est souvent suivie de plaques d'induration, ce qui ajoute encore une nouvelle cause à l'étiologie de cette dermite. Cette période est celle que nous visions dans notre paragraphe du début quand nous disions qu'il est impossible de savoir exactement à quelle cause attribuer ces désordres trop complexes.

Cette forme de la dermite variqueuse rappelle la jambe en poteau des œdèmes cardiaques ou cachectiques, mais la différence est grande entre les deux : la coloration est brune ou violacée dans la dermite variqueuse, elle est anémique dans les œdèmes. Le doigt n'a même pas besoin de tâter la différence de dureté pour faire le diagnostic.

*
* *

Dermite végétante. — Il arrive souvent que la peau en prenant de l'épaisseur et de l'induration perd les caractères habituels de sa surface. Ainsi elle se hérisse de papilles hypertrophiées, qui suivant le volume qu'elles présentent lui donnent l'aspect du maroquin ou du velours d'Utrecht. Sur les bords des ulcères celles-ci offrent l'apparence d'une éruption confluente de petits papillomes. Les exubérances papillaires peuvent prendre une grosse importance, acquérir un gros volume, et ressembler à de véritables végétations, en forme de chou-fleur.

D'un autre côté la peau devient rugueuse, elle se vallonne comme l'écorce d'orange. Les élevures qu'elle présente se développent et se pédiculisent en quelque sorte. Elles forment des masses qui se pressent les unes contre les autres et sont séparées par des sillons profonds. Elles sont ainsi quadrangulaires, hexagonales et prennent toutes les figures géométriques, prismes, pyramides, polyèdres plus ou moins réguliers. Toutes ces saillies anormales sont habituellement recouvertes d'épiderme épaissi et brunâtre qui s'accumule parce qu'il est soigneusement respecté des malades, et suivant l'expression imagée de Colson et Barthélemy cette peau ainsi modifiée rappelle l'écorce crevassée des vieux ormes.

Cette forme végétante peut se surajouter à la première.

Les énormes verrues, ou verrucosités siègent de préférence autour des malléoles et sur le dos du pied.

On a donné ainsi le nom d'eczéma verruqueux à cette variété de dermite.

*
* *

Dermite squameuse. — Souvent la peau, altérée dans les formes hypertrophiques et atrophiques, est recouverte de squames. Tantôt celles-ci sont formées de couches épaisses et stratifiées, mélange de sérosité et d'épithélium concrété, de couleur variable, blanchâtre ou brunâtre, tantôt formées d'une pellicule épidermique mince elles s'enlèvent facilement sur de larges étendues, tantôt enfin la desquamation est farineuse et furfuracée. Le membre semble quelquefois partiellement recouvert d'une carapace d'écailles, ou de croûtes juxtaposées de rupia ou d'ecthyma. D'autres fois il a une apparence ichthyosique, quelquefois la desquamation est à peine visible. Mais presque toujours, elle couvre le centre d'une plaque violacée ou brunâtre et souvent elle adhère en un point où la peau a subi une ulcération.

Cette forme a été encore décrite comme de l'eczéma non suintant, mais pour lui attribuer ce caractère il a fallu chercher et découvrir très loin des jambes, à la main par exemple, une très petite plaque d'eczéma.

Ces placards squameux résultent sans doute beaucoup plus souvent de la malpropreté que de l'arthritisme.

Un peu de glycérine ou quelques cataplasmes les font souvent disparaître.

*
* *

Dermite atrophique. — Une forme très fréquente de la dermite variqueuse est atrophique. Qui de nous n'a pas vu sortir d'un bandage grossier ces jambes atrophiées sur lesquelles tous les caractères des varices et de la dermite sont réunis, et dont la peau amincie et luisante est tendue sur les parties sous-jacentes. En ce point il n'y a ni saillie, ni plis, le membre est lisse et poli, il est doux au toucher.

Cette peau atrophique forme un anneau au 1/3 inférieur de la jambe. Par transparence à travers l'épiderme aminci apparaissent des capillaires et des veinules en état de distension variqueuse. Il semblerait qu'on va voir aussi les parties profondes, mais cet amincissement n'est qu'apparent, les veines variqueuses ne soulèvent pas cette peau, on ne peut la plisser, elle est indurée et sclérosée, elle adhère aux parties profondes et quand on l'incise elle crie sous le scalpel. Elle présente fréquemment des traces d'ulcère ou des ulcères en activité.

Nous ne serions pas étonné que en dehors de la rétraction cicatricielle qui peut s'exercer dans le tissu conjonctif enflammé il y eût dans ces cas une influence du bandage. La compression exercée quelquefois pendant des années successives par des gens du peuple persuadés qu'il faut bien serrer leur pansement n'y jouerait-elle pas son rôle.

*
* *

Eczéma des variqueux. — Je qualifierais volontiers ce paragraphe du titre de dermite vasculaire sanguine inflammatoire si le terme eczéma n'était consacré des dermatologistes, tels que Devergie, Bazin, Besnier en France, Hebra en Autriche, Duhring et Jamieson en Amérique. Cette complication des varices était un peu négligée par les chirurgiens quand Aug. Broca en fit le sujet d'une excellente thèse de doctorat (*Lésions cutanées des membres variqueux*, Paris, 1886).

Les varices par l'état d'inflammation latente qu'elles entretiennent dans la peau mettent celle-ci en état d'infirmité (Besnier) ou de *locus minoris resistentiæ* (Verneuil).

Leur présence sur un membre est la cause déterminante de l'apparition d'accidents diathésiques dans ses tissus.

La lésion variqueuse s'associe à la lésion eczémateuse pour former une affection hybride. L'eczéma apporte tous les inconvénients de sa marche aiguë et envahissante. L'ectasie variqueuse donne à ces lésions, une fois établies, une stabilité fâcheuse.

Les varices donnent à l'éruption des modifications dans sa coloration et surtout lui impriment un caractère de ténacité. L'eczéma variqueux est rebelle aux traitements.

L'eczéma chez les variqueux est souvent provoqué par la malpropreté, les contusions, les plaies infectées et négligées qui versent des sécrétions sanieuses ou par des applications de diverses substances médicamenteuses, telles que les solutions de sublimé ou d'acide phénique, ou même l'emplâtre de diachylon pourtant si recommandé.

Broca décrit trois variétés d'eczéma variqueux :

1° Eczéma nummulaire sec ;

2° Eczéma à larges squames ;

3° Eczéma aigu et suintant.

La première forme n'a qu'une valeur diagnostique.

Elle se présente sous forme de taches, de petite dimension, 2 francs au maximum, arrondies, colorées en brun violacé, peu saillantes, mais reposant sur une induration de la peau et couvertes de squames furfuracées ; on y reconnaît les éléments constitutifs de l'eczéma sous forme de boutons secs, acuminés, qui suintent un peu quand les lamelles sont enlevées, les plaques se mêlent aux taches de varicosités de Verneuil.

Elles représentent pour l'observateur une sorte de signal qui avertit de la nature d'une dermite étendue dont les caractères sont douteux.

Nous ne parlerons pas de l'eczéma squameux dont la description se confond avec celle que nous avons déjà faite.

Nous passerons de suite à la 3ᵉ forme aiguë, à l'eczéma commun, banal, que nous rencontrons tous les jours.

Cet eczéma est de couleur rouge vif, ou rouge vineux à moins de pigmentation brune excessive. La peau est gonflée, d'apparence un peu œdémateuse, elle est fissurée, elle suinte un liquide clair ou mélangé de pus et de sang, habituellement l'épiderme est détrempé, mais aussi il peut y avoir des croûtes ou des squames fissurées. Il y a des érosions spontanées par suite de chute de l'épiderme, au niveau des vésicules caractéristiques de l'éruption. L'exulcération qui en résulte est bordée par des lignes irrégulières, des contours de cartes géographiques. On peut rencontrer de petites hémorrhagies sous-épidermiques de place en place.

Le placard d'eczéma est limité par un bord un peu diffus sur lequel les éléments vésiculeux se groupent de préférence.

L'eczéma variqueux confond souvent son siège avec celui de la dermite, mais aussi il se développe quelquefois loin de cet endroit malgré l'appel fait par les varices et le *locus minoris resistentiæ* créé par elle. Nous l'avons observé au genou et au cou-de-pied.

Il n'y a pas de fièvre mais un malaise, de la chaleur locale et des démangeaisons.

D'après Broca l'eczéma provoquerait l'apparition d'ulcères spéciaux, superficiels et multiples.

Il est certain que sur des membres atteints de dermite on peut voir survenir de semblables ulcérations, mais le fait qu'ils sont petits et multiples, le fait qu'ils guérissent rapidement ne suffit pas pour dire que ce sont des ulcères eczémateux sur un membre variqueux. Ils guérissent parce qu'ils sont soignés, et leur nombre n'empêcherait pas qu'ils prennent les caractères d'ulcères rebelles, s'ils étaient abandonnés à eux-mêmes ; nous nous contenterons de dire que l'eczéma est souvent cause d'ulcères et qu'il est important de le soigner à cause de cette crainte.

Il faudrait, dit encore Broca, attribuer à l'eczéma la production des dermites variées que nous connaissons. Nous protestons contre cette extension de l'eczéma en rappelant la multiplicité des causes qui peuvent se superposer dans le cours de l'évolution d'une dermite variqueuse. Mais nous reconnaissons que l'influence d'eczémas récidivants peut être déplorable et qu'en effet certaines dermites lui doivent leur développement.

CHAPITRE XX

Anneau cicatriciel.

Anneau cicatriciel du tiers inférieur de la jambe. — Quand un ulcère annulaire profond se cicatrise après avoir détruit la peau jusqu'à l'aponévrose, on comprend le mode de formation de l'anneau cicatriciel, mais ce dernier peut être la suite d'un autre processus et résulter de la pénétration lente de tous les tissus du membre par le processus scléreux péricapillaire. Il suffit pour cela, soit d'un état variqueux très prononcé, soit de la production d'ulcères légers accompagnés de dermite ou même simplement d'eczéma.

La dermite joue certainement un très grand rôle dans la production de cette cicatrice.

Depuis Nélaton on connaissait l'induration calleuse des bords de l'ulcère. Elle s'étend en nappe. Remontant rarement au mollet elle gagne de préférence les parties déclives du membre. Elle donne à la peau la consistance de peau gelée, elle en fait disparaître les poils, elle lui donne une teinte qui va du brun au violacé, une surface tantôt lisse, tantôt parcheminée ou verruqueuse souvent recouverte de squames épidermiques.

C'est à Desprès (1) qu'il faut attribuer la description de l'anneau cicatriciel que peut laisser la dermite variqueuse et la cicatrice des ulcères.

Cette affection, signalée encore par quelques auteurs et en particulier par Auxilhon, 1869, a été de nouveau bien étudiée par Jeanselme et Broca.

Jeanselme attira l'attention sur la dermite variqueuse à forme atrophiante qu'il croit être une transformation de l'eczéma. Il montra la puissance du lien qui étrangle les parties molles sur

(1) A. Desprès, *Traité du diagnostic des maladies chirurgicales*, 1868. dit : la cicatrice formant un lien circulaire autour du membre, la circulation en retour est gênée et l'on comprend qu'il puisse y avoir éléphantiasis au-dessous de la constriction.

les os et il signala l'éléphantiasis qui lui fait suite et dont nous allons traiter plus loin.

La formation de l'anneau scléreux n'est pas très commune. Elle exige des conditions qui ne se réalisent pas souvent. Il faut : 1° que le variqueux soit assez négligent ou assez courageux pour se laisser ronger le membre par des ulcères successifs ; 2° que, arrivé à une véritable cachexie variqueuse, il se décide au repos dans un lit de quelque refuge. S'il ne se soumettait pas à des soins prolongés il ne guérirait jamais son ulcère, il le verrait toujours grandir et tomberait dans la cachexie due à une longue suppuration.

*
* *

Éléphantiasis mécanique. — Dans le cas de resserrement très prononcé de l'anneau cicatriciel, le membre est étranglé comme dans l'aïnhum, sa circulation veineuse et lymphatique subit un trouble très important. Si l'apport du sang artériel est encore possible grâce à l'effort cardiaque, le débit en retour du sang veineux et de la lymphe est difficile. Au-dessous du lien, il y a une stase veineuse et lymphatique, par le moyen de laquelle le segment terminal du membre gonfle et s'œdématie.

La tuméfaction du cou-de-pied débute brusquement au-dessous de l'anneau cicatriciel sous forme de ressaut abrupte. La jambe et le cou-de-pied deviennent cylindriques, le dos du pied globuleux, les orteils eux-mêmes se distendent. Il se produit des saillies papulaires ou verruqueuses, la peau ressemble à du maroquin ou bien elle se couvre de boursouflures séparées par de profonds sillons dues quelquefois à des varices lymphatiques ; le gonflement est énorme et la déformation affreuse. La sensibilité est profondément modifiée, la fonction de ce membre complètement perdue, les muscles atrophiés, le membre inutile.

Tel est l'éléphantiasis local par constriction des membres variqueux.

Voici un exemple très curieux d'ulcère annulaire et de ses diverses complications, la cachexie d'abord, puis l'anneau cicatriciel et enfin l'éléphantiasis mécanique par constriction.

Ulcère variqueux annulaire. — *Éléphantiasis mécanique énorme.* — Joséphine D.., âgée de 47 ans, habitant Saint-Denis, entre en 1889 à l'infirmerie de la Maison de Nanterre.

Elle est atteinte depuis de longues années de varices volumineuses des membres inférieurs et depuis 6 ans environ d'un ulcère variqueux de la jambe droite, ulcère qu'elle a complètement négligé de soigner.

Cet ulcère à fond anfractueux, à bords épais, siège à sept centimètres au-dessus des malléoles ; il est large d'environ deux centimètres et disposé d'une façon circulaire autour de la jambe ; c'est un bel exemple d'ulcère annulaire ; il donne lieu à une sécrétion purulente

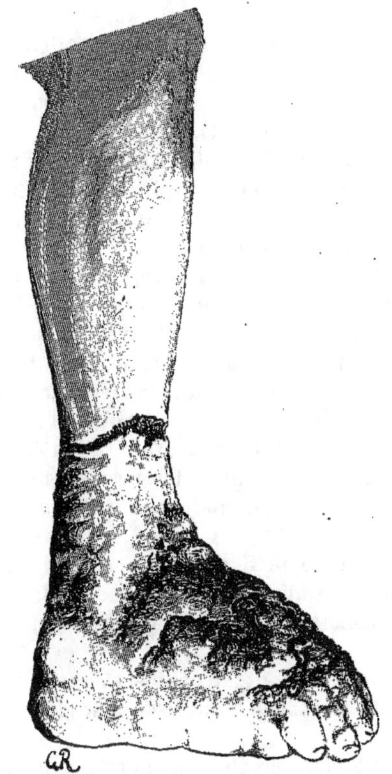

Fig. 48. — Ulcère variqueux annulaire. — Anneau cicatriciel. — Eléphantiasis mécanique.

assez abondante et assez odorante. Il y a de l'atrophie notable des muscles du mollet.

La malade est maigre, pâle, cachectique ; elle vomit les aliments. Son urine contient de l'albumine en grande quantité. Le membre du côté sain ne présente pas d'œdème.

En raison de l'albuminurie abondante et de l'état cachectique, il n'y avait pas lieu de songer à une intervention chirurgicale.

La malade fut mise au lait et condamnée au repos absolu au lit. Elle ne tarda pas à reprendre de l'appétit, mais elle était toujours très pâle et son urine contenait toujours de l'albumine en notable quantité.

Sous l'influence du repos et de pansements appropriés, l'ulcère diminua peu à peu d'étendue; ses bords se resserrèrent et devinrent durs et scléreux. Cette ébauche de cicatrisation ne tarda pas à agir comme un lien constricteur placé autour de la jambe et détermina dans le segment sous-jacent du membre des troubles graves de la circulation. Le pied augmenta progressivement de volume, se déforma. La peau épaissie et dure se couvrit bientôt de végétations papillomateuses de dimensions différentes. Les saillies verruqueuses recouvertes de squames épidermiques étaient séparées les unes des autres par des fissures et par des sillons plus ou moins profonds.

Un an après l'entrée de la malade à l'infirmerie, l'anneau cicatriciel était plus serré, et le pied encore plus volumineux. Sa mensuration donne, pour le tour du cou-de-pied 7 cent. 1/2 de plus que du côté sain et pour le gros orteil seul 4 centimètres.

Ce pied a subi les déformations que représente le dessin (fig. 48). La plante du pied forme une surface plane, le dos du pied couvert de végétations dermo-épidermiques énormes forme une saillie considérable au devant de laquelle pendent les orteils énormément allongés et globuleux. Au niveau du cou-de-pied les saillies verruqueuses sont moins marquées ; au niveau des malléoles toutes les saillies et toutes les dépressions normales ont complètement disparu. L'altération éléphantiasique de la peau se poursuit sur l'extrémité inférieure de la jambe et elle se termine au niveau de l'ulcère annulaire par un bord abrupt plus saillant en arrière.

Quant à l'ulcère lui-même il s'est peu modifié. Son bord supérieur légèrement épaissi se continue avec la peau de la jambe légèrement sclérosée à son voisinage, mais ne présentant aucune altération éléphantiasique.

Les muscles du mollet sont atrophiés et cette atrophie rend plus saillant le contraste qui existe entre le volume de la jambe et celui du pied.

L'état général de la malade s'était amélioré depuis son entrée à l'infirmerie, mais l'albuminurie était toujours constante et abondante. L'examen méthodique de la rate, du foie, ne permit de reconnaître aucune augmentation de volume de ces deux organes et il fallait exclure, après cette constatation, malgré la pâleur des téguments et l'albuminurie, toute possibilité de dégénérescence amyloïde des viscères, dégénérescence à laquelle on avait songé à plusieurs reprises. Le poumon et le cœur continuaient à être sains.

La malade, confinée depuis de longs mois au lit, demandait avec insistance à être débarrassée d'un segment de membre qui était tout à fait gênant. Elle fut amputée en août 1890 et guérit rapidement. L'albuminurie ne tarda pas à disparaître et, deux mois après son amputation, la malade, munie d'une jambe de bois, regagna Saint-Denis où on la rencontrait tous les jours implorant la charité des passants.

Elle a été revue en mars 1894 ; elle présente sur la jambe gauche un ulcère qui est, lui aussi, d'origine variqueuse.

L'examen macroscopique du membre amputé a permis de reconnaître une dilatation veineuse énorme de tout le membre et une dégénérescence graisseuse des muscles de la jambe qui présentaient une coloration jaune d'or pâle.

L'examen histologique de la peau du pied n'a pas été pratiqué.

* *

Pied-bot variqueux. — Une série d'ulcères, une dermite long-

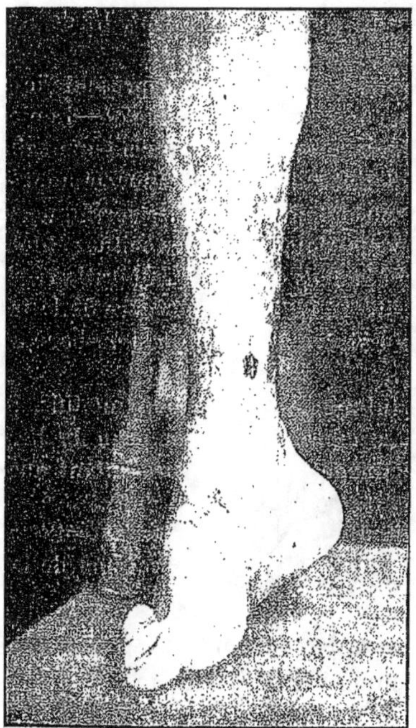

Fig. 49.— Pied-bot variqueux (femme). Le pied est un peu tordu à cause d'une fracture ancienne.

temps prolongée, l'extension des lésions scléreuses dans les tissus profonds, le tout, suivi d'un long repos, ayant permis la cicatrisation, amènent la formation d'une fausse ankylose du pied en position de pied-bot équin. C'est ce que nous décrivons sous le nom

de pied-bot variqueux. Les mouvements de la jointure sont per-
dus à cause de l'induration des tissus fibreux sclérosés, et des
adhérences anormales entre les divers muscles et tendons.

Le tendon d'Achille est fixé dans une gangue inflexible, et les
autres tendons adhèrent à leurs gaines synoviales.

Non seulement le cou-de-pied, mais aussi les orteils eux-mêmes
sont raides et immobilisés. Les ligaments se durcissent, mais
les surfaces osseuses ne contractent pas d'adhérence, comme
nous avons pu nous en assurer en les mobilisant sur le vivant et

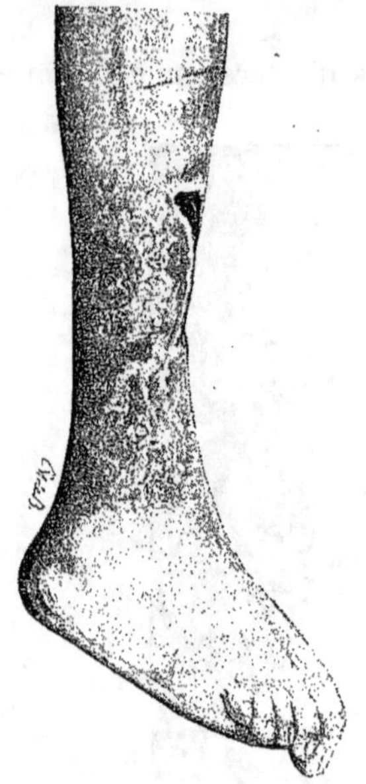

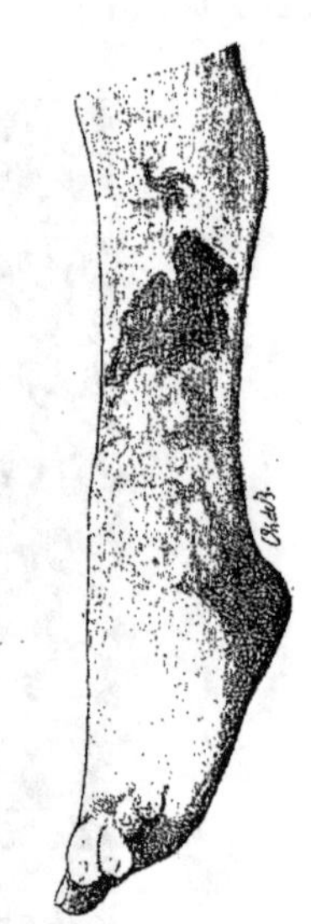

FIG. 50. — Pied-bot variqueux.   FIG. 51. — Pied-bot variqueux.

après la mort. Le pied et les orteils sont habituellement dans la
position qu'ils occupent dans le lit, le cou-de-pied en extension,
les doigts recourbés en griffe sous la plante du pied. Le gros orteil
se voit fréquemment dévié en dehors et porté sous les autres orteils qu'il croise, c'est-à-dire dans la position de l'Hallux valgus.

De cette façon le pied ne peut toucher le sol, que par l'extrémité
d'un orteil et la marche est impossible, c'est une infirmité très
grave qui confine au lit ceux qui en sont atteints, ou tout au moins
qui les oblige à marcher avec des béquilles et à cesser tout travail.

C'est dans ces circonstances que nous avons vu des malades ré-
clamer avec insistance l'amputation.

Le pied-bot doit être rapproché des pieds-bots cicatriciels et
surtout des pieds-bots phlébitiques de Verneuil (1).

J'ai eu l'occasion d'observer fréquemment le pied-bot variqueux,
à la Maison de Nanterre, parmi mes malades ulcéreux incurables,
qui sont mis dans une salle spéciale. En voici trois photographies
chez trois femmes différentes, qui peuvent servir de types et que
j'ai fait reproduire dans les figures 49, 50, 51. J'ai recueilli l'observation de deux d'entre elles.

Obs. — *Pied-bot variqueux*, par Ch. Remy, fig. 50. — Jacques, femme
de 60 ans, variqueuse depuis de longues années, est dans mon service
depuis sept ans. Elle a un ulcère depuis plus de dix ans à la jambe
gauche, qui n'a jamais guéri malgré qu'elle ait passé d'hôpital en hôpital.

Cet ulcère se voit encore sur le devant de la jambe photographiée.
D'autre part, tout le tiers inférieur du membre est sillonné de dépressions cicatricielles. L'anneau induré du tiers inférieur de la jambe
existe, mais il n'étrangle pas encore assez le membre pour produire
un éléphantiasis. Cependant, déjà le pied, en outre de sa formation,
est gonflé et empâté. Le pied est incapable de mouvements spontanés,
mais en lui imprimant des mouvements, on constate, au prix d'efforts,
que les os ne sont pas soudés et qu'on pourrait leur rendre un peu de
mobilité articulaire.

Cette femme s'est habituée à l'immobilité. Elle n'a jamais demandé
de traitement pour améliorer son pied-bot, bien qu'elle m'ait vu rendre le mouvement à une femme atteinte de la même affection qu'elle.
Elle veut conserver son infirmité qui lui assure un lit jusqu'à sa mort
à Nanterre. Elle est du reste en parfaite santé.

Obs. — *Pied-bot variqueux*, par Ch. Remy, fig. 51. — Il appartient
également à une femme variqueuse de 55 ans qui est atteinte de cette
déformation depuis 5 ans. Elle n'a jamais pu cicatriser son ulcère, qui
est encore très étendu et s'est promené autour de son membre. L'anneau compressif n'est pas aussi marqué que celui de Jacques. J'ai
perdu cette femme de vue.

____

(1) Verneuil, Difformités des pieds et des orteils consécutives à certaines
phlébites des membres inférieurs. *Gazette médicale*, avril 1890.

Paul Petit, Phlébite post-puerpérale. Pied-bot phlébitique. *Journal de médecine de Paris*, 1898.

CHAPITRE XXI

Éléphantiasis rouge variqueux.

Parmi les dermites qui compliquent l'état variqueux l'une des plus curieuses est assurément l'éléphantiasis rouge.

C'est une affection assez rare dont nous n'avons observé que quatre cas en dix ans (1), et nous n'avons qu'une seule nécropsie, incomplète, mais suffisante pour nous donner connaissance des lésions de la peau.

On constate simultanément : 1° une altération des vaisseaux sanguins, dilatation des capillaires avec inflammation de leur tunique interne ; 2° une dermite hypertrophique avec production de tissu lâche comme celui des polypes œdémateux ; 3° des traces d'hémorrhagies interstitielles révélées par les leucocytes chargés de matière colorante du sang.

L'aspect clinique est caractérisé par la déformation éléphantiasique de la région où siègent d'ordinaire les veines, c'est-à-dire de la jambe immédiatement au-dessus du pied. Dans toute son étendue la peau est rouge, un peu œdémateuse, les papilles en sont saillantes et donnent une apparence de maroquin.

Cette peau éléphantiasique est lâche sur les tissus sous-jacents, le membre semble flotter à son intérieur. Nous l'avons vu remonter jusqu'au pli de l'aine.

Elle se limite à sa partie supérieure par des dentelures irrégulières.

L'affection évolue par poussées sans fièvre.

Chaque fois qu'il y a une période active la rougeur reprend de l'intensité ; on dirait un érysipèle ou une lymphangite. Mais il n'y

(1) A l'aide de ces documents, dès 1895, un de nos élèves, le Dr Renaudin dans sa thèse inaugurale (*Sur quelques complications des varices des membres inférieurs*) publiait un chapitre intitulé : Éléphantiasis variqueux, d'origine vasculaire sanguine.

a pas de ganglions et pas d'état général grave. Elle ressemble aussi à l'éléphantiasis des pays chauds.

Avicenne parlant de la couleur de l'éléphantiasis, disait déjà qu'il est quelquefois rouge. Je n'ai pas pu savoir si ce mot s'appliquait à l'éléphantiasis variqueux, ou s'il s'appliquait à l'éléphantiasis parasitaire des pays chauds qui procède souvent par poussées érysipélateuses.

Quand la poussée cède, le membre reste moins rouge et prend une coloration un peu brunâtre.

Cette affection est envahissante.

Obs. — *Eléphantiasis rouge*, par Ch. Remy. — Un cocher alcoolique, âgé de 50 ans, entre en 1892 dans mon service de l'infirmerie de la Maison de Nanterre pour un éléphantiasis des deux membres inférieurs, s'étendant des pieds jusqu'à la partie moyenne des cuisses.

Cet homme raconte que depuis de longues années il avait des varices volumineuses des deux membres et que jamais il n'a eu d'ulcère variqueux ; on ne trouve d'ailleurs pas de cicatrices sur le tégument.

Le gonflement des membres s'est fait progressivement par une série de poussées. Chacune d'elles a été caractérisée par l'apparition de plaques rouges, légèrement saillantes, à bords irréguliers, ressemblant à des plaques de lymphangite ou d'érysipèle.

A la suite de ces gonflements répétés, la peau restait rouge, et chaque fois un nouveau territoire de peau saine était envahi.

Je vis ce malade à plusieurs reprises dans mon service et je fus témoin de plusieurs accès. Au niveau des parties les plus anciennement atteintes, la peau rouge présentait une série de saillies peu volumineuses, comparables aux gros grains de maroquin, séparées les unes des autres par des sillons plus ou moins profonds. Ces végétations papillomateuses étaient recouvertes d'écailles épidermiques plus ou moins épaisses.

Au niveau des plaques nouvelles, la peau présente une coloration rouge vif que la pression du doigt ne fait pas disparaître, coloration qui est limitée par un bord festonné légèrement saillant. Il n'y a pas d'élévation notable de la température locale, pas de gonflement douloureux des ganglions inguinaux. Il n'existe pas de fièvre ni de troubles gastro-intestinaux. Le malade éprouve un peu de malaise et de fatigue, il est obligé de garder le lit, mais il a conservé son appétit.

Je vis ce malade à plusieurs reprises dans mon service et deux fois il put reprendre ses occupations. Lorsqu'il fut admis une troisième fois il était cachectique, amaigri, présentant une teinte jaunâtre qui contrastait singulièrement avec la coloration rouge de ses membres inférieurs considérablement hypertrophiés. La teinte rouge était confluente sur les jambes ; au niveau des cuisses les placards rouges étaient

plus ou moins séparés les uns des autres et formaient des dessins irréguliers avec saillies et angles rentrants.

Au-dessus d'eux apparaissaient des varices énormes sous forme de
cordons sinueux et saillants.

Le malade présenta à plusieurs reprises des troubles de circulation
cérébrale et ne tarda pas à mourir cachectique.

Ce malade ayant succombé, je pus étudier au microscope les
lésions de sa peau.

Rien de très spécial dans l'épiderme, mais le derme a des altérations considérables.

En beaucoup d'endroits les papilles sont énormément augmentées de volume, et remplies de cellules rondes comme dans les
inflammations.

Le derme est infiltré d'une quantité innombrable de cellules de
nature conjonctive ou de cellules migratrices, surchargées du pigment jaune du sang décomposé.

Les cloisons conjonctives du tissu adipeux sous-cutané en sont
également remplies.

Les différentes portions du tégument, papilles, derme, panni-
cule adipeux, sont parcourues par des vaisseaux capillaires ex-
traordinairement dilatés. Sur certaines coupes ces vaisseaux fins
sont très rapprochés les uns des autres (voir figures 52 et 53) et
disposés parallèlement les uns aux autres. Ils ont un calibre dix
fois plus grand que les capillaires de la peau normale et cette
augmentation de calibre, qui saute aux yeux de l'observateur, se
poursuit jusque dans les ramifications terminales intra-papillaires.

Ce qui prouve bien qu'il s'agit de capillaires sanguins, c'est
qu'ils sont gorgés de globules rouges tassés les uns contre les
autres. Très abondants dans la couche moyenne et profonde du
derme, ces vaisseaux se prolongent jusque dans les papilles. Au
centre de celles-ci on peut trouver de véritables pelotons ou des
arborescences de vaisseaux dilatés à la place des petites anses
solitaires qu'on rencontre sur une coupe de peau normale.

En recourant à des grossissements convenables, il est aisé de
reconnaître que les parois des vaisseaux sont considérablement
épaissies. Sur quelques coupes minces, choisies à cet effet, on
peut facilement distinguer les cellules endothéliales qui, remar-
quables par leur volume, semblent gonflées. Ces capillaires, avec

leur revêtement, ressemblent à certaines portions des canaux
urinifères dans les anses de Henle, où l'épithélium de revêtement
est aplati. De plus, ces cellules endothéliales sont troubles et chargées de granulations. Elles reposent sur une paroi amorphe, qui
à peine visible à l'état normal forme dans le cas particulier une
couche épaisse. Il existe donc de l'endocapillarite en même temps
que de la capillarite caractérisée par l'épaississement des parois
vasculaires. On comprend ainsi que, malgré leurs énormes dimen-

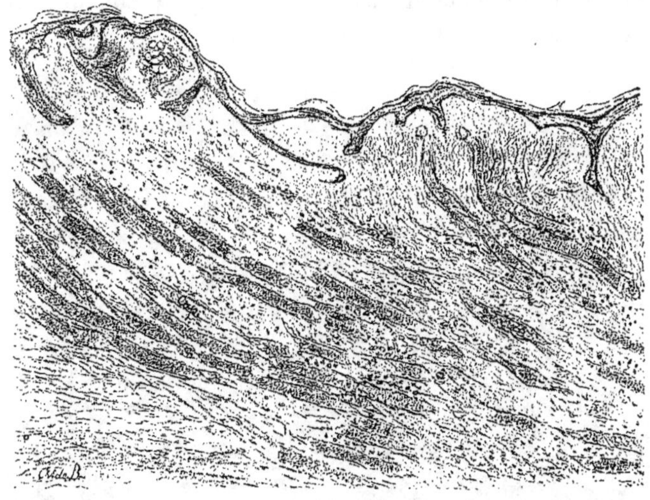

Fig. 52. — Coupe perpendiculaire. Grossissement faible. Peau d'éléphantiasis
rouge montrant l'énorme dilatation des capillaires intra-dermiques qui sont
remplis de sang. On y voit un peloton capillaire qui remplit une papille. Des
leucocytes noirâtres sont disséminés partout.

sions, ces vaisseaux ont une lumière rétrécie. Le dépoli de la
paroi vasculaire doit gêner la circulation capillaire.

Dans le tissu conjonctif plus ou moins dense qui sépare ces
vaisseaux les uns des autres, on retrouve une quantité considérable de points noirs ; ils forment même par place de véritables
manchons autour des capillaires. Ces points noirs sont des cellules migratrices ou leucocytes infiltrés de granulations de pigment, vraisemblablement dérivées du sang. Ces cellules sont
distendues à ce point qu'elles atteignent les dimensions des cellules nerveuses de la moelle épinière qui sont, comme on le sait
les plus gros éléments cellulaires du corps humain ; on peut les

reconnaître à l'œil nu. Sur les surfaces de section perpendiculaires à la direction des vaisseaux le manchon pigmentaire est des plus faciles à observer.

Aucun vaisseau lymphatique ne peut être retrouvé.

L'altération pathologique semble donc bien intéresser les capillaires sanguins. Ils sont dilatés, ils présentent de l'endocapillarite et la dermite qui les entoure est à forme à la fois œdémateuse et hémorrhagique. Il s'est produit des hémorrhagies capillaires interstitielles qui ont donné naissance à l'hématoïdine qui remplit les leucocytes.

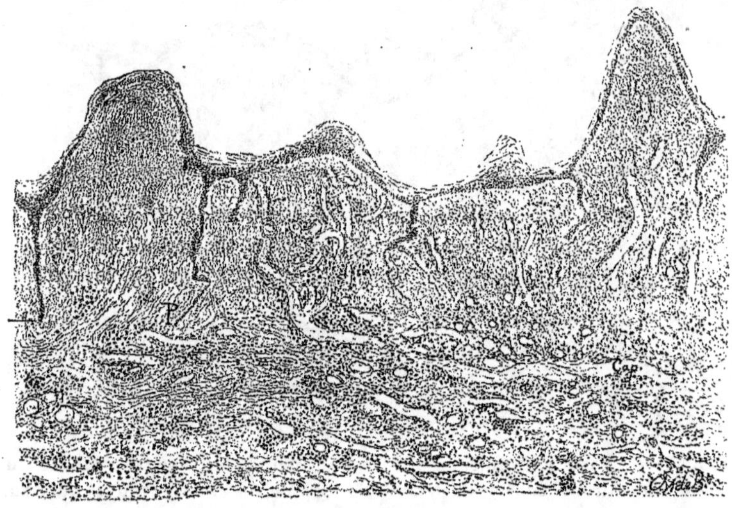

Fig. 53. — Coupe perpendiculaire. Grossissement fort. Peau d'éléphantiasis rouge d'origine veineuse. On y voit l'énorme volume et la disposition en saillie des papilles dermiques. P. Prolongements épidermiques qui séparent les papilles. *Cap*. Capillaires dilatés et entourés de cellules migratrices chargées de pigment.

Obs. — *Eléphantiasis rouge*, par Ch. Remy. — La même année 1892, quelques jours seulement après que j'avais constaté la nature de cette singulière affection, une paysanne, blanchisseuse de Nanterre, âgée de 50 ans, entre à l'infirmerie pour une affection des deux membres inférieurs, semblable à la précédente.

Cette femme venait d'être prise d'accidents particuliers du côté de ses jambes. Elle portait jusqu'alors des varices des deux membres inférieurs qui ne l'avaient gênée que par leur volume et les douleurs qu'elles provoquaient. Mais depuis une quinzaine de jours elle avait été prise, sans cause connue, ni ulcère, ni plaie, ni irritation spéciale

de la peau, d'une sorte d'éruption sur la jambe gauche. La peau était
rouge, violacée. Elle était épaisse, surélevée. La plaque de gonflement
qui pâlissait sous le doigt était limitée par un rebord comme un érysipèle. Il n'y avait ni ganglions, ni traînée lymphangitique, aucun état
général, mais un malaise qui avait déterminé la malade à venir se
faire soigner.

Cette poussée céda à un repos d'une quinzaine, aidé de lotions antiseptiques. La peau reprit une teinte presque normale.

N'était-ce pas le début d'une capillarite variqueuse.

Mais je n'ai pas revu la malade et n'ai pas eu de renseignements
depuis sur la marche de son affection.

CHAPITRE XXII

De la guérison spontanée.

Compter sur la guérison pure et simple des varices par le repos serait se bercer d'un espoir irréalisable.

La guérison sans intervention succède le plus souvent à la phlébite adhésive, et il est remarquable qu'à la suite de cette oblitération veineuse, l'induration cutanée ne disparaît pas et que les varices peuvent même se reproduire.

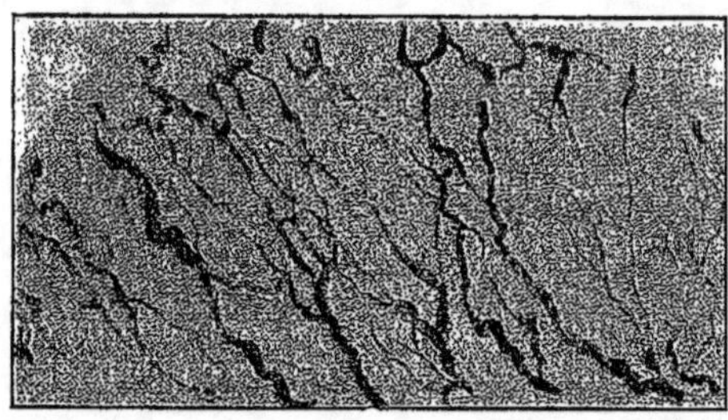

Fig. 54. — Fausse guérison. — Semelle veineuse injectée par voie rétrograde sur un vieillard dont les varices n'étaient plus apparentes. — (Radiographie grandeur naturelle.)

J'ai observé une femme ainsi guérie, mais au prix d'une rétraction cicatricielle et d'un pied-bot équin. Pendant dix ans elle ne put marcher et resta sans varices et sans ulcères. Enfin, grâce à un traitement approprié, ténotomie, redressement sous le chloroforme, elle put reprendre le travail, mais au bout de quatre ans à la suite de fatigues, l'ulcère reparut.

Il n'est pas rare de voir cette affection diminuer peu à peu avec l'âge. Elle finirait même par disparaître. C'est par cette parole consolante que se terminait en 1876 l'article sur les varices de Jamain et Terrier.

Il est vrai que les varices semblent quelquefois avoir disparu chez des vieillards, mais ce résultat qui est dû à la cessation de toute activité physique n'est qu'apparent.

Si l'on cherche à l'aide de moyens appropriés quel est l'état des vaisseaux veineux, on constate que des lésions très caractéristiques sont visibles. Ainsi nous avons injecté avec des poudres métalliques et radiographié ensuite la peau de la jambe et du pied d'un vieillard qui avait seulement des traces de varices. Or on peut voir sur la figure ci-jointe (fig. 55, pl. II) (1), que les veines et les veinules sont allongées et flexueuses, et que c'est à peine s'il existe deux valvules. De plus, le liquide à reflué d'une façon anormale vers la semelle veineuse qu'il a injectée et que nous reproduisons figure 54. Si ce vieillard avait recouvré sa force, il aurait vu venir ses dilatatations variqueuses.

De même s'effacent les varices chez les hommes jeunes qui obtiennent la faveur d'un long séjour à l'hôpital, et le travail a toujours été la cause des rechutes. Si la dilatation variqueuse ne guérit que lorsque l'homme est classé au rang des êtres incapables de gagner leur vie, le résultat est maigre et la société restera surchargée d'infirmes.

(1) *Explication de la fig.* 55 (pl. II). — FAUSSE GUÉRISON CHEZ UN VIEILLARD. Peau de la jambe depuis le genou jusqu'au cou-de-pied détachée des parties profondes et étalée à plat pour obtenir la radiographie des veines injectées au suif et minium qu'elle contient dans son épaisseur. Les saphènes sont désignées en toutes lettres ou marquées SI ou SE. Les communicantes indiquées par la lettre C sont très nombreuses. A' désigne la veine anastomotique inférieure. I, est une des branches du réseau veineux du genou. II, est la branche antérieure et supérieure de la saphène interne. III, est la branche antérieure et moyenne. IV, la branche antérieure et inférieure. — Trois renflements sur la partie inférieure d'une des saphena minor révèlent les seules valvules encore en fonction. Les veines obliques et transverses sont plus altérées que les verticales, la branche anastomotique inférieure et une des communicantes postérieures sont très altérées et très flexueuses. Les petites veines sont proportionnellement plus malades que les grosses. Le canal veineux externe n'est pas visible sur cette préparation. Il est représenté par un réseau.

TROISIÈME PARTIE

___

CHAPITRE XXIII

Traitement.

I

Traitement palliatif.

Le traitement médical, palliatif ou conservateur comprend deux parties, la compression et le repos qui peuvent être mis en usage simultanément ou isolément.

Compression. — La compression des membres variqueux a donné de bons résultats. Sans amener la guérison, elle a prévenu les accidents et les complications. Elle supplée, dit Verneuil, à la contractilité et à l'élasticité qui font défaut dans les veines.

Nous ajoutons qu'elle remplace aussi l'élasticité de la peau qui ne peut résister longtemps à la distension veineuse et disparaît devant l'envahissement des capillaires sclérogènes.

Elle limite la distension des téguments. Elle les protège en outre comme une cuirasse contre les chocs. Elle allège le membre en empêchant le sang d'y affluer.

On ne s'imagine pas la quantité de sang qui s'accumule dans un membre variqueux et je rappelle à ce sujet l'histoire du boulanger, dont j'ai parlé page 109, qui se trouvait mal par anémie cérébrale quand il se mettait debout après avoir enlevé ses bas compressifs.

14

Je l'ai vu changer de couleur, pâlir et tomber en défaillance pendant que je l'examinais. Il est certain que, sur les cinq litres de sang qui constituent la moyenne habituelle contenue dans les vaisseaux, un tiers peut-être de la quantité s'était précipité dans les veines, dont les parois n'avaient plus leur soutien habituel.

Les jambières de peau fine et souple exactement appliquées à l'aide de lacets, étaient employées de toute antiquité, car on en trouve l'indication dans Avicenne.

Elles ont été remplacées par les bas de tissu élastique dont le principal agent d'élasticité est le caoutchouc.

Ces bas suppriment l'ennui du lacet. Ils sont d'une application instantanée, mais ils ont par contre un grand défaut, c'est celui de ne pouvoir être réglés dans la compression qu'ils produisent.

Le bas élastique amélioré par un lacet qui permettrait de distribuer exactement la pression aux endroits qui en ont besoin, serait de beaucoup préférable.

Tels qu'ils existent les bas élastiques sont très défectueux, les chirurgiens sont unanimes pour dire qu'ils peuvent devenir rapidement dangereux.

Ils ne sont utiles que s'ils sont bien faits et bien ajustés et s'ils conservent leur élasticité ; s'ils produisent une constriction locale ils amènent de la douleur en ce point et de l'œdème au-dessous ; s'ils font des plis ils excorient la peau et provoquent le début de l'ulcère ; s'ils ne serrent pas ils ne servent à rien.

Il est donc indispensable qu'ils soient entretenus et renouvelés. Aussi, malgré leur prix modique, deviennent-ils impraticables pour une certaine catégorie de patients et surtout pour ceux qui en ont le plus grand besoin, pour les pauvres.

Le bas élastique donne une fausse sécurité, car il n'empêche pas la dilatation capillaire de faire des progrès et de produire sournoisement les désordres redoutables que l'anatomie pathologique nous a révélés.

A plus forte raison repoussons-nous les bandes élastiques et surtout les bandes de toile inextensible parce qu'elles sont presque toujours serrées à l'excès par des mains inexpérimentées (1). Nous connaissons cependant des variqueux qui ont tiré bénéfice

____

(1) H. A. Martin, *Transactions of the American med. association*, 1877, tome XXVIII, p. 589 (bande élastique).

de l'application bien faite de bande de tissu léger, souple, élastique et perméable, comme la bande de crêpe Velpeau.

*
* *

Le bandage. — Récemment Landerer (1) a émis la prétention d'arrêter le cours rétrograde du sang à la cuisse par une compression portant uniquement sur la veine saphène à la cuisse. Il se sert d'un ressort spiral dont les extrémités reposent sur le vaisseau à diverses hauteurs. Il produirait ainsi une sorte de valvule artificielle dont bénéficierait le segment du membre sous-jacent. Nous n'avons aucune observation personnelle de ce moyen de traitement, mais nous doutons qu'il arrive jamais à être supérieur à la valvule artificielle succédant à une opération.

II

Le repos.

Le repos comme traitement palliatif des varices et de leurs complications a toujours été un excellent remède ;

Mais compter sur la guérison pure et simple par ce seul moyen de traitement serait se bercer d'un espoir irréalisable. Il faut cependant reconnaître qu'il peut par lui seul amener la guérison de certaines complications, qu'il sera toujours un adjuvant extrêmement utile des autres traitements et que pour certains sujets et dans certains cas il doit être recommandé à titre prophylactique.

*
* *

Repos au lit. — Il y a du reste des variétés dans le repos. A côté du repos au lit se place le repos incomplet ou par cessation du travail habituel.

Nous avons déjà dit combien la circulation du membre inférieur se trouvait facilitée par la position horizontale, c'est le repos idéal pour les veines qui échappent ainsi à toutes les causes de pression hydraulique par l'action de la pesanteur. La contractilité et

(1) *Ber. und Verhandl. d. deutschen Gesellsch. f. Chir.*, Leipzig, 1891, tome XX. Vers 1840 Sanson avait déjà essayé un compresseur.

l'élasticité reprennent le dessus et la veine revient ou à peu près à son calibre, à moins d'endophlébite ou de lésion trop avancée des tissus voisins. Mais il est rare que l'homme adulte consente à garder le lit pour des varices simples ; il n'y reste que lorsqu'il y est obligé par des complications et le retour des veines à un état voisin de la normale n'est que momentané. Dès que le travail est recommencé les accidents se reproduisent.

*
* *

Repos incomplet. — Le repos incomplet est celui qui résulte de la cessation momentanée du travail, sans décubitus dorsal prolongé.

Il supprime l'effort et la fatigue et empêche les attaques d'asystolie veineuse. Il n'est pas aussi prompt dans son action bienfaisante que le décubitus dorsal, mais il a donné des résultats très heureux. On sait du reste que l'expérience manométrique de Delbet a montré fort peu d'écart entre les hauteurs successives de la colonne mercurielle manométrique dans la position horizontale ou dans la position verticale de son sujet au repos. C'est l'effort qui change tout.

Aussi à titre de *prophylaxie*, il faut recommander aux variqueux certaines professions dans lesquelles les efforts et la fatigue sont supprimés. Elles agissent comme le repos incomplet et soulagent beaucoup les veines disposées à la dilatation. Malheureusement il n'est pas toujours facile de changer de profession, mais chez quelques malades qui ont pu le faire nous avons vu se produire d'excellents résultats.

*
* *

Préférences populaires. — De ces deux moyens de traitement palliatif l'un est tout à fait populaire. Il est le plus souvent institué sans aucun avis médical et de la propre autorité du patient, grâce aux réclames de la rue et des journaux, grâce à une sorte de tradition qui se retrouve dans toutes les classes de la société. C'est le bas élastique ou la compression d'une manière quelconque.

L'autre, le repos, bien que recommandé par le médecin, n'est pas souvent employé par le client, qui n'en comprend pas l'utilité.

Ignorant la plupart du temps ce que c'est que la circulation du sang il s'en tient au préjugé vulgaire (la marche fait circuler le sang) et n'exécute pas la prescription qui lui serait utile.

La compression exerce au contraire une action visible et satisfait son raisonnement. Elle lui permet en outre de continuer la profession. Aussi a-t-elle eu la vogue et le médecin a dû aider à son succès pendant longtemps. Il était désarmé. L'expérience du passé lui avait appris que le traitement chirurgical n'avait pas toujours donné de résultats heureux, et depuis le commencement du siècle la méthode de traitement palliatif régnait sans conteste. Personne ne voulait plus toucher aux varices. Elles étaient comme un *noli me tangere*. Mieux valait vivre variqueux que succomber après une tentative opératoire. Aussi le praticien, lorsqu'il était consulté à l'occasion d'une complication variqueuse quelconque, eczéma ou ulcère, n'avait-il qu'à confirmer le traitement compressif déjà appliqué sans lui par le malade, son action personnelle se bornant à prescrire quelque pommade ou quelque médicament comme topique local. Quel qu'il fût, le traitement palliatif était l'aveu d'impuissance du médecin qui se bornait à aider un peu la nature.

*
* *

Jusqu'à ces dernières années le variqueux devait être considéré comme un infirme au-dessus des ressources de l'art. Le traitement palliatif ne pouvait ni faire cesser l'ectasie capillaire, ni faire disparaître les foyers qui l'accompagnent, ni arrêter le recul du sang, ni soustraire le membre malade au coup de bélier rétrograde produit par l'effort. Il pouvait momentanément améliorer une infirmité ; la guérir, jamais.

Si les vieillards voyaient quelquefois leurs varices diminuer, c'était à la cessation de leur activité qu'ils le devaient, mais ce n'était pas là une guérison véritable.

Heureusement les temps sont changés.

Le traitement chirurgical des varices a cessé d'être dangereux et le médecin peut le conseiller sans crainte avec l'espoir d'obtenir des guérisons durables.

III

Traitement chirurgical.

Il est de notre devoir de faire connaître aux médecins et au public encore mal instruit les avantages que les variqueux peuvent tirer du traitement chirurgical. Nous avons la conscience de faire œuvre utile de vulgarisation. C'est du reste en nous appuyant sur une longue liste de succès remportés par les opérateurs les plus divers et les plus autorisés.

*
* *

Historique. — Lorsque l'emploi de l'antisepsie eut écarté les dangers d'infection qui rendaient jusqu'alors si redoutables les opérations des veines, leur nombre se multiplie rapidement.

Voici, classée par années, une liste des opérateurs :

1875. — Davies Colléy, Marshal, Steele, Farrant Fry, Lucas-Championnière, Rigaud.

1877. — Starke, Schede, Risel.

1879. — Annandale.

1883. — Mari.

1884. — Medini, Madelung, Weinlechner.

1885. — Lebrun.

1886. — Kendal, Franks.

1889. — Patterson, Bennett, Phelps.

1890. — Montaz, Trendelenburg.

Dès lors le succès opératoire n'est plus douteux. Le traitement chirurgical des varices devient une affaire courante, mais presque tous ces noms sont étrangers.

Les chirurgiens français, Lucas-Championnière excepté, étaient hostiles à ce genre d'intervention.

Longtemps après le début de la période antiseptique, en 1883, une thèse de Paris (1), inspirée par Duret, professeur à Lille, rappelait encore le danger des blessures, et même de la simple dénudation des veines.

(1) Verdier.

C'est en 1886 que commence la réaction contre l'inertie, jusqu'alors observée par nos compatriotes, dans le traitement des varices. Mais la question progresse lentement.

Schwartz, malgré son article du *Dictionnaire de médecine et chirurgie pratiques* a tenté l'extirpation avec ligatures pour des varices déterminant d'intolérables douleurs. Il en annonce brièvement le résultat à la Société de chirurgie.

En 1890, Quénu, dans le *Traité de chirurgie* de Duplay et Reclus, résumé presque officiel de l'état de la chirurgie en France, discute cette intervention comme n'ayant pas fait ses preuves, et la même année, Ricard, dans la *Gazette des hôpitaux*, à propos de guérison de varices par les ligatures multiples annoncées par Montaz, de Grenoble (1), considère la cure radicale comme étant peu probable, et recommande de n'opérer que des cas très peu nombreux.

En 1891, Cerné envoie une observation de traitement chirurgical des varices à la Société de chirurgie. Dans le but de guérir un ulcère variqueux, il enleva un paquet de veines derrière le condyle interne, et une grosse veine flexueuse située en arrière de la plaque ulcérée. Sa malade guérit en trois semaines, et il la revit guérie trois mois après l'opération. Il propose donc d'opérer plus fréquemment et de suivre les traces des chirurgiens étrangers.

La discussion qui suivit fournit à Quénu, Reynier, Lucas-Championnière et Schwartz l'occasion de se montrer à nouveau partisans de la résection.

Le rapporteur, Quénu, commence par déclarer que la question ne lui paraît pas encore assez documentée pour qu'il se prononce sur la valeur des opérations ; qu'il n'a pas assez d'observations avec des résultats éloignés. Cependant, il ne s'obstine pas à rejeter cette opération, car il l'a pratiquée quatre fois.

Reynier dit à ce propos qu'il a plusieurs fois eu recours à l'excision des varices. Trois fois surtout il en a obtenu une réelle amélioration. Un de ses malades, opéré il y a quatre ans, a été revu au bout d'un an en bon état ; deux autres, dont une infirmière de son service d'hôpital, ne sont opérés que depuis quelques mois.

(1) *Dauphiné médical*, 1890.

L'amélioration fonctionnelle est considérable, mais M. Reynier est le premier à reconnaître qu'il ne s'agit pas là d'un traitement radical, car les varices ont diminué mais n'ont pas disparu.

Lucas-Championnière rappelle son cas déjà ancien de 1875. Il a, dans ce cas grave, fait des ligatures veineuses multiples à un homme qui, pendant dix ans, est resté guéri ; puis est survenue une récidive, traitée avec succès de la même manière. Depuis, le sujet a été perdu de vue. Il y a donc bénéfice réel, mais non point cure radicale.

Schwartz donne des nouvelles récentes d'un des opérés dont il a parlé dans l'avant-dernière séance, à qui il avait fait quatre ligatures de la saphène avec résection de troncs volumineux, et chez qui l'amélioration des varices et la cicatrisation de l'ulcère persistent.

En 1892, Schwartz publie de nouveaux cas dans la thèse de Charrade. Il combine la ligature et la résection, mais préfère celle-ci.

Quénu expose au Congrès de chirurgie les résultats excellents de l'extirpation des varices du nerf sciatique pour la guérison des névralgies.

Ricard accepte l'opération et en donne quelques cas dans la thèse d'Archambaud.

Enfin, nous-même, nous faisons connaître au Congrès de chirurgie les résultats tant immédiats qu'éloignés de plus de cinquante opérations personnelles.

En 1893, nouvelle communication de Reynier favorable au traitement chirurgical (1).

En 1894 enfin, paraît une clinique du professeur Tillaux qui discute les conditions de l'intervention et en explique l'utilité (2).

L'opération est désormais acceptée en France.

Schwartz, Reynier, Grosmaire et moi en France, Trendelenburg en Allemagne, Bennett en Angleterre, Lastara en Italie contribuent à vulgariser cette notion et il ne me reste qu'à répéter ce que je disais en 1898 devant le Congrès de chirurgie français.

Quand on pense que quelques centimètres de veines extirpées

(1) *Soc. de méd. et de chir. prat.*, 4 fév. 1893.
(2) *Tribune médicale*, 15 fév. 1894.

et liées peuvent arrêter un mal progressif, il me semble qu'il n'y a pas à hésiter.

C'est par centaines que je compte mes opérés ; par centaines que les compte mon ami Schwartz. Des milliers d'opérations ont été faites avec succès ; il faut donc que ce traitement soit propagé.

Procédés recommandés. — Les procédés chirurgicaux dont nous recommandons l'emploi sont au nombre de deux : 1° l'extirpation ou résection entre ligatures de toute l'étendue des veines malades.

2° La résection de la saphène au-dessus du genou ou valvule artificielle.

Il y a beaucoup d'autres procédés employés que nous repoussons. Nous les exposerons et nous dirons ensuite les raisons de ce jugement d'exclusion.

Premier procédé. — *Extirpation complète ou résection très étendue entre ligatures. Manuel opératoire.* — L'incision sera très variable dans son étendue et sa direction suivant les vaisseaux qu'elle devra découvrir.

J'en ai fait qui mesurent 45 centimètres ; du reste, quelques centimètres de plus ou de moins n'ont aucune influence sur la marche de la cicatrisation, qui reste la même. Parfois je laisse un pont de peau intacte, pour faciliter l'affrontement pendant la suture.

On tâchera de faire l'incision unique et verticale ; souvent il en faudra de multiples, obliques, sinueuses, en zigzag, pour la recherche de paquets variqueux multiples.

Quand la dissection des veines menace de produire des décollements, il vaut mieux faire une nouvelle incision parallèle.

Le temps de l'opération le plus important est la ligature de tous les vaisseaux ; c'est le seul pour lequel nous ayons donné une règle fixe ainsi formulée : fermeture de tous les vaisseaux grands et petits.

La plaie doit être absolument exsangue :

1° Pour éviter la perte de sang opératoire ;

2º Pour ne pas avoir d'épanchements consécutifs, qui retardent la cicatrisation et menacent de suppuration ;

3º Pour éviter l'infection des veines pendant et encore plus après l'opération.

Cherchez à saisir la veine avec les doigts, qui déchirent moins que les pinces. Disséquez, en rasant de près, et, sitôt qu'il existe une plaie de la veine, fermez-la par une pince hémostatique ; il faut bien prendre garde de ne couper aucune des branches collatérales, de les disséquer, si elles paraissent malades, jusqu'à leur partie saine, et de mettre une pince sur chaque vaisseau qui se perd dans la peau.

La ligature des gros vaisseaux qui montent vers le pli de l'aine a toujours été, de ma part, l'objet d'un soin tout spécial.

Saisissant la veine, je tire sur elle autant que possible, pendant que je fais rétracter la peau, de façon à placer ma ligature aussi haut que possible. Quand la veine est coupée, la partie liée se rétracte profondément ; elle est devenue, en quelque sorte, sous-cutanée ; elle est aussi éloignée que possible de la plaie. J'espère ainsi mettre le vaisseau à l'abri des germes que les pansements pourraient apporter sur la plaie, et j'y ai réussi, puisque chez un malade qui succomba à une lymphangite, les veines bien qu'elles fussent baignées dans le pus avaient résisté à l'infection.

Quant aux petits vaisseaux, leur mode de ligature n'a rien de particulier.

Une suture en surjet au crin ou au catgut termine l'opération.

*
* *

Des difficultés opératoires. — Quand les veines variqueuses sont accompagnées de varices des capillaires ou des véinules de la peau, l'incision est quelquefois suivie d'une *hémorrhagie* très abondante. Les pinces sont inutiles dans ce cas. Prenez des écarteurs à griffes et tirez fortement les lèvres de la plaie, vous arrêterez immédiatement l'écoulement du sang.

La nature des veines est une autre cause de difficultés. A côté des veines variqueuses, solides et résistantes qu'on peut décoller par simple traction ou libérer par quelques coups de bistouri, il y en a d'autres, au contraire, qui sont friables et sans résistance. Elles cèdent au moindre effort, se rompent à chaque instant, le

sang coule. Il faut alors multiplier les pinces et disséquer péni-
blement.

Quand il n'y a pas d'ulcère ou que le bistouri en est loin, la séparation des *adhérences* est possible, même avec des mauvaises
veines.

La paroi veineuse se trouve presque toujours libre dans une
grande étendue, souvent même il existe une cavité artificielle dans
laquelle on manœuvre aisément à la sonde cannelée et au bistouri.
Si l'adhérence est dure, on taille un peu dans la graisse.

Mais dans l'épaisseur des dermites et dans le voisinage de l'ulcère, la veine est totalement adhérente et sa dissection est hasar-
deuse ; on la blesse ou on la brise souvent, et le sang coule abondamment. Les pinces ne mordent pas dans le tissu induré. Le
mieux, pour obtenir l'hémostase, est d'inciser dans la direction
du vaisseau béant, de circonscrire son orifice par des incisions
qui créent des lambeaux sur lesquels la pince puisse se fixer.

On ne s'attend généralement pas à voir la *contraction veineuse*
des variqueuses gêner l'opérateur et lui créer une difficulté ; c'est
cependant ce qui se produit. La rétraction des veines variqueuses,
sous l'action des instruments et des antiseptiques est telle qu'on
peut se demander si l'on a affaire à une veine malade. La saphène passe du volume du pouce à celui d'une plume de corbeau.

Le repos prolongé (au lit) avant l'opération, le froid même au
moment de l'opération, peuvent produire les mêmes résultats, et
il est prudent de marquer les paquets variqueux d'avance, en
passant un pinceau chargé d'une solution de nitrate d'argent sur
la peau du malade.

Le tissu adipeux gêne quelquefois beaucoup, surtout chez les
femmes ; il est alors impossible de voir les veines, il faut les
sentir.

*
* *

L'extirpation a l'avantage de permettre de voir ce que l'on
fait.

Elle répond aux indications fournies par l'anatomie patologi-
que et la pathogénie.

Elle enlève, avec la veine malade, des tumeurs qui agissent par compression et usure et qui peuvent jouer le rôle de corps étranger au milieu des tissus.

Elle fait disparaître la source qui alimentait les capillaires, propagateurs de la périphlébite et de la sclérose.

Elle supprime les communications malades et interrompt le reflux normal du sang et des muscles vers la périphérie.

On peut objecter qu'il est difficile que l'opération soit complète et qu'il est impossible d'enlever tous les vaisseaux malades. Nous répondrons que l'anatomie et la physiologie pathologiques donnent au chirurgien l'espérance de produire des améliorations à distance sans qu'il soit dans la nécessité absolue de détruire toute l'étendue du mal ; que des veines dilatées, encore à la période de l'hypertrophie compensatrice, reprendront leur état naturel ; que des veines présentant de la périphlébite pourront se guérir quand le choc rétrograde du sang sera supprimé, et enfin que, en supprimant une veine malade, on anémie les capillaires qu'elle émet au loin, et peut arrêter la sclérose et les troubles de nutrition.

L'extirpation des varices est une véritable opération laborieuse et longue (une demi-heure ou trois-quarts d'heure au moins).Elle nécessite l'emploi du chloroforme qui augmente la gravité de l'opération, c'est le reproche qu'on lui a fait. Il est certain qu'elle ne peut soutenir la comparaison avec les résections au-dessus du genou ou les ligatures multiples à ce point de vue ; mais, sur beaucoup d'autres, elle leur est bien supérieure.

*
* *

2ᵉ procédé. — *Résection partielle au-dessus du genou. La valvule artificielle.* — Elle consiste à faire au-dessus du genou une ou deux résections entre ligatures du tronc ou des troncs de la saphène interne.

C'est là l'opération de Trendelenburg.

Le nombre et le siège des résections varie suivant les opérateurs. Ils s'accordent à faire une large ablation de la veine ; quelques-uns font même des résections étagées, ainsi Schwartz recommande d'en faire une première immédiatement au-dessous de l'abouchement dans la veine fémorale, une autre au milieu de la

(1) André Couderc, *L'opération de Trendelenburg.* Thèse de Paris, 1898.

cuisse, une troisième au-dessus du condyle fémoral et une quatrième au-dessous du condyle tibial.

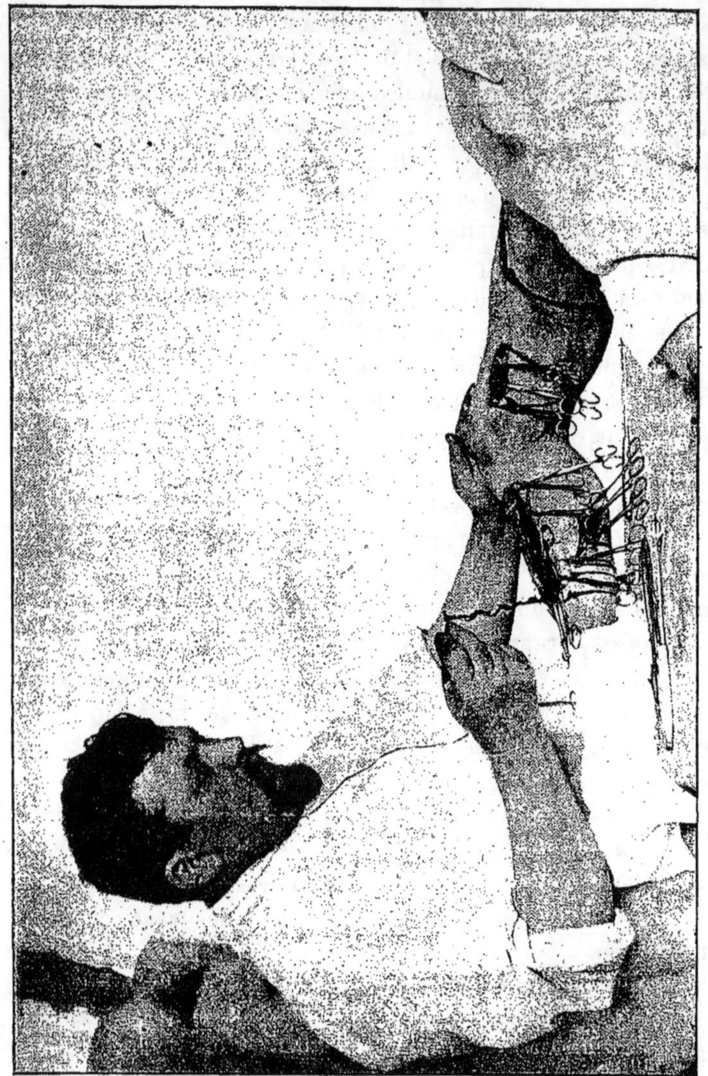

Fig. 56. — Elle montre à la fois l'extirpation des veines à la jambe et la valvule artificielle de la veine saphène interne à la cuisse.

C'est ce qu'il appelle la ligature étagée ou résection entre ligatures.
Nous avons déjà exposé les difficultés qu'on peut avoir à trouver

cette veine si le sujet est chargé de graisse. Un autre écueil est dans les anomalies de division du gros tronc, il peut se faire qu'on ne lie qu'une branche et que la barrière soit ainsi fort incomplète.

Dans tous les cas, malgré ces petites causes d'erreur, l'opération est simple. Elle peut se faire très vite et ne nécessite pas l'emploi du chloroforme.

Quelques centigrammes de cocaïne donnent à la peau une insensibilité suffisante.

Cette *résection partielle* au-dessus du genou a pour résultat immédiat de refaire une valvule artificielle.

Quand elle amène la guérison elle ne l'obtient que par voie détournée. En bouchant les passages, en faisant un barrage, on diminue la pression sanguine sur les vaisseaux variqueux. On les met donc dans des conditions favorables pour que leurs lésions puissent rétrocéder ; mais cela ne ferme pas les capillaires sclérogènes, cela ne fait pas disparaître les plaques d'endophlébite, et s'il survient, comme nous l'avons vu, une coagulation sanguine dans les varices où le sang est ralenti, le malade est menacé de phlébite progressive.

Mais cette opération a l'avantage d'être facile, courte, de ne pas nécessiter d'anesthésie profonde : aussi a-t-elle eu la préférence dès l'antiquité à nos jours.

Seulement, je ne saurais trop le répéter, elle est incomplète.

C'est une méthode palliative qu'on emploie à défaut d'une autre meilleure.

Historique de ces procédés. — Les deux procédés que nous venons de décrire ne sont pas nouveaux.

L'extirpation est déjà décrite par Celse avec cette différence que l'hémostase n'était pas faite après la dissection du vaisseau ou bien qu'elle se faisait par application du fer rouge.

Cependant déjà Galien avait dans son livre *De methodo medendi* recommandé de lier les vaisseaux variqueux avant de les exciser.

La valvule artificielle remonte à Paul d'Egine, médecin grec, qui, dès le VIIe siècle, décrit la manière, qu'il tenait déjà de ses prédécesseurs, de disséquer, lier et réséquer les veines variqueuses en un lieu d'élection au-dessus du genou.

Cette méthode fut reprise par Fabrice d'Aquapendente, une des

gloires de l'école italienne vivant dans la deuxième moitié du
XVIᵉ siècle, qui appela l'attention sur les défauts de l'extirpation
à cause des pertes de sang. Depuis lors, elle fut seule pratiquée et
on ne lira pas sans intérêt la technique de cette opération exposée par Ambroise Paré (1).

« L'on coupe souventes fois la varice au-dedans de la cuisse, un
peu au-dessus du genouïl où la plupart se trouue l'*origine et production* de la veine variqueuse (2).... La cause pourquoi l'on incise
est à seule fin de couper le chemin et faire rampart au sang....

« Pour ce faire, il faut situer le malade à la renuerse, ayant les
jambes estendües non du tout, mais vn peu fléchies.

« Cela faict, on fera vne ligature à la cuisse, vn peu au-dessus
de l'ouuerture qu'on y fera et quatre doigts au-dessous, vne autre,
à fin de tuméfier la veine, et dessus le cuir, à l'endroit de la
veine, on fera vne marque d'encre pour ne faillir à faire l'incision,
laquelle se fera en cette manière : C'est que l'on eslèuera le cuir
en haut des deux costez et on fera l'incisiô au cuir sus le corps de
la veine sans toucher à icelle, où l'on auoit marqué d'encre.

« L'incisiô faicte, la veine sera manifeste à la veüe, et par dessous icelle on passera une aiguille à séton, enfilée à double fil, nô
ayant poincte aiguë mais vn peu ronde, de peur d'inciser la veine,
et on séparera les membranes de la veine, tant en haut qu'en
bas, puis on desfait les bandages de la cuisse, et après on liera
fermement la veine à la partie supérieure, puis le corps de la
veine au-dessous de la ligature sera incisé, ainsi que si l'on vou-
loit faire vne saignée, et par cette ouuerture sera éuacué le sang
de la partie inférieure tant qu'il sera nécessaire, et lors on liera
la partie inférieure de la veine comme on a fait la supérieure et
après on coupera entièrement le corps de la veine entre les deux
ligatures, laquelle estant coupée, ses deux extrémitez se retirent
et cachent tant d'vn costé que d'autre. »

Quelques lignes plus loin, A. Paré expose un autre procédé et
l'explication qu'il donne montre encore son intention de faire une
véritable valvule artificielle.

(1) Edition de 1607, *Œuvres de Paré*.
(2) Riolan appelait la saphène interne du nom significatif de nourrice des
varices.

« Autre manière de couper la varice, c'est d'appliquer vn cautère potentiel qui ronge et coupe la veine, puis se retire en haut et en bas ; et par ce moyen il y demeure vne *espace vuide* où après s'engendre de la chair ; et puis la cicatrice, qui sera dure et espesse, empeschera la fluxion en bouschant le passage de la dite veine.

« Et par ce moyen la veine variqueuse sera guérie. »

Cent ans plus tard, reproduisant la même opération, Everard Home renouvelait l'explication d'Ambroise Paré.

La ligature en ce point, disait-il, avait l'avantage de soustraire une partie de la pression exercée par la colonne de sang anormale, la cavité de la veine s'oblitérait au point ligaturé et il en résultait une espèce de valvule artificielle.

On voit que les précurseurs de Trendelenburg ne manquaient pas Ce n'est pas moins à lui que revient le mérite d'avoir remis en honneur ce procédé rejeté momentanément par tous les chirurgiens.

Procédés chirurgicaux encore employés que nous ne recommandons pas. — La plupart des opérateurs se contentent de chercher à enlever les veines, mais Schwartz plus radical encore (1) ajoute aux valvules artificielles, et à l'extirpation de paquets variqueux la résection des grands lambeaux cutanés comprenant dans leur épaisseur les varices et à leur surface l'ulcère (2).

Tracez au niveau de la face interne de la jambe, en y comprenant, si possible, tout le tronc flexueux de la saphène, un lambeau fusiforme, commençant immédiatement au-dessous du genou et finissant au-dessus de la malléole interne. Il a toute la longueur de la face interne de la jambe, empiétant en arrière sur le mollet, en avant sur la face interne du tibia. Sa largeur est de 5 à 6 centimètres, calculée de telle façon que l'on puisse, en rapprochant avec assez de force les deux lèvres cutanées de la plaie losangique, les réunir par des sutures.

On coupe jusque sur l'aponévrose jambière, puis relevant avec

---

(1) *Presse médicale*, 7 septembre 1898, et *Congrès de chirurgie*, même année.

(2) Matlakouski, *Norving Likarskie*, 1891, n° 10, aurait déjà extirpé ia peau amincie qui recouvre les varices et serait un précurseur de la méthode de Schwartz.

une pince le lambeau de bas en haut ou de haut en bas suivant le
côté, on le dissèque rapidement de façon à emporter avec lui les
veines qui lui sont sous-jacentes ; on pince le long des bords, ou
sur le mollet, les veines que l'on coupe, tâchant toujours d'en enlever le plus possible ; le tronc même de la saphène est sectionné
en bas, pincé, puis lié ; on en fait autant, quand on est arrivé à
la partie supérieure. Le lambeau tégumentaire et veineux enlevé,
reste une vaste plaie losangique à grand axe vertical, à petit axe
horizontal, garni de pinces dont on se débarrasse par des ligatures au catgut 0 ou 1. Lorsque tout est lié et que l'hémostase est
parfaite, on commence à suturer avec des crins de Florence forts,
en mettant 3 à 4 points de suture à distance comme points de repère et pour amener le rapprochement des lèvres de la plaie.

Il ne faut pas craindre que la peau soit trop tendue ; il est remarquable de voir qu'au bout de dix minutes, un quart d'heure,
la tension est déjà moins énergique et on arrive facilement à rapprocher les téguments alors qu'au début on le croyait impossible.

Il importe de veiller à une hémostase parfaite, de telle sorte
qu'il ne puisse se former aucun hématome sous la suture ; celle-ci
doit se composer de points profonds, puis de points superficiels
distants d'un centimètre au plus. Une fois la suture terminée, la
peau est tendue tout autour de la jambe et il semble que la stric-
tion ainsi exercée doive être intolérable ou entraîner des accidents. Il n'en est rien. Très rapidement, sous l'influence de
l'élasticité, la tension se répartit sur le pourtour de la jambe, et la
constriction est déjà moindre à la fin de l'opération.

Je confectionne de la sorte, dit Schwartz, un véritable bas naturel qui me paraît renforcer les résultats obtenus par les autres
opérations.

Si la perte d'élasticité était la chose capitale dans les lésions
variqueuses, nous comprendrions cette intervention un peu radicale. Mais du moment que toutes les altérations cutanées sont sous
la dépendance de la dilatation capillaire, il nous paraît suffisant
de s'y opposer par l'extirpation ou résection entre ligatures des
vaisseaux seulement.

*
* *

Une autre méthode de traitement chirurgical des varices, employée, dit-on, avec succès à la clinique chirurgicale de l'Univer-

sité de Strasbourg, a été décrite par Holtzmann, dans sa thèse inaugurale (Strasbourg, 1898). Elle consiste, dans le cas où les ligatures de Trendelenburg ne paraissent pas suffisantes, à pratiquer le long de la jambe des incisions qui traversent à la fois la peau, les varices et le tissu cellulo-adipeux, incisions qu'on réunit ensuite, et qui produisent du tissu cicatriciel et des obstructions veineuses multiples.

C'est la résurrection de la section des anciens auteurs et des incisions larges de Petit et de Richerand.

Elle nous paraît devoir être rejetée à cause du danger de laisser les orifices des veines béants. La plus sévère antisepsie ne met pas toujours à l'abri des accidents dans ces conditions. Elle offre certainement moins de sécurité que la résection entre ligatures soigneusement faite. Elle n'est pas toujours capable de détruire les veines malades dans une grande étendue.

Briquet, dès 1824, avait étudié ce qu'elle produisait, et il écrivait :

« La veine ne s'annihile pas. Elle est oblitérée à l'endroit coupé, mais, dans une étendue d'une à deux lignes. Au-dessus ou au-dessous, elle reprend son calibre. C'est ce qu'il nous a été facile de voir, dit-il, sur tous les sujets ainsi sectionnés, et particulièrement sur un boulanger auquel on coupa successivement quatre veines. Après la guérison, toutes ces branches étaient aussi amples qu'avant, seulement elles étaient traversées par une cicatrice linéaire à l'endroit de la section. »

*
* *

Viennent maintenant les méthodes de chirurgie prudente dans lesquelles le vaisseau n'est plus ouvert et qui pour cette raison paraissent devoir être très inoffensives.

1° Les *ligatures multiples* employées récemment en France par Montaz (1) et à l'étranger par Phelps (2).

Il est certain que Lucas-Championnière leur doit un de ses plus

---

(1) La ligature ne fut classée comme moyen de guérison des varices qu'à partir de Dionis, qui la proposa, et d'Éverard Home, qui la vulgarisa en l'employant fréquemment. *Surgical essays, ligature, veins*, 1818.

(2) Phelps, The cure of varicose veins of the legs. *New-York med. Journ.*, 28 décembre 1889.

beaux succès, que Montaz en a fait de grands éloges, qu'avec les ligatures antiseptiques et résorbables elles sont tout à fait sans danger.

On doit leur reprocher qu'elles n'assurent ni la formation de valvules nouvelles ni la disparition des veines variqueuses. En effet, compter sur l'organisation du caillot pour transformer la veine en cordon fibreux est aléatoire ; la résorption du sang coagulé ne peut se faire que par l'organisation d'une enveloppe conjonctive et par la pénétration de petits vaisseaux ; ces petits vaisseaux sont la voie ouverte au rétablissement du cours primitif du sang.

Quoique Briquet ait constaté que la veine se transforme en un cordon ligamenteux arrondi et impénétrable, et qu'il ait vu plusieurs des veines affluentes également oblitérées, il est permis de penser que la circulation se rétablit à travers le caillot, comme dans une phlegmatia qui s'organise et résorbe ses coagulations.

Le caillot est un corps étranger qui peut persister longtemps et devenir l'origine de phlébite envahissante.

Ces réserves faites, nous ne voulons pas proscrire cette méthode opératoire. Elle peut convenir à certains malades pusillanimes et à certains chirurgiens. Nous la croyons seulement moins sûre, dans ses résultats, que les méthodes sanglantes.

*
* *

Si nous rapprochons des ligatures multiples la méthode de Rigaut, de Nancy, *dessiccation* de la veine attirée et maintenue dehors à travers une incision cutanée, nous voyons Rigaut, appréciant lui-même sa méthode, se tenir, malgré ses nombreuses opérations, sur une sage réserve, lors de sa communication à la Société de chirurgie, en 1875.

*
* *

Les injections coagulantes intra-veineuses causent évidemment un traumatisme diminué, si l'on ne considère que la piqûre. Elles ont donné beaucoup de succès à Lyon. Valette (1), Pétrequin, Desgranges, Socquet (2), Delore (3), les ont employées un grand

(1) Perchlorure de fer.
(2) Liquide iodo-tannique.
(3) Plus de trois cents cas sans accidents d'après Nicaise.

nombre de fois. Daniel Molière en a vanté le mérite tout récemment encore (*Lyon médical,* 1890).

Mais c'est encore une méthode aveugle, qui demande de grandes précautions, à cause de la menace de l'embolie. Et, par le fait même qu'elle laisse un caillot dans les veines, elle porte avec elle un défaut et menace d'un danger comme la ligature.

*
* *

Quant aux *injections pratiquées autour* de la veine avec des liquides excitants ou irritants, comme l'alcool ou l'ergotine, leur action est incertaine et la durée du traitement interminable.

Cependant elles paraissent théoriquement devoir s'opposer au développement de la périphlébite et de l'ectasie capillaire, et il ne serait pas surprenant qu'elles donnent des améliorations. Elles agiraient en produisant, dans les tissus voisins de la veine variqueuse, une sorte de contre-phlébite, une sclérose atrophiant les vaisseaux capillaires.

C'est la même explication qu'il faut donner au traitement des varices de Taylor (1), par les vésicatoires répétés qui provoquent la formation, dans la peau, de brides fibreuses comprimant les varices. Bien que cet auteur assure en avoir vu de bons résultats, et pense que c'est le moyen de faire disparaître l'œdème des variqueux et d'activer leur circulation, nous ne vanterons pas leur emploi et ne mettrons pas ce procédé en balance avec l'extirpation entre ligatures.

*
* *

Procédés abandonnés. — Parmi les procédés totalement abandonnés sont les caustiques qui furent en grand honneur vers 1840. Le caustique de Vienne de Bérard et Laugier, la potasse caustique de Bonnet (de Lyon) et Brodie, le chlorure de zinc de Follin, étaient appliqués sur la peau pour atteindre la veine sous-jacente ; c'était une méthode barbare à laquelle on doit reprocher la cicatrisation longue, les cicatrices très étendues et irrégulières et enfin l'incertitude de l'action. On ne voyait pas la veine, et on ne pouvait régler la diffusion des liquides, ni la profondeur de leur morsure.

____

(1) William Taylor, *Medical Press and Circular,* 1891.

Nous ne parlerons que pour mémoire de la destruction des varices par le *fer rouge* ou par l'*extirpation simple sans ligatures* ou bien enfin par la *saignée* d'Hippocrate (1).

IV

Indications opératoires en général.

Jadis les indications opératoires étaient rares. La présence d'un ulcère paraît avoir été la première de toutes. Elle remonterait aux temps reculés de la médecine et se rencontrerait dans Hippocrate. Elle fut la seule pendant une longue période de siècles. Ambroise Paré y ajouta la menace de rupture des veines distendues et plus tard Jean Louis Petit étendit le nombre des indications en admettant la douleur, la difformité, l'inflammation et l'incommodité.

Il n'y a pas longtemps que nos jeunes chirurgiens Ricard, Quénu et Schwartz limitaient encore le nombre des indications et disaient qu'il fallait opérer seulement dans un très petit nombre de cas. Ce n'est guère qu'après 1895 que les indications furent largement étendues et j'ai quelque espoir d'y avoir été pour quelque chose. Voici comment je les formulais à cette date.

« Je diffère des autres opérateurs par la manière d'employer la résection. La plupart attendent des indications résultant de la gravité du mal. Au contraire, je cherche à prévenir le développement du mal et à le faire disparaître dès qu'il se montre. »

« Le chirurgien doit discuter l'opportunité d'une intervention dès qu'il constate la présence des varices. Inutile d'attendre que celles-ci deviennent graves ou compliquées. »

Il faut se hâter. Ne sait-il pas que la marche en est envahissante. Pour moi j'ai toujours devant les yeux l'aphorisme hippocratique écrit sur les murs de l'amphithéâtre de ma chère École de médecine de Reims : *Principiis obsta : sero medicina paratur, quum mala per longas invaluere moras.*

---

(1) Elle était basée sur une erreur diagnostique. Elle avait pour but de dégonfler les vaisseaux ou de les débarrasser du sang mélancholique.

Appliquer le traitement dès le début, c'est obéir à une indication rationnelle.

Attendre une des indications tirées des complications ou du développement des varices comme le faisaient les anciens auteurs, c'est permettre au mal de s'étendre, c'est chercher à avoir la main forcée, c'est obéir à une indication d'urgence.

Le chirurgien qui attendrait, pour opérer un anévrysme artériel placé dans une région accessible, qu'il ait déterminé des complications, ferait une faute. L'accord serait unanime sur ce point.

Quand un médecin soigne une maladie de cœur, s'il attendait, pour commencer le traitement, qu'il y ait de l'ascite, un foie muscade et un œdème remontant jusqu'au ventre, que penserait-on de lui ?

Les varices sont donc une indication pressante de traitement par elles-mêmes.

Mais à cette première formule.il faut ajouter une autre : le meilleur traitement sera l'opération si le malade est pauvre.

Le chirurgien, je ne suis pas le premier à le dire, doit tenir un grand compte de l'état social de celui qui demande des soins ; car le pronostic est bien différent, nous l'avons vu.

Pour les pauvres et surtout pour ceux qui sont exposés aux rudes travaux, il n'y a pas à hésiter. Ils sont incapables de s'opposer à l'envahissement de la dilatation veineuse.

Il faut leur proposer l'opération comme un moyen de conserver leur gagne-pain, et il ne faut pas craindre de noircir le tableau qu'on leur fera des dangers futurs des varices, dans le but de les décider.

V

Indications spéciales à chaque variété de varices.

Ce n'est pas à l'aveugle que l'on doit appliquer l'extirpation ou la valvule artificielle . Chaque variété clinique a ses indications spéciales.

*
* *

1º *Varices localisées ou paquets variqueux.* — Quand chaque lésion est bien circonscrite, l'extirpation totale doit être pratiquée même s'il y a plusieurs paquets variqueux.

Tous peuvent être enlevés facilement, avec un peu de patience. La guérison est durable même sans changer de profession. C'est ainsi que j'ai des malades guéris depuis plus de onze ans qui ne manquent pas de venir chaque année me remercier de leur opération.

C'est surtout chez les jeunes gens que ce traitement est indiqué, mais il peut être employé jusqu'à soixante ans pourvu que l'opéré n'ait pas d'artério-sclérose ou de sénilité.

La valvule artificielle ne serait dans ces cas d'aucune utilité parce que le tronc de la saphène n'est pas atteint. Ce sont les communicantes qu'il est surtout utile de supprimer pour arrêter le reflux des muscles vers la périphérie.

*
* *

2° *Varices à reflux cardiaque.* — Dans cette forme de varices qui s'étendent de la jambe aux oreillettes du cœur l'extirpation totale est impossible.

L'indication est de faire des valvules artificielles sur le tronc de la saphène à la cuisse. Ainsi sera empêché le reflux du sang et seront conjurés les dangers immédiats.

Songez que l'ouverture de cette veine à la jambe serait aussi grave qu'une plaie du cœur, et que tout le sang du corps pourrait s'écouler en quelques minutes. Quand vous verrez un malade atteint de varices à reflux cardiaque, n'hésitez pas, faites-lui d'abord une large valvule artificielle de la saphène interne à la cuisse, vous pourrez faire après cela des opérations complémentaires. Ainsi il ne vous arrivera pas ces accidents foudroyants de rupture variqueuse à laquelle j'ai vu succomber une pauvre femme. La ligature dans ce cas me semble aussi urgente que la trachéotomie dans un accès de suffocation quoique la terminaison mortelle soit plus rare.

Si vous ajoutez à ce premier barrage l'extirpation des veines qui menacent la peau, vous mettrez le membre à l'abri des autres complications telles que l'ulcère et les dermites.

Beaucoup de chirurgiens se contentent de la valvule artificielle et ont montré qu'une très grande amélioration lui succède. Les varices diminuent de volume et s'affaissent. Si les varices sont peu développées je crois qu'on peut se contenter de cette opérationpalliative, mais si les varices sont volumineuses,je suis d'avis qu'il faut y joindre la résection de toutes les veines malades accessibles, c'est ainsi qu'on obtiendra le meilleur résultat et une cure aussi voisine que possible de la cure radicale.

J'ajouterai que le traitement opératoire ne donnerait pas tous ses résultats si le malade ne pouvait changer ses habitudes et éviter la fatigue ; la plupart de ces varices surviennent chez des héréditaires mal conformés auxquels la fatigue et le surmenage ont donné des attaques d'asystolie veineuse. Il est indispensable de donner le conseil d'éviter certaines professions, l'oubli de cette mesure pouvant compromettre le succès opératoire. Malheureusement, dans la classe pauvre, les opérés ne choisissent pas le travail ; ils sont trop heureux de le prendre quand ils en trouvent.

*
* *

3° *Cyanose variqueuse*. — Dans cette forme de lésions généralisées où l'ectasie s'étend d'emblée jusqu'aux capillaires l'extirpation ne donne pas de bons résultats, même dans les cas les plus favorables. Les récidives sont rapides. Quoique le membre soit menacé de toutes les complications possibles j'ai abandonné les opérations dans ces cas après les avoir tentées bien des fois.

Je me borne à faire la valvule artificielle quand le reflux cardiaque peut être constaté.

Un de mes premiers malades est un exemple marqué de l'insuccès du traitement chirurgical de cette forme cyanique. Opéré par moi successivement aux deux jambes, il me quitte très content ; il rentre bientôt chez un autre chirurgien qui lui résèque les saphènes aux cuisses, puis peu de temps après, il est en Belgique ; on lui résèque les veines du scrotum, et enfin dans une dernière station il avait eu encore une autre résection veineuse. Celui-là a le record, si j'ose m'exprimer ainsi, de la résection veineuse avec insuccès.

*
* *

4° *Varices de Verneuil*. — Les varices intramusculaires de Verneuil ne peuvent être l'objet d'aucune tentative chirurgicale.

Il n'est pas possible d'en pratiquer l'extirpation. On comprend

que l'établissement d'une valvule artificielle de la saphène interne
ne soit d'aucune action sur elles.

On ne peut agir sur la circulation du muscle que par la ligature
des communicantes superficielles et des communicantes inter-
musculaires.

* *

5° *Varices des veines profondes ou des communicantes.* — Les
veïnes péronières et tibiales peuvent être assez facilement extirpées ; mais, ainsi que Trendelenbourg l'a fait remarquer, c'est
surtout aux veines superficielles que le chirurgien doit s'adresser,
ce sont-elles surtout qui produisent les accidents cutanés. Au lieu
de faire la résection profonde, je me contente de détruire les paquets variqueux qui font communiquer les tibiales et la saphène
interne au-dessous et en dedans du mollet et qui viennent faire saillie par des éraillures aponévrotiques. S'il n'est pas possible de les
extirper, on peut souvent en saisir l'extrémité et ce seul fait de les
détruire en partie amène un soulagement.

* *

6° *Sciatique variqueuse.*— Quénu a démontré qu'il était indiqué
dans certaines névralgies d'enlever les varices qui se développent
autour du nerf sciatique.

* *

7° *Varices de la grossesse.* — Dans le cas de varices des femmes
enceintes, la cause de la dilatation est un phénomène nerveux vaso-moteur. Le fœtus, par un mécanisme étudié par les physiologis-
tes, est un excitant à l'ectasie. On comprend qu'il n'y ait rien à faire
avant la vacuité utérine, qui est souvent suivie de guérison spontanée. Nous ne nous occuperons donc pas de cette variété de varices.
Après la grossesse, si elles persistent elles rentreront dans le
cadre de l'une des divisions précédentes et seront soumises aux
mêmes indications.

VI

Indications spéciales à chaque variété de complications.

Toutes les complications qui viennent aggraver la phlébectasie, la rupture, la phlébite, l'ulcère et les dermites sont des indications opératoires plus ou moins urgentes, nous l'avons déjà dit. Mais il est nécessaire que la maladie ne soit pas à un état trop avancé et que les lésions ne soient ni trop multiples ni trop étendues.

Car il arrive un moment où l'opération n'est plus utile, le membre est dans un état de cachexie variqueuse qui ne laisse pas espérer d'amélioration par les moyens habituels..

Aussi, par exemple, les ulcères annulaires, les éléphantiasis, le pied-bot variqueux, les hyperostoses, sont des affections qui, bien que dépendant des varices, sont au-dessus des ressources habituelles que donne la valvule artificielle ou l'extirpation.

*
* *

Traitement de la rupture. — Une compression légère suffit à arrêter l'écoulement de sang dans la rupture à ciel ouvert excepté dans les cas foudroyants. Le blessé le fait instinctivement sans appeler le médecin à son secours. Le meilleur moyen d'éviter le retour de cet accident est la résection des paquets variqueux qui en ont été le siège, et s'il y a des signes de reflux cardiaque la valvule artificielle.

Dans le cas de rupture sous-cutanée, la tuméfaction anormale du membre provoque la demande des soins médicaux. Ceux-ci se réduisent habituellement à un sage emploi du repos. Le sang de l'épanchement se coagule et se résorbe. Sinon il peut y avoir lieu d'évacuer le sang resté liquide et collecté, et c'est ce que peuvent faire l'aspirateur ou la ponction au bistouri. Si le sang ne s'infecte pas, la guérison est certaine mais les varices restent et leur traitement chirurgical s'impose encore.

Les soins à donner à la rupture intra-musculaire ou coup-de fouet ne présentent pas beaucoup de variété. C'est encore le repos, mais dans ce cas il faut être sévère, car les accidents de phlébite ont été souvent observés et l'extirpation de la veine malade est sinon impossible, du moins très difficile.

*
* *

Traitement de la phlébite. — Si la phlébite est de la forme adhésive et localisée le repos simple suffit.

Il suffit souvent sans faire aucune tentative chirurgicale même

.dans les cas de phlébite en plaques étendues ou de phlébite à la fois superficielle et profonde.

S'il s'agit de la forme adhésive envahissante, on peut encore essayer de l'influence du repos ; il est encore un des moyens de guérison, mais il le faudra absolu dans le décubitus dorsal. Nous l'avons vu donner maintes fois les meilleurs résultats. Les topiques locaux sont à peu près inutiles ou ne font que distraire le malade en lui donnant une occupation.

Mais ces moyens palliatifs n'arrêtent pas toujours les progrès du caillot et dans ce cas il devient indispensable de faire sans perdre de temps un traitement chirurgical. Il faut extirper la veine avec le caillot qu'elle contient en plaçant une ligature au delà des limites du mal sur les vaisseaux sains. Schwartz, Ischwahl (1) et Bennett ont récemment insisté sur la nécessité de ce traitement radical de la phlébite. C'est le moyen d'éviter les embolies d'abord et ensuite la transformation du caillot en liquide infectieux.

Bennett a montré le danger que font courir les ampoules ou cellules veineuses qui présentent des caillots phlébitiques. Elles sont un centre d'extension de la phlébite et de ses coagulations. Elles doivent être les premières à disparaître. Il faut rechercher soigneusement l'existence des communicantes, car les embolies qui partent d'une ampoule filent souvent vers la profondeur par une de ces voies anastomotiques profondes.

Dans les cas graves, quand la phlébite occupe une si grande étendue qu'il est impossible de recourir à l'action chirurgicale, nous conseillons la gouttière de Bonnet. Elle évite tout mouvement qui pourrait être l'occasion du détachement d'embolies et elle nous a donné de bons succès.

· Quand la phlébite menace suppuration, il faut placer d'abord les ligatures pour fermer le vaisseau malade et empêcher la diffusion de la suppuration. On procédera ensuite suivant les besoins à l'extirpation ou à l'ouverture du vaisseau. Parise de Lille recommandait depuis longtemps cette pratique. Tobin, Campenon et beaucoup d'autres l'ont mise en pratique.

S'il y a des phlegmons compliquant la phlébite suppurée, il est

---

(1) Phlébite variqueuse ascendante. Phlébectomie. *Journal de médecine de Paris*, 1899.

indispensable, après avoir fait des incisions de la peau et du tissu cellulaire, d'aller soigneusement chercher les vaisseaux qui ont fourni le pus pour les réséquer en totalité.

Si, malgré ces efforts les signes d'infection purulente apparaissent, violent frisson avec claquements de dents, élévation de température, subdélire tranquille et aspect abattu, il ne faudrait pas abandonner la lutte, mais au contraire redoubler de hardiesse et chercher le vaisseau qui contient le foyer d'infection avec une véritable obstination. C'est la seule chance de salut. On fera bien d'y ajouter les injections de sérum antistreptococcique de Marmorek qui pourra réussir dans certains cas et malheureusement pas dans tous les cas.

Deux thèses parues en 1898, à Paris, celles de Guériteau, sur *la phlébite variqueuse des membres inférieurs et son traitement opératoire*, et celle de Robineau *sur le traitement chirurgical des phlébites*, nous donnent une idée de l'importance que prend l'acte opératoire dans le traitement des phlébites.

Si la guérison de cette complication survient, il sera prudent de faire disparaître les veines variqueuses par une des opérations appropriées que nous avons indiquées plus haut.

*

* *

Traitement de l'ulcère. — Depuis les premiers temps de la médecine, l'accord est fait sur la nécessité d'appliquer un traitement chirurgical à l'ulcère et il a été l'objet de tentatives opératoires nombreuses.

Hippocrate cherchait à dégorger les veines variqueuses pour empêcher l'afflux du sang, qui retardait la guérison des ulcères. Galien et tous les auteurs après lui répétèrent sous différentes formes la même idée. Il faut guérir les varices pour guérir l'ulcère qui en reçoit le sang. Mais les anciens, A. Paré, E. Home croyant que la saphène interne est la *nourrice des varices* liaient le tronc de la saphène au-dessus du genou dans le but d'arrêter le développement des ulcères variqueux.

Ces tentatives se continuèrent jusqu'à nos jours comme une tradition et Trendelenburg en démontra la justesse par des expériences au lit du malade.

Le fait anatomique que nous avons découvert, l'adhérence

des ulcères à certaines veines, doit désormais déterminer la direction qu'il faut donner à l'acte opératoire et lui assurer la précision.

L'indication du traitement découle de cette notion : *tout ulcère adhère à une veine* et nous savons qu'il y a des ulcères de la saphène interne, de la saphène externe et des communicantes.

La condition du succès est donc d'aller chercher la veine sur laquelle repose l'ulcère et de l'extirper.

Si l'on manque son but, l'insuccès en est la suite.

Quénu et Schwartz ayant lié la saphène interne pour guérir un ulcère situé sur la partie externe de la jambe, ont vu persister l'ulcère : il en eût été autrement s'ils avaient réséqué la saphène externe.

L'*extirpation* de la veine variqueuse qui nourrit l'ulcère n'est pas toujours facile. Il existe souvent une large bande de dermite hypertrophiante avec induration des tissus qui masque les veines sous-jacentes et ne permet pas de reconnaître celle qu'il faut attaquer. En outre la veine adhérente à l'ulcère est quelquefois petite. Cependant il est rare qu'on ne parvienne pas à sentir les dépressions qui logent les vaisseaux.

Mais il est des cas où on est obligé d'aller un peu au hasard en se basant seulement sur la direction des vaisseaux visibles en dehors de la zone indurée.

La dissection n'est pas plus aisée que la reconnaissance du vaisseau. Celui-ci adhère d'une manière étonnante aux tissus environnants. Il faut commencer à le séparer dans la peau saine et n'approcher de la zone indurée qu'après avoir entre les mains une certaine longueur de veine disséquée ; on se guide par des tractions et par la palpation. Il est préférable de chercher la veine à la partie la plus profonde du tissu adipeux sous-cutané, en renversant un peu le lambeau cutané.

Les veines sont friables, se déchirent sous la pince, il y a une perte de sang difficile à arrêter, l'opération est laborieuse et nécessite l'emploi du chloroforme.

Si la cure de l'ulcère est une indication urgente d'opération, il n'en est pas moins vrai qu'il est parmi les complications de varices celle qui peut faire hésiter avec le plus de raison.

Il est un nid de microbes, un foyer d'infection. Il est une mauvaise condition pour le succès de la cicatrisation d'une plaie opératoire.

Il faut le préparer avant de tenter l'opération c'est-à-dire qu'il faut en faire disparaître les germes infectieux. J'avais d'abord cru qu'il fallait en attendre la cicatrisation, mais pour quelques cas rebelles la durée de l'attente serait longue.

J'ai donc fait l'opération sans que l'ulcère fût fermé. Des pansements avec les antiseptiques habituels m'ont toujours permis d'éviter toute suite opératoire fâcheuse.

En cas de doute j'enlève à la curette ou au thermocautère le tissu de bourgeons charnus.

Enfin comme dernière précaution je ne ferme pas la plaie au niveau de l'ulcère.

Les suites de l'opération seront de pronostic différent suivant la facilité d'atteindre la veine qui commande le développement de l'ulcère. Il en est des ulcères comme de la forme variqueuse qui leur a donné naissance. Quelques-uns sont consécutifs à une lésion veineuse bien localisée. Avec ceux-là la guérison sera définitive à la suite d'une intervention locale ; ainsi ceux de la saphène interne ou externe, qui correspondent à des veines circonscrites, seront facilement curables par l'extirpation, quelles que soient leur durée ou leur ténacité.

L'ulcère des communicantes indiquant des varices profondes sera encore assez souvent facile à guérir par ce procédé quand il siègera haut vers le mollet.

Mais si la forme variqueuse est compliquée de reflux cardiaque ou de cyanose, à l'extirpation locale, il faudra ajouter la valvule artificielle fémorale, c'est-à-dire suivre les indications déjà formulées.

Le succès sera d'autant plus probable et prolongé que la maladie variqueuse sera plus rapprochée de son début. Lorsque l'extension du mal sera grande, la récidive devient probable. Supposons un patient dont la saphène interne, la saphène externe et les veines profondes sont simultanément malades. Il peut arriver qu'après avoir guéri l'ulcère du territoire d'une veine vous voyiez apparaître un ulcère d'une autre région. Il faudra donc une série d'opérations.

L'ulcère rétro-malléolaire qui apparaît habituellement dans les conditions que je viens d'indiquer, à une période avancée de l'ectasie, devient pour ces raisons difficilement opérable. En outre la recherche des communicantes devient difficile parce qu'elles viennent directement de la profondeur. Il faut renoncer à la méthode habituelle. J'ai obtenu des succès, en détachant des parties profondes un lambeau cutané en forme d'U qui portait l'ulcération. Les vaisseaux liés sur les bords et sur la face profonde, le lambeau encore bien irrigué par son pédicule était appliqué de nouveau sur les surfaces cruentées. Interrompant ainsi les communicantes, j'ai réussi à amener la cicatrisation.

Mais il y a des limites à ces tentatives.

Un certain nombre d'ulcères deviennent inopérables ; bien que ni l'état d'infection ni les callosités des ulcères ne fournissent de contre-indications opératoires, il vient un moment où toutes les tentatives d'extirpation ou de valvules artificielles seraient suivies d'insuccès. C'est quand l'ulcère a fait le tour de la jambe, quand la partie indurée qui les supporte étrangle le membre.

Dans un de ces cas, sur un malade qui, à la suite de l'induration et de la rétraction d'un ulcère variqueux circulaire de la jambe, avait vu survenir un œdème et des lésions éléphantiasiques du pied, j'ai considéré l'infirmité comme incurable par les moyens ordinaires, le pied comme inutile, et j'ai préféré l'amputation.

Enfin il est des cas où non seulement l'opération serait inutile, mais bien deviendrait dangereuse.

C'est d'abord celui d'un ulcère qui, par une longue suppuration, aurait produit des lésions amyloïdes. Il n'y a plus alors devant le chirurgien un variqueux qu'il faut guérir, mais un cachectique qu'il ne faut pas tuer.

C'est ensuite celui d'ulcères survenus chez des malades atteints d'affections rénales ou d'états généraux graves. Ces ulcères servent quelquefois ou d'exutoire ou de lieu de décharge, comme l'a bien indiqué mon maître Lancereaux, et lorsqu'on réussit à les cicatriser il se produit des accidents graves. C'est en particulier dans les troubles des fonctions rénales que l'ulcère paraît exercer cette suppléance. Il sera donc prudent, avant de toucher à un ulcère, de rechercher quel est l'état des reins et la présence de l'albumine constituera un sérieux sujet d'hésitation.

La seule méthode opératoire qui puisse être discutée à propos de l'ulcère est *l'incision circonférentielle* de Dolbeau (1), mais je me hâte de dire qu'elle doit être rejetée.

Je l'ai cependant vu guérir des ulcères rebelles dans le service de mon maître Labbé, mais les dangers qu'elle fait courir à l'opéré sont très grands. Elle ouvre largement les veines qui restent béantes et exposées aux infections. C'est à tort, croyons-nous, que Félizet, élève de Dolbeau, a fait son éloge devant la Société de chirurgie en 1891.

Félizet trouvait à l'incision circonférentielle les avantages suivants :

1º Elle fait une saignée fort utile ;

2º Elle ne laisse que des vaisseaux profonds en relation avec l'ulcère ;

3º Elle libère les bords de l'ulcère en sorte qu'il se rétracte rapidement.

La théorie de l'utilité de la saignée locale dans le traitement des varices est un peu vieillotte ; elle remonte à Hippocrate. C'est un souvenir de ce sang *melancholicus*, ou *crassus*, ou *phlegmaticus*, qu'il fallait chasser des vaisseaux.

La seconde proposition n'est pas juste et nous ne pouvons pas nous y associer parce que la condition du succès est de détruire la veine à laquelle adhère l'ulcère, et s'il adhère à une communicante l'incision circonférentielle laissera persister l'adhérence puisqu'elle ne touche pas aux veines profondes.

La troisième est une erreur absolue. Si l'ulcère se rétracte, ce n'est pas parce que l'anneau de peau, circonscrit par l'incision, peut se détacher des autres parties indurées : c'est parce qu'il n'est plus le siège d'œdème ni de sclérose péri-vasculaire.

L'opinion de Billroth (2), qui croyait trouver la cause de la non-cicatrisation de l'ulcère dans l'immobilité de ses bords adhérents, est absolument erronée.

L'incision circonférentielle m'a donné un insuccès dans un cas d'ulcère incurable, et elle a été suivie d'accidents sérieux que ne m'ont pas donnés les autres opérations. Voici le fait : Une femme

---

(1) Cette opération remonte à Gay, chirurgien anglais qui, en 1853, pratiqua une incision en fer à cheval au-dessous d'un ulcère et le guérit.

(2) Pitha et Billroth, *Handbuch der allg. u. spec. Chirurgie.*

atteinte d'un ulcère incurable d'une jambe me demande l'opération. C'est une femme obèse, dont les veines paraissent mal. La
nature variqueuse de son ulcère était très douteuse. Dans une
première tentative, je ne parviens à découvrir aucune veine malade ni dans la peau du mollet, ni sous l'ulcère. L'ulcère persiste.
Sur les instances de la malade, je renouvelle ma tentative, et, dans
la même séance, n'ayant pu découvrir que des vaisseaux insignifiants, je me décide à faire, comme moyen héroïque, l'incision circonférentielle. La malade eut divers accidents locaux, puis une
attaque de rhumatisme aigu, une endocardite très grave, et l'ulcère ne guérit pas mieux. D'où je conclus que, si la résection ne
réussit pas, l'incision circonférentielle ne réussit pas mieux (1).

Les *scarifications de Vidal*, préconisées dans la thèse de Chaussat
(Paris, 1883) sur le traitement des ulcères calleux, ont encore moins
de raison d'être que les incisions circonférentielles, à cause de
leur action superficielle. Elles sont inutiles mais peu dangereuses.

Le traitement palliatif des ulcères variqueux a été l'objet d'innombrables travaux.

Voici une liste bien incomplète de topiques appliqués successivement sur les ulcérations variqueuses :

Topiques médicamenteux. — Liqueur de Labarraque (Labbé, Pa-
nas). — Eau chlorurée (Routier, 1872). — Eau chlorurée calcique
(Panas, Laugier, Demarquay). — Nitrate d'argent au vingtième
(Breschet). — Perchlorure de fer (Richet). — Teinture d'iode. –
Acide phosphorique (Grossich).—Solution d'acide phénique et éther
(Marchand).— Tannin.— Vin iodo-laudanisé (Rédarès). — Poudre
de sous-carbonate de fer (Maison, Zartarian).— Bromure de potas-
sium. — Camphre. — Tartrate de fer et de potasse ammoniacal
(Bourguignon).— Sulfure de carbone (Liégeois, Guillaumet).— Cé-
rat cinabré (Richemond).— Onguent à la craie, axonge et vaseline
(Kent Spendis). — Onguent à la farine, gomme arabique, gomme
adragante, œuf et craie. — Collodion. — Emplâtre poreux (Coe).
— Sparadrap au minium (Goureau). — Emplâtre de Vigo. — Sali-

(1) Lafarge, Thèse de Paris, 1875 : *Traitement des ulcères de jambes par
l'incision circonférentielle.*— Chevalier, Thèse de Paris, 1884 : *Traitement des
ulcères variqueux par les incisions libératrices.*

cylate de bismuth (Desplats). — Dithymol iodé (Quinquaud et Fourmorin).— Iodoforme.— Acide salicylique, borique, phénique (Gilles de la Tourette) (1). — Glycérine créosotée (Vannier). — Sulfate de cuivre (Quénu, Blanc) (2).— Sulfate de manganèse. — Sulfate de magnésie.

Ils ont tous donné des succès, mais ils ont tous disparu peu de temps après. Quand on cherche la raison de leur succès, on n'en trouve pas d'autre que le repos et le séjour à l'hôpital. La raison de leur insuccès c'est qu'il n'y en a pas un qui ait empêché l'ulcère de revenir sous la pression du sang exagérée par les fatigues.

Ni les vertus spéciales du médicament, toniques, nutritives, excitantes, caustiques, désinfectantes, anesthésiques, ni la puissance antiseptique la plus parfaite n'assurent la solidité d'une cicatrice d'ulcère variqueux.

Un simple cataplasme de fécule ou d'amidon en fera autant, après quelques jours de repos, que tous les médicaments externes.

Moyens non médicamenteux. — La *bande élastique* (3), le plomb laminé en comprimant les vaisseaux de tout calibre, l'*électricité* (4), le *massage* (5), en diminuant le calibre des veines, et en excitant leur contraction, amélioraient la lésion excepté dans la période la plus avancée, mais aucun de ces moyens n'enlevait la source du mal.

Seule l'extirpation de la veine malade ou son oblitération arrêtera l'ectasie capillaire et sa sclérose consécutive.

Les *bandelettes de diachylon*, appliquées suivant la méthode de Baynton, rapportée d'Angleterre par Roux, en 1814, et vulgarisée par Boyer, ont joui d'un succès presque égal à celui du bas élastique.

Elles remplissaient plusieurs indications :

(1) De la guérison des grands ulcères de jambe par les pulvérisations phéniquées. *Revue de chirurgie*, 1886, p. 568.

(2) Blanc, Thèse de Paris, 1888, expliquant le rôle favorable du sulfate de cuivre, disait qu'il nourrissait les épithéliums par son soufre.

(3) H.-A. Martin, *Transact. of the American medical Association*, t. XXVIII, p. 589, 1871.

(4) Arnold, Thèse de Paris, 1877 : *Contribution à l'étude du traitement des ulcères par l'électricité.*

(5) Erdinger, Thèse de Paris, 1893 : *Du massage dans le traitement des ulcères variqueux.*

1° Compression des bourgeons charnus et compression des grosses varices ;

2° Protection contre les frottements, les chocs et les infections ;

3° Action médicamenteuse.

Elles n'empêchaient peut-être pas l'évolution des microbes déjà déposés sur les plaies, mais elles s'opposaient à l'arrivée de nouveaux.

La faveur que rencontrait ce traitement était due, en outre, à la facilité qu'il offrait. Les soins n'étaient pas quotidiens ; il suffisait de venir chez le médecin tous les huit ou quinze jours, et ces pansements rares permettaient de se soigner sans perdre de temps. Quelques ulcéreux, après leur pansement, pouvaient continuer à travailler ;

Mais il nous reste le souvenir que le repos incomplet, c'est-à-dire la cessation de l'effort, s'imposait après une certaine période.

Ramenons donc la valeur du pansement au niveau des autres.

La greffe doit être rapprochée des topiques médicamenteux. Elle avait donné de grandes espérances, les cellules vivantes devaient devenir des agents défensifs précieux contre les causes ordinaires de destruction de la peau des variqueux. On le supposait du moins, dans l'ignorance où l'on se trouvait de l'ennemi réel, c'est-à-dire du capillaire sclérogène. En vain a-t-on cherché à remplacer les cicatrices fines et précaires des ulcères par des greffes de tissus sains et bien vivants. Ces lambeaux vivants n'ont tenu que pendant le repos du variqueux et la vacuité mécanique de ses vaisseaux malades. Les succès obtenus par ces procédés n'ont été que des succès d'hôpital.

Tout d'abord, ces greffes épidermiques ou dermo-épidermiques donnent de bons succès. Elles comblent les pertes de substance. Le résultat est d'autant plus beau qu'on les fait plus confluentes, et qu'on cherche à en couvrir toute l'étendue de la plaie. Elles hâtent la cicatrisation des bourgeons charnus préparée par le repos et l'antisepsie, mais elles sont incapables de résister à la distension capillaire. Elles tombent, ou bien s'il en résiste, elles forment de petits ilots au milieu de l'ulcère (1).

(1) Nogué, Thèse de Paris, 1891 : *Greffes dermo-épidermiques à lambeaux confluents.*

La cicatrisation à laquelle elles avaient contribué est donc toujours aussi précaire. Elles n'accroissent pas la solidité de la cicatrice qui s'est formée à l'abri du choc rétrograde du sang.

La greffe par la méthode de Thiersch, à larges lambeaux comprenant l'épaisseur de la peau, pourrait peut-être donner des résultats.

Nous avons trouvé dans la thèse de Tripier (1) une observation curieuse de Reynier ; un morceau de scrotum, un morceau de prépuce ont été greffés sur des ulcères ; ils ont repris. Malheureusement, le résultat tardif est inconnu.

Nous croyons qu'il n'a pas été la guérison définitive, car la greffe ne s'adresse pas à la cause du mal. C'est un barrage de baudruche pour arrêter un torrent.

La greffe n'a pas plus de valeur qu'un topique quelconque et ne peut être comparée à la cure chirurgicale.

*
* *

Traitement des dermites variqueuses. — Il y a des dermites qui disparaissent après les résections ou extirpations variqueuses. Nous en avons vu de nombreux exemples pour les dermites hypertrophiques, qui entourent les ulcères, lorsqu'elles sont encore circonscrites.

Certains eczémas lorsqu'ils sont entretenus par les topiques appliqués sur des ulcères disparaissent aussi.

Mais, pour cette dernière variété, il faut se défier des formes généralisées dont la guérison ne dépend plus du chirurgien, mais bien d'un traitement médical.

Des habitudes alcooliques, le défaut d'hygiène, une alimentation mal choisie peuvent raviver l'exanthème qui devrait régulièrement s'effacer après l'opération.

Beaucoup de formes de dermites sont incurables.

Quelques-unes, comme la dermite atrophique qui amène à sa suite l'éléphantiasis par compression, peuvent être l'indication d'une amputation. D'autres, telles que l'éléphantiasis rouge, ne peuvent même offrir cette ressource à cause de leur étendue. Ce sont alors des infirmités incurables.

(1) *Traitement des grands ulcères de jambes par la méthode de Thiersch.* Paris, 1887.

Traitement du pied-bot variqueux. — Le pied-bot variqueux, signe d'une lésion avancée de tous les tissus du membre, devrait être considéré comme une infirmité incurable.

En réalité il est possible de le redresser ; ni les tissus fibreux, ni les tissus tendineux, ni les os n'y mettent un obstacle absolu. Mais la guérison de cette infirmité provoque le retour des accidents variqueux qui l'avaient produite.

On sera d'autant plus tenté d'opérer que lorsqu'on trouve le pied-bot variqueux il arrive souvent qu'on ne constate plus de varices. Comme nous l'avons exposé à la physiologie pathologique des varices, la contractilité n'est pas supprimée dans leurs muscles lisses et grâce au repos prolongé auquel ont été soumis les malades, celles-ci sont revenues à un état voisin de l'état normal.

Mais si par des soins appropriés on guérit le pied-bot, si le variqueux reprend l'usage du membre, s'il se fatigue de nouveau, ces muscles lisses sont incapables de résister, et le gonflement variqueux reparaît.

Voici une observation de ce genre.

J'ai observé à la maison de Nanterre la nommée Chatelain, âgée de 47 ans, qui, ayant des varices depuis de nombreuses années, présenta des ulcères variqueux multiples du membre inférieur gauche. Pendant dix ans elle ne put marcher, et après avoir séjourné pendant tout ce temps dans divers hôpitaux, elle échoua dans mon service.

Elle présentait des cicatrices d'ulcères variqueux sur la partie externe de la jambe, et sur la face interne il existait encore une large perte de substance. Son pied est déformé, ses orteils recourbés en griffe, il y a atrophie marquée des muscles de la jambe. La déformation est celle du pied-bot équin. Par le fait du séjour prolongé au lit, les varices ne sont presque plus apparentes.

La guérison de son ulcère obtenue, je cherchai à redresser son pied et je pus y parvenir après ténotomie et redressement forcé sous le chloroforme. Cinq séances de ténotomie et de redressement furent nécessaires pour obtenir la guérison.

La malade put reprendre le travail, mais au bout de quatre ans, à la suite de fatigues, l'ulcère reparut. Il ne tarda pas à devenir incurable et la pauvre femme fut obligée de demander son admission à l'asile de Villers-Cotterets.

*
* *

De l'amputation chez les variqueux (1). — Je n'ai fait que trois fois l'amputation du membre pour des varices compliquées.

La première fois c'était pour remédier à des hémorrhagies continuelles qui se reproduisaient au niveau d'un ulcère. Je n'avais pas encore l'explication de la facilité de ces hémorrhagies par suite de l'adhérence d'une veine à l'ulcère. Aujourd'hui je commencerais par extirper les veines malades avant d'employer le couteau et j'éviterais probablement l'amputation.

Le deuxième cas a trait à un cas d'ulcère annulaire, de dermite atrophique et d'éléphantiasis au-dessous de cet anneau.

Le troisième est celui d'un malade variqueux et ulcéreux présentant depuis de longues années de l'hyperostose.

Comme résultats éloignés, je n'ai pas à me louer complètement de ce traitement radical, mes deux premiers opérés, qui n'avaient pas de varices à leur jambe saine, en ont vu survenir de très grosses à la suite de la suppression de l'autre membre.

VII

Des contre-indications.

La sénilité, les altérations viscérales ou des infirmités amenant l'incapacité de travailler, sont les principales contre-indications des opérations sur les varices.

La sénilité ne se mesure pas au nombre des années, mais à l'état des organes de l'individu ; c'est une vérité banale. Il faut

---

(1) Berger, *Soc. de chir.*, 1894 : Désartic. du genou pour un ulcère circulaire de jambe.

Keetley, *Lancet*, 1er février 1890 : Du traitement de l'ulcère circulaire incurable de la jambe par l'amputation tibio-tarsienne avec transplantation des tissus de la plante et du dos du pied en avant et en arrière de la jambe.

Arnozan et Boursier, *Journal de méd. de Bordeaux*, 26 décembre 1886 : Ulcère de la jambe, amputation, guérison, anatomie pathol. de l'ulcère.

refuser l'opération à des hommes épuisés, même s'ils n'ont pas dépassé la quarantaine. Vous obtiendrez, au contraire, de beaux succès sur d'autres qui ont dépassé la soixantaine, mais conservé leur santé.

Une toux chronique, une maladie de cœur, une affection cérébrale ou médullaire, la présence de l'albumine ou de sucre dans l'urine, bien qu'il n'y ait pas encore de cachexie, doivent être considérées comme des tares suffisantes pour faire redouter toute intervention.

Il en sera de même des foyers chroniques de suppuration, lors même qu'ils siègent dans une région éloignée. On devra craindre des complications par infection de la plaie opératoire ; et d'autre part, les reins, la rate et le foie sont, dans ces cas, fréquemment le siège de lésions amyloïdes.

C'est ainsi que l'ulcère variqueux peut devenir une contre-indication s'il est grand, s'il a duré longtemps et causé une forte suppuration. J'ai vu, à plusieurs reprises, des cas de ce genre.

Les infirmités pourront aussi devenir une contre-indication absolue, lorsqu'elles ont amené une incapacité complète de travail.

Mais la discussion à leur sujet doit être faite avec soin avant de prendre une détermination. Il y aurait, par exemple, une grande différence entre un aveugle de naissance et un amaurotique, l'un jeune et capable de gagner sa vie, l'autre ignorant, incapable d'être instruit et condamné à vivre dans un asile. Ce dernier sera forcé de garder le repos incomplet et de ce fait, ses varices seront moins menaçantes. Mais s'il survenait une rupture variqueuse, l'urgence s'imposerait. De même pour un sujet ayant perdu une jambe par amputation ou ankylose il pourrait cependant y avoir indication de mettre le membre restant en meilleure situation en le débarrassant de ses varices. Au contraire pour un malade, âgé, déjà atteint d'arthrite sèche, les conditions sont défavorables et le traitement palliatif est préférable.

Je ne me préoccupe ni des diathèses ni des lésions nerveuses. Il me suffit de savoir qu'elles n'infecteront pas une plaie opératoire, et qu'elles ne retarderont pas la cicatrisation, et j'ai été heureux de trouver la même pensée exprimée devant la Société de chirurgie par un chirurgien de la valeur de Lucas-Championnière.

CHAPITRE XXIV

Suites immédiates.

I

Avant la période antiseptique.

Les accidents qui peuvent résulter des tentatives chirurgicales, résection et ligatures faites sur les veines variqueuses, sont surtout la phlébite et la lymphangite suppurée. Elles résultent de fautes opératoires. Elles étaient très fréquentes avant l'époque de l'antisepsie.

Comme les insuccès s'étaient multipliés pour toutes les interventions à ciel ouvert, la hardiesse abandonna les chirurgiens malheureux. Ils s'ingénièrent alors à inventer des méthodes timides, mais ils furent comme désemparés, et on ne saisit pas toujours la raison des procédés qu'ils imaginèrent et qui nous semblent détestables. Ces efforts pour rendre l'opération innocente ne furent même pas suivis d'heureux résultats et toute intervention fut abandonnée pendant un certain laps d'années.

A propos de la section entre ligatures au-dessus du genou nous voyons, chez les anciens que Scultet (1) se reproche de l'avoir tentée, que son unique opéré l'accable de reproches, que Dionis (2) ne la conseille pas à cause de ses dangers.

Hogdson, dans son important traité sur les maladies des artères et des veines (1815), rassembla une série de cas funestes.

Lisfranc ayant essayé de tirer de l'oubli le procédé de l'extirpation qu'il considérait comme une opération rationnelle, perdit d'infection purulente 3 malades opérés sur 5. Il en résulte que l'extirpation et la résection partielle furent, dès le commen-

(1) *Armamentarium chirurgicum*, 1653.
(2) *Opérations de chirurgie*, 1716.

cement de notre siècle, unanimement repoussées par Desault, Dupuytren, Vidal de Cassis, Michon, Guérin, Briquet, Nélaton et, depuis l'accident de Lisfranc jusqu'à la période antiseptique, seul Rima osa tenter la résection des varices entre ligatures.

Les incisions à ciel ouvert de J.-L. Petit et Richerand, où les veines étaient béantes, et sur lesquelles on posait de la charpie, préparée sans précaution, faisaient courir aux opérés des dangers effroyables.

Velpeau démontra, pièces en mains, que même la section sous-cutanée, inventée par Brodie, n'empêchait pas la phlébite.

A propos des méthodes timides, telles que les diverses variétés de ligature, Travers, S. Cooper, Carmichaël, ont publié des cas malheureux.

Pouvait-il en être autrement avant la période antiseptique.Lorsqu'on ne savait quel ennemi combattre, on allait tout à fait au hasard.

Les efforts tentés pour parer aux accidents étaient quelquefois rationnels,comme la ligature sous-cutanée de Gagnebé, mais souvent aussi maladroits.

Déjà, placé à l'extérieur des vaisseaux, le fil était dangereux et déterminait des phlébites par propagation, à cause de la suppuration qu'il entretenait jusqu'à sa chute. Que pouvait-on attendre des procédés suivants ?

Roux,attirant la veine dans un pli de la peau,passait une épingle au-dessous d'elle, puis il étranglait le vaisseau et la peau par un fil entortillé en 8 de chiffre.

Davat, inconscient du danger, ajoutait à la première épingle une seconde qui embrochait la veine et se plaçait en croix avec la première.

Enfin Velpeau, sans hésiter, traversait la veine avec un fil (1). Ils augmentaient le danger des ligatures au lieu de l'atténuer.

Depuis que nous connaissons, grâce à Lister,qui le doit lui-même à Pasteur, l'influence nocive des microbes, nous évitons les fautes de nos devanciers. Il ne faut plus de veines béantes, plus de corps étrangers introduits dans les veines. La fermeture soigneuse de tous les vaisseaux ouverts, une antisepsie rigoureuse du membre

(1) Ligature percutanée.

opéré, des instruments, du chirurgien et de ses aides nous permettent d'éviter les accidents.

On peut dire que les opérations sur les varices sont innocentes dans ces conditions (1).

II

Depuis l'antisepsie.

Au Congrès de chirurgie de 1892, j'annonçais déjà que l'opération que je pratiquais sur les varices était peu dangereuse. En effet, je n'avais eu qu'un seul accident mortel sur 42 opérés, encore l'accident n'était-il pas de la faute de l'opérateur, comme on en jugera dans la suite par le récit que j'en ferai. Aujourd'hui le nombre de mes opérés s'élève à la centaine. Je n'ai pas eu de nouvel accident et je n'ai rien à changer aux conclusions que j'avais formulées à cette époque et la lecture des statistiques des divers opérateurs confirme cette innocuité et la rareté des accidents.

La cicatrisation s'obtient d'habitude par première intention. Si l'on emploie le crin de Florence pour suture, on peut l'enlever le 11e jour. Si l'on se sert du catgut on n'a pas la peine de l'enlever. La partie extérieure du fil tombe d'elle-même.

Il est prudent d'enlever le pansement dès le deuxième jour pour savoir s'il y a quelque hématome. Le thermomètre n'indique pas sa formation et le sang dans la plaie devient un excellent bouillon de culture duquel il faut soigneusement se débarrasser. Il suffit pour cela d'écarter les lèvres de la plaie avec une sonde cannelée et de faire un peu de compression.

En cas d'infection il faut enlever un ou deux points de suture et mettre un pansement humide ou faire des pulvérisations.

La résection d'une très grande portion des veines du mollet et de la cuisse, la résection même du tronc de la saphène interne jusqu'au triangle de Scarpa ne produit aucun trouble de circula-

(1) Franz, Des dangers des opérations sur les varices. *Deutschen Zeitschrift f. Chirurgie*, XLVII, n° 4.

tion du membre. Tant que l'opéré est au lit on ne s'aperçoit de rien et quand il se lève c'est à peine s'il a de l'œdème pendant quelques jours.

Mais sa cicatrice reste violacée et ecchymotique pendant quelque temps.

Puis la jambe redevient normale et la cicatrice blanche.

Les douleurs qui tourmentaient le variqueux pendant la marche, la station verticale, le travail et même le repos nocturne disparaissent.

Les opérés retrouvent l'usage et la force de leurs membres.

Les veines placées en aval du point opéré profitent de la diminution de la surcharge veineuse du membre et de l'existence de valvules ou barrages artificiels. Elles diminuent de volume, et nous avons vu la saphène interne reprendre son volume normal après une opération bien qu'elle eût atteint les dimensions d'un intestin grêle et qu'elle présentât une ampoule terminale grosse comme un œuf. C'est ce qu'avaient signalé avant nous Bennet et Kendal Francks.

D'autre part, l'ulcère situé au-dessous des résections se ferme en peu de temps.

Le seul accident mortel que j'aie à déplorer s'est produit en décembre 1889 sur le 8e variqueux que j'opérais.

Il se trouve exposé en détail dans les comptes rendus du Congrès de chirurgie de 1892. Il a trait à un charretier vigoureux de cinquante-trois ans qui souffrait depuis dix ans d'un vaste ulcère variqueux, récidivant et incurable.

Dès le lendemain de l'extirpation de ses veines il a de la fièvre des vomissements. Les bords de la plaie se sphacèlent, le genou et la cuisse gonflent et sont sillonnés de veines apparentes. Le malade meurt en 6 jours.

A l'autopsie je trouve les saphènes intactes, mais baignant dans le pus, les vaisseaux et les ganglions lymphatiques sont engorgés de pus.

Cette intégrité des veines au milieu d'une lymphangite suppurée mortelle était une consolation pour l'opérateur.

Mais malgré cette preuve de l'importance et de l'utilité des ligatures de tous les vaisseaux veineux je n'aurais peut-être pas continué d'opérer les variqueux si je n'avais découvert la véritable cause de l'infection.

Il y avait à craindre que ce soit l'ulcère qui ait fourni les germes morbides.

En réalité c'était mon infirmier. Séduit par les chambres d'isolement pour les contagieux, il y avait élu domicile à mon insu et en avait rapporté les germes de la lymphangite qu'il avait inoculés à mon malheureux opéré.

Je n'énumérerai pas les petits accidents opératoires que j'ai observés, ils ont été sans importance. Je signalerai seulement que deux de mes opérés ont eu de la phlébite adhésive localisée (Obs. de guérison, nº XI, page 265 et obs. d'insuccès, nº III, page 272).

CHAPITRE XXV

Suites éloignées.

C'est par les résultats éloignés des opérations que l'on peut véritablement juger de leur valeur.

Si l'opération, que nous proposons, n'avait produit que des guérisons temporaires comme celles obtenues par le repos et les palliatifs, elle ne leur serait pas préférable, elle leur serait même inférieure parce qu'elle cause un traumatisme et que le danger, quoique diminué par l'antisepsie, n'en existe pas moins.

Nous voulons nous borner aux résultats des méthodes récentes que nous recommandons, la résection large de toutes les varices ou la valvule artificielle sur la saphène interne.

Nous laissons de côté les ligatures multiples de Montaz et le procédé de dessiccation de Rigaud. Rigaud, sur 40 cas, n'a cité qu'un cas de guérison ayant duré 4 ans. Ces dernières opérations nous semblent devoir être rangées parmi les moyens palliatifs et nous terminons en disant que si elles font un traumatisme moindre, elles ne donnent qu'un succès moindre.

Malgré le nombre d'opérations publiées il est difficile de connaître leurs résultats éloignés. Quénu se plaignait avec quelque raison en 1890, dans le traité de Duplay et Reclus, de ne pas avoir assez de documents pour se prononcer. En effet, nous voyons des opérateurs annoncer des opérations par cinquante sans donner autre chose que le résultat immédiat.

Qu'un malade sorte cicatrisé de la salle d'hôpital, cela ne signifie pas qu'il est guéri, surtout quand il s'agit d'une affection aussi envahissante que les varices. Il faut pour prouver la solidité du résultat que l'opéré ait repris le travail et affronté les fatigues.

Des résultats de quelques mois de date se trouveraient en grand nombre. On n'a qu'à parcourir les dernières thèses de Paris sur le sujet et qu'à chercher dans les recueils de chirurgie.

Certains d'entre eux ont été assez satisfaisants pour que les médecins militaires aient déclaré bons pour le service des hommes ainsi opérés de varices.

J'ai à mon actif deux de ces cas et Ricard en a publié un troisième.

Six mois ne nous paraissent pas encore suffisants, quoique notre excellent confrère italien le Dr Lastara s'en soit contenté pour déclarer la guérison de son opéré (1).

Pour défendre notre cause nous ne voulons pas nous contenter de mois. Il nous faut un plus long délai. Nous ne donnerons que des observations d'opérations ayant au moins deux ans de date.

Voici d'abord un petit tableau qui montre les *résultats éloignés et favorables* obtenus et publiés par divers opérateurs autres que nous.

		CAS.	DURÉE en ANNÉES.
Lucas-Championnière (2). . Ligatures multiples.		1	10
Schwartz (3). . . . . — et résections. . . .		2	4 et 5
Reynier (4) . . . . — —		1	4
Trendelenburg (5). . . . . — au-dessus du genou.		13	2 à 9
Lebrun (6). . . . . Résection étendue		2	2 à 4
Farrant Fry (7) . . . . . . — —		1	2
Madelung (8) . . . . — —		14	2
Mari (9).		2	2
Cerné (10)..		1	2

(1) Lastara Francesco. *Capitano medico. Giornale medico del R. Esercito et della R. Marina*, 1894.

(2) *Bulletins de la Société de Chirurgie*, 1888.

(3) Thèse Charrade, Paris, 1892, se trouve le premier cas. Le deuxième se rapporte à un malade que j'ai trouvé dans la Maison de Nanterre. A l'occasion du travail actuel j'ai fait rechercher tous les malades ayant subi un traitement chirurgical des varices.

(4) *Bulletins de la Société de Chirurgie*, 1892.

(5) Tubingen, Beitrag für klinische Chirurgie, 1890, t. VII, et Tobold, Inaug. Dissert. Bonn, 1889, *Ueber die Varicen und ihre Behandlung*, contenaient quelques cas. Le travail de Georg Perthes, *Deutsche med. Wochensch.*, 1895, *Ueber die Operation der Unterschenkelvaricen nach Trendelenburg*, donne les résultats complets. Sur 63 opérés 41 ont été revus dont 13 succès ayant plus de deux ans.

(6) *Journal de Médecine et de Chirurgie*, Bruxelles, 1885.

(7) *British medical Journal*, septembre 1885, p. 455.

(8) *Centralblatt f. Chirurgie*, XIIIe Congrès de chir. allemande, Berlin, *Ueber die Ausschälung* ; et dans Boennecken, *Berl. klin. Wochensch.*, n° 38, p. 829, septembre 1889, *Ueber die Resultate der Ausschälung*.

(9) *Rivista clinica di Bologna*, n° 2, 1881 : *Sulla la legatura della safene*.

(10) *Bulletins de la Société de Chirurgie*, 1890. J'ai reçu de Cerné la lettre suivante : « L'opérée qui a fait l'objet de ma communication à la *Société de Chirurgie* est restée parfaitement guérie pendant les deux ans que j'ai pu la suivre. »

Un autre cas d'opération ayant donné un succès pendant plusieurs années se trouve dans une thèse récente (Robin, *Sur le traitement chirurgical des varices*, Paris, 1896).

En effet (Obs. I), la ligature au-dessus du genou aurait été faite en juin 1889 par le Dr Gueillot, de Reims, et le malade serait resté sans souffrir jusqu'à sa mort par suicide en août 1893, mais c'est un renseignement sans précision, le malade n'a pas été revu par le chirurgien et la constatation de la guérison manque de caractère scientifique.

Il est probable que si la bibliothèque de la Faculté était plus riche en publications périodiques étrangères, nous aurions pu enrichir ce tableau de quelques succès. Tel qu'il est, nous y remarquons deux choses : la première, c'est que des succès durables ont été obtenus ; la deuxième, c'est que sur 52 cas Madelung a eu la chance de constater 14 fois de bons résultats éloignés et Trendelenburg 13 fois sur 63.

Il est certain qu'il est difficile de se procurer des renseignements sur cette catégorie d'opérations.

Elles sont presque toutes pratiquées à l'hôpital et sur des malades de passage, la plupart du temps sur des ambulants qui se déplacent à la recherche de l'ouvrage. Néanmoins en y mettant un peu de patience nous avons retrouvé un grand nombre de nos anciens opérés.

Voici maintenant le tableau de mes propres résultats éloignés :

```
Opérations ayant au moins deux ans de date.  20
Bonne guérison . . . . . . . . . . . .  13
Bonne amélioration. . . . . . . . . . .   3
Insuccès et rechutes. . . . . . . . . .   4
```

On voit que je ne me suis pas contenté d'additionner des succès, j'ai voulu faire connaître mes revers. J'en ai tiré des leçons pour l'avenir. C'est ainsi que je sais reconnaître parmi les variqueux qui peut espérer la guérison ou l'amélioration et qui n'a rien à attendre. Je sais que les indications opératoires varient et je crois que plusieurs de mes opérés simplement améliorés auraient guéri si j'avais fait des opérations plus complètes et tout à fait appropriées.

Pour mettre le lecteur en état de juger la question, je publie d'un côté les observations de succès et de l'autre celles des in-succès.

Quelques-uns de mes insuccès avaient été présentés en 1892, au Congrès de chirurgie, comme guéris. J'avais escompté à ce moment comme définitives des guérisons précaires. Il ne s'agis-sait que de longues améliorations. Elles ont duré quatre ans dans trois de mes cas. Elles peuvent même durer plus longtemps. D'a-près l'observation de Lucas-Championnière, c'est au bout de 10 ans qu'il a vu revenir une récidive.

J'espère qu'il n'en sera pas de même avec les quelques malades que je présente comme guéris ou très améliorés. Mais tout en fai-sant constater que le traitement est bon puisqu'il donne un sou-lagement de si longue durée, je me garderais de lui donner le nom de cure radicale.

Quand l'opération remonte à moins de deux ans le résultat en est presque constamment bon. Sur une douzaine d'opérés revus dans ces délais, tous, sauf un, étaient très satisfaits. Ils se li-vraient sans difficulté à des travaux fatigants. Plus de douleur ni d'œdème des membres. Les varices laissées en place avaient dis-paru ou n'avaient pas augmenté.

L'un d'eux avait pris le métier de couvreur. L'autre poussait les lourds chariots de vivres de la Maison de Nanterre. Un autre ga-gnait sa vie à entasser des pierres sur les routes avec un pilon.

Les uns acceptés pour le service militaire ou pour l'emploi de gardien de la paix avaient à supporter de longues heures de mar-che.

Les autres, hommes ou femmes, cuisinières, garçons de maga-sin, garçons de café, se tenaient debout toute la journée. Mais sur ceux qui ont été suivis plus longtemps l'uniformité de succès n'est plus la règle. Des améliorations temporaires ont pris fin et ainsi se justifie ce que je disais plus haut.

Observations de guérison.

Dans le nombre nous ne trouvons que des varices des grosses veines. Une seule était compliquée de reflux cardiaque (B...).

G... et P... avaient des varices circonscrites.

R... les avait étendues sur une seule jambe et H.... et M... sur les deux.

Quatre opérés sur six avaient des ulcères.

Deux étaient variqueux héréditaires.

Un (M...) paraissait avoir pour origine spéciale de ses varices une phlébite infectieuse.

Parmi les guérisons nous ne trouvons donc pas un seul cas de cyanose variqueuse. J'ai cependant observé une longue rémission chez un nommé Brault dont j'ai rapporté l'observation au Congrès de chirurgie de 1892. Mais je n'ai pas vu le malade de mes yeux et j'ai dû m'en rapporter à ses dires, aussi ai-je quelques doutes.

Obs. I. — *Varices des grosses veines compliquées de varices profondes et ulcères des deux jambes. Résection. Maison de Nanterre,* par Ch. Rémy. *Guérison de 1889 à 1900 : onze ans.*

Caroline M..., trente-quatre ans, cuisinière. Pas de maladie antérieure.

En 1882, accouche d'une petite fille ; à la suite, une phlébite se déclare qui la tient couchée pendant cinq mois.

C'est après cet accident que la malade découvre ses varices.

Un ans après ses couches, apparaît un ulcère à la jambe droite. Cet ulcère n'a jamais été complètement cicatrisé. Plus tard s'est développé un autre ulcère à l'autre jambe.

Ses varices n'ont jamais été apparentes ; il faut remarquer que la malade a une forte couche adipeuse ; on ne sent les varices que par la palpation.

Chaque soir les jambes enflent, et la malade éprouve dans les membres inférieurs de vives douleurs.

Première entrée à l'infirmerie le 4 décembre 1889. — Opération de la jambe gauche le 30 décembre.

J'avais d'abord essayé de cicatriser l'ulcération de cette femme, mais elle ne voulut pas attendre et, pressé par elle, je me décidai à opérer malgré l'existence d'une plaie.

J'étais d'autant plus inquiet que je venais de perdre de lymphangite un homme que j'avais opéré dans ces conditions.

Je commençai par mettre un pansement occlusif sur l'ulcère, puis, ainsi préparé, je reséquai les veines, ce qui ne fut pas sans difficulté, car elles étaient perdues au milieu de la graisse.

Pour finir, je nettoyai et détruisis l'ulcère à la curette et je disséquai la peau ulcérée afin de la mobiliser et de faciliter la rétraction cicatricielle qu'empêchait l'induration fibreuse.

Cette malade fut infectée par l'infirmier qui nous aidait et qui s'était avisé de coucher dans nos salles d'isolement. Elle eut de la lymphangite.

A la suite survint un abcès dans la région opérée et une abondante suppuration. La désunion des lèvres de la plaie et des pulvérisations phéniquées répétées deux fois par jour amenèrent la disparition de cet accident.

Six semaines après, guérison complète. La malade quitte l'infirmerie le 14 février 1890 ; on lui recommande de marcher beaucoup et de bien observer si les douleurs qu'elle ressentait dans sa jambe gauche existent toujours aggravées ou diminuées.

Deuxième entrée à l'infirmerie le 25 mars 1890. — La malade revient rendre compte de ses observations et demander l'opération pour sa jambe droite.

Du 14 février au 25 mars, elle a repris son travail et a beaucoup marché.

La jambe opérée enflait le soir pendant quelque temps, mais ce phénomène ne tarda pas à cesser.

La malade affirme qu'elle a incomparablement moins souffert dans ce membre depuis son opération, malgré le rude travail ; « sans cela, ajoute-t-elle je ne serais pas revenue », ce qui me paraît probable, car elle était très pusillanime.

La cicatrice est parfaite.

Deuxième opération le 3 avril. Chloroforme.

Les varices, malgré la compression, n'ont pas été rendues apparentes ; mais on les sent parfaitement à la palpation.

Dissection assez minutieuse. Lavage au sublimé. Pansement sec à l'iodoforme. *Une partie de l'ulcère est enlevée*, le reste gratté et nettoyé.

Premier pansement dix jours après. Dans l'intervalle, état excellent, ni fièvre, ni souffrance. Pas de pus. Cicatrisation en très bonne voie. Guérison sans accident.

Le succès me paraît définitif. J'ai revu mon opérée ; la première fois,

dix mois après sa sortie, Caroline M. . . reparut dans mon service avec
une grossesse. Elle accoucha naturellement. Ni les varices ni l'ulcère
ne sont revenus ; la peau avait repris sa souplesse au niveau des anciens
ulcères.

Je considère ce résultat comme une preuve indiscutable de succès, parce que c'est à la suite de la grossesse précédente que les
varices s'étaient montrées.

En septembre 1891, Caroline M. . . m'apporte la photographie de ses
jambes. Elle travaille sans souffrance et a repris son métier de cuisinière. L'année suivante, elle revient encore me faire constater sa guérison ; on ne veut pas croire, dit-elle, qu'elle avait des varices.

Comme seule trace de sa maladie variqueuse depuis l'opération, je
n'ai trouvé sur cette femme qu'une tache d'eczéma grande comme une
pièce de 50 centimes, derrière la malléole interne de la jambe gauche
en 1894. Cette lésion avait disparu avec quelques jours de repos.

En 1895 elle revint, je la traitai par quelques scarifications et j'ob-
tins un bon résultat, qui dure encore au moment où j'écris. Aux varices
s'ajoute l'éthylisme professionnel comme origine de l'eczéma.

Dans la séance de la Société de médecine et de chirurgie pratiques du 4 février 1893, c'est à cette femme que faisait allusion le
Dr Diamantberger, lorsqu'il vantait les résultats tardifs de la résection.

OBS. II. — *Varices des grosses veines avec ulcère. Résection. Maison de
Nanterre*, par CH. RÉMY. *Guérison de fin* 1890 *à* 1900 : *dix ans.*

Mme G..., née Adrienne G..., cuisinière, cinquante-quatre ans ; de
Villeneuve-la-Garenne. Sans antécédents rhumatismaux, ni arthriti-
ques.

Depuis cinq ans ulcère variqueux de la jambe gauche ; siégeant au
lieu d'élection, face interne, tiers inférieur de la jambe ; il mesure la
grandeur d'une pièce de 5 francs.

Cette femme a passé dans divers hôpitaux de Paris, où elle n'a pu
obtenir de guérison stable, l'ulcère reparaissant toujours au bout de peu
de temps.

Elle entre à l'infirmerie de Nanterre au mois de novembre 1890. Elle
est d'abord traitée par le repos, mais la cicatrisation est lente, et au
bout d'un mois il existe à peine un millimètre de revêtement épidermique de nouvelle formation. Alors mon interne, M. Nogué, qui pré-
parait une thèse sur les greffes, recouvre toute la surface ulcérée de
greffes dermo-épidermiques larges d'un centimètre, qu'il a soin de rapprocher de façon qu'elles se touchent par leurs bords.

L'ulcère se ferme ; mais sitôt que la malade se lève, il se reproduit des ulcérations entre les greffes, et principalement à la circonférence de l'ulcère, dans la zone qui s'était cicatrisée spontanément.

Le 31 décembre, opération.

Extirpation d'une grosse veine variqueuse qui commençait au condyle interne du genou, et descendait sous l'ulcère.

Cette veine adhérait à la face profonde de l'ulcère dont je la détachai par dissection Guérison sans incident de la plaie opératoire et de l'ulcère.

Cette femme sortit à la fin du mois de janvier. Je l'ai revue à plusieurs reprises.

Elle a repris toute son activité, elle aide son mari qui tient un restaurant champêtre au bord de la Seine, à Villeneuve-la-Garenne. Elle peut rester toute la journée debout et faire de longues courses. Elle vient à pied jusqu'aux Halles. L'induration autour de l'ulcère a disparu. La cicatrice de l'ulcère et la peau voisine sont devenues souples.

Mais la sensibilité a disparu presque complètement dans la cicatrice.

J'ai revu cette malade pour la dernière fois, au mois de juin 1900, et la guérison s'est maintenue parfaite.

Obs. III. — *Varices circonscrites des grosses veines. Résection. Maison de Nanterre*, par Ch. Rémy. *Guérison de 1890 à 1896 : six ans.*

Pl... (Antoine), 24 ans, est atteint de varices du mollet gauche à sa face interne, nulle gêne même après une grande fatigue.

Cependant il fut refusé pour un emploi qu'il sollicitait à la Préfecture de police.

Il se décida alors à me demander une intervention et entra à la maison départementale de Nanterre.

Il fut opéré par résection entre ligatures de tout le paquet malade sur une étendue de 15 centimètres environ.

La guérison opératoire eut lieu en moins d'un mois.

J'ai depuis lors obtenu de ses nouvelles à plusieurs reprises.

En mai 1892 il m'écrivait :

« Je suis heureux de vous apprendre que le résultat de votre opéra-
« tion sur mes varices est des plus satisfaisant. Je n'ai jamais ressenti
« aucune douleur ni éprouvé de fatigue dans l'exercice de mes fonctions
« qui m'obligent pourtant à être longtemps sur mes jambes.

« La jambe gauche est revenue complètement à son état naturel et
« n'est pas défectueuse. En un mot, monsieur le Docteur, je suis on ne
« peut plus content du résultat merveilleux de l'extirpation de mes
« varices...

« Je n'oublierai jamais le précieux service que vous m'avez rendu
« en m'enlevant mon infirmité...

Depuis cette époque, dans l'année 1895, j'ai pu constater *de visu* le bon état de ce membre sur lequel les varices n'ont pas reparu.

OBS. IV. — *Varices circonscrites des grosses veines. Résection. Maison de Nanterre*, par CH. RÉMY. *Guérison de cinq ans.*

Go... (Nicolas), âgé de 33 ans, gardien de la paix, entre le 10 mars 1890 dans mon service de chirurgie à la maison de Nanterre (1).

Le malade fut opéré par résection aussi étendue que possible le 13 mars ; il sortit le 30 du même mois.

Revu en 1892, il était parfaitement guéri et sans récidive.

En 1893, il avait été repris de gonflements veineux, mais sans douleurs, cela tenait à ce qu'il avait cessé son service de gardien de la paix pour celui de surveillant dans un hôpital.

Il reprit en 1894 son ancien emploi de gardien de la paix et tous ses accidents disparurent.

OBS. V. — *Varices des grosses veines très étendues aux deux jambes. Résection large. Retour absolu de la fonction du membre. Maison de Nanterre*, par CH. RÉMY. *Guérison de 1891 à 1895.*

Hackspiel (Joseph), âgé de 55 ans, charpentier, a des varices depuis 1870, c'est-à-dire 20 ans. Il a eu des ulcères vers 1872 qui guérirent par le repos à son domicile. Le malade ayant repris un métier pénible vit ses jambes gonfler chaque soir. Puis il eut de la gêne pour marcher, il ressentit des douleurs aux jambes qu'il prit pour des rhumatismes.

Les varices avaient beaucoup augmenté de volume et débordaient au-dessus des bas à varices qui remontaient au-dessus du genou.

Depuis quelques années le malade ne peut ni marcher ni se tenir debout

Ces varices siègent surtout sur le trajet de la saphène interne ; il y a des traces d'ulcères à la partie inférieure et interne des deux jambes.

La jambe droite fut opérée le 21 janvier 1891, et la gauche le 23 février suivant par mon procédé habituel de résection de toute l'étendue des veines malades. En raison de l'étendue des veines enlevées la cicatrisation demanda 30 jours, un peu plus longtemps que d'habitude.

L'opéré fut revu seize mois après, en mai 1892.

Voici son état : Les douleurs ont disparu complètement, le malade marche toute la journée sans souffrance. Le retour de la fonction du

(1) Les détails cliniques de cette observation se trouvent, page 88, nous ne reproduisons que la partie qui nous intéresse au point de vue opératoire.

membre est complet, mais le malade a porté sur mon conseil et par précaution un bas à varices.

Plus tard, en 1895, l'état était encore très satisfaisant.

Obs. VI.— *Varices des grosses veines à reflux cardiaque. Ulcère. Résection. Maison de Nanterre*, par Ch. Rémy. *Guérison de trois ans.*

Baumier (Émile,) âgé de 44 ans, journalier, est atteint de varices des deux membres inférieurs depuis longtemps, environ dix-sept ans.

Elles ont commencé à se développer en 1878 et elles ont presque tout de suite été compliquées d'ulcère sur la jambe gauche. Celui-ci a disparu à diverses reprises à la suite de pansements pour reparaître peu après, mais depuis dix-huit mois il persiste.

La jambe droite porte sur la face interne des paquets variqueux qui ne causent aucune gêne.

La jambe gauche est celle qui inquiète surtout le patient parce qu'elle porte un ulcère récidivant, presque incurable.

Celui-ci siège au 1/3 inférieur de la jambe à sa face interne. Il mesure 10 centimètres sur 5 centimètres. Il est bourgeonnant.

Ses bords sont entourés de zones violacées et brunes avec saillies épidermiques éparses.

La saphène interne est dilatée dans toute son étendue. Elle offre une saillie grosse comme un œuf de pigeon au niveau de l'interligne articulaire du genou. Depuis le milieu de la cuisse jusqu'à l'ulcère une raie brune indique son trajet.

Les expériences de Trendelenburg sont très nettes sur le malade. Le sang reflue du cœur jusqu'aux varices sans être arrêté par une valvule.

Cependant les petites sont peu atteintes ; à peine quelques varicosités au-dessus de l'ulcère, au niveau du tibia et du mollet.

La dermite est peu étendue autour de l'ulcère, la peau n'est pas le siège d'œdème.

Le mollet de ce côté est un peu atrophié.

Traitement. — Résection des veines malades, le 15 octobre 1893 sous le chloroforme.

Extirpation sur 40 centimètres de longueur des varices, depuis l'ulcère jusqu'au milieu de la cuisse, y compris une dilatation ampullaire au niveau du genou, et deux ou trois veines voisines anastomotiques.

La veine arrive directement sous l'ulcère, elle devient en cet endroit adhérente à la peau et aux parties profondes. Elle ne se contracte plus sous le couteau. Sa blessure donne du sang en abondance. Elle reçoit deux veines communicantes volumineuses.

La face profonde de la peau est de couleur chamois.

Le 28 octobre suivant, l'incision de la partie supérieure de la jambe est complètement cicatrisée, reste l'ulcère variqueux qui lui-même se comble peu à peu.

Le 13 octobre, il est presque fermé.

Tout est terminé à la fin d'octobre et le malade sort.

Ce malade reparaît au mois de juillet 1896. Il me montre la jambe gauche opérée qui est en parfait état, ni récidive d'ulcère, ni récidive de varices.

Il a le désir de se faire débarrasser des paquets variqueux situés à l'autre jambe. Ceux-ci se sont développés, mais sans cependant qu'il y ait eu des varices à reflux cardiaque, comme c'était de l'autre côté.

Obs. VII. — *Varices des grosses veines, étendues. Résection large. Maison de Nanterre*, par Ch. Rémy. *Guérison pendant deux ans et quatre mois.*

Richardot, âgé de 23 ans, est atteint de varices de la jambe droite depuis quelques années. Elles remontent au-dessus du genou et déterminent la douleur pendant la flexion, surtout après une fatigue. Elles ont fait refuser le malade au conseil de révision.

En juin 1890, après avoir reçu un coup au tiers inférieur de la jambe variqueuse, notre malade vit se produire un ulcère qui, faute de traitement sans doute, s'étendit et ne se cicatrisa pas.

Il se décida alors à entrer dans mon service demandant s'il était possible de le guérir et de le mettre en état de contracter un engagement dans l'armée.

Le 26 novembre, il fut opéré d'une résection large remontant d'une part au-dessus du genou et descendant d'autre part jusqu'au-dessous de l'ulcère.

Il guérit sans complications de son opération et de son ulcère, et le résultat fut tel qu'il put obtenir son admission dans la Légion étrangère.

Deux ans après, novembre 1892, il m'écrivait d'Aïn-Ben-Khelil (Algérie) :

« Vous m'avez opéré de varices en 1890, je suis très bien guéri. « J'avais été réformé et maintenant je suis soldat, je fais des marches « de 20, 30 jours à 30 kilomètres par jour et avec le sac et tout, je ne ressens pas de fatigue. »

Cependant ce malade avait de très mauvais antécédents. Il était d'une famille de variqueux, sa mère et son père sont atteints à un haut degré.

Obs. VIII. — *Varices étendues des grosses veines du membre inférieur gauche. Résection au mollet et à la cuisse. Maison de Nanterre*, par Ch. Rémy. *Suivi pendant deux ans et cinq mois.*

Guyomar, 54 ans, cordier, présente des varices très étendues des grosses veines, varices serpentines de toute la hauteur du membre inférieur gauche. Elles occupent le mollet, remontent à la cuisse et forment sur la face antéro-interne de cette dernière un paquet qui devient très douloureux pendant la marche. Il conservait même des douleurs violentes pendant le repos après la fatigue. La communication anormale des varices avec le cœur n'existe pas.

Traitement. — 1re Résection de la saphène interne entre deux ligatures en arrière du condyle et 2e résection à la pointe du triangle de Scarpa. Extirpation de 40 centimètres de veines environ en divers endroits. La guérison opératoire eut lieu en deux mois. Le malade opéré le 27 avril 1894 se levait le 20 juin suivant.

Revu au mois de septembre 1896, il est toujours bien guéri ; sans récidive et son membre a repris ses forces et ses fonctions. Il n'y a plus de douleurs qui le faisaient tant souffrir autrefois.

OBS. IX. — *Varices étendues des grosses veines. Ligature et résection à la cuisse seulement. Maison de Nanterre,* par CH. RÉMY. *Suivi pendant deux ans et six mois.*

Privet (François), tonnelier, 42 ans, a des varices de la jambe gauche depuis l'âge de 19 ans, très volumineuses, elles n'occupent que la jambe et s'arrêtent au genou.

Le 13 mars 1894, je résèque 6 centimètres de la saphène interne au milieu de la cuisse.

Ce malade me revient en août 1896, très satisfait, ses varices ont presque disparu.

La jambe gauche a été opérée ; la jambe droite ne l'a pas été, ce qui fait que l'on peut mesurer le bénéfice de l'opération.

Au moment où l'opération a été faite, cette jambe présentait des varices très volumineuses quoique sans reflux, dans le territoire de la saphène interne.

L'une d'elles, moins volumineuse que les autres, est le siège d'une vive douleur. Elle commence sur le dos du pied, remonte sur la partie externe et, contournant la malléole, rejoint le mollet.

Cette varice du *canal veineux externe*, communique avec les varices de la saphène interne par une anastomose placée à quatre travers de doigt au-dessus de l'articulation tibio-tarsienne.

Les troubles fonctionnels étaient très accentués ; le pied et la partie inférieure de la jambe enflaient le soir et devenaient violacés, froids et douloureux au point d'empêcher le sommeil.

Aujourd'hui, deux ans 1/2 après l'opération, ces troubles ont disparu, les paquets variqueux du mollet ont bien diminué, il reste de nombreuses varicosités bleuâtres sur le dos du pied du côté externe.

Cette observation est d'autant plus concluante que la jambe

droite, jambe témoin qui n'a pas été opérée, présente des troubles
analogues (œdème le soir, troubles sudorifiques et vaso-moteurs :
pied paraissant plus froid au malade et suant moins) troubles
analogues, dis-je, à ceux que présentait la jambe gauche avant
l'opération ; ils sont même moins accentués.

Il en est absolument de même des signes physiques.

Obs. X. — *Varices circonscrites. Résection. Maison de Nanterre,*
par Ch. Rémy. Guérison depuis trois ans.

Lelièvre (Isidore),50 ans. Ce malade qui a cependant de fâcheux antécédents, puisque son père et sa mère sont variqueux, a été opéré le 15 septembre 1893, pour un paquet variqueux, siégeant au-dessus de la malléole externe de la jambe. Les grosses veines seules étaient prises sans
reflux cardiaque, ni troubles trophiques, ni ulcères.

Nous le revoyons au mois de septembre 1896 très bien guéri et sans
récidive.

Obs. XI. — *Varices des grosses veines localisées. Paquet variqueux, ré-*
section complète (infirmerie de la Maison de Nanterre). Guérison tempo-
raire pendant cinq ans. Phlébite tardive, réapparition des varices. Trai-
tement par la ligature au-dessus du genou. Nouvelle phlébite, par Ch.
Rémy. *Malade suivi pendant huit ans.*

Un malade Jean Sch., 59 ans,charretier, se présenta avec une varice
serpentine qui, commençant du côté interne du mollet croisait le tibia
pour venir à la partie externe de la jambe gauche.

Elle était douloureuse et en raison de son siège exposée aux chocs.
Bien isolée, bien circonscrite, la veine variqueuse me semblait facile à
enlever.

Confiant dans les procédés antiseptiques, je me risquai, l'opération
fut faite avec chloroforme, le 4 octobre 1888.

Il me fut très facile, par une incision à la peau, de disséquer la veine
malade, mais comme la blessure des veines ou leur simple dénudation
passaient pour être dangereuses, je mis tous mes soins à lier tous les
plus petits vaisseaux ; je tirai sur les bouts principaux de la veine malade pour qu'elle fût rétractée loin de la plaie après sa ligature et sa
section. Pansement à l'iodoforme, la gaze iodoformée, l'ouate hydro-
phyle et l'ouate de tourbe.

Le succès le plus parfait, la guérison par première intention fut la
suite de cette tentative. Je maintins le malade quinze jours au lit par
prudence. La phlébite avec ses complications, si redoutées des auteurs,
n'avait pas encore paru.

Telle est l'observation que je publiai au Congrès de chirurgie de 1892 avec la mention Guérison.

Les varices de cette jambe (domaine de la saphène interne) avaient débuté en 1865. En 1867, apparition d'un vaste ulcère à la face interne de la jambe dans son tiers inférieur, qui avait duré avec l'évolution habituelle jusqu'au moment de l'opération.

Le bénéfice de cette première opération de 1888 a été considérable, car l'ulcère n'a pas reparu une seule fois depuis ce moment et les troubles fonctionnels (œdème, douleurs au commencement de la nuit) ont beaucoup diminué.

Cet homme parut guéri pendant plus de 4 ans, il fit divers séjours à la maison de Nanterre, ne se plaignit pas et put rester sans traitement.

En juin 1893, dit-il, il entra dans le service de Reynier à l'hôpital Tenon pour une phlébite. Il ne pouvait plus marcher. Il avait la jambe enflée jusqu'à la cuisse et il portait sur le côté interne du genou et au pli de l'aine des tumeurs de la grosseur d'un œuf de pigeon.

On lui pratiqua la ligature de Trendelenburg, au milieu de la cuisse, à l'aide de l'anesthésie cocaïnique.

Il raconte alors à ses nouveaux opérateurs que, deux mois après ma propre observation, il avait senti au niveau de cette même saphène un cordon qui augmentait à la fatigue ou diminuait pendant le repos.

C'était probablement une coagulation provoquée par une phlébite.

Sch... quitte Tenon le 9 juillet 1893, avant que sa plaie soit bien cicatrisée et il voit reparaître à la cuisse un cordon induré du volume d'un crayon qui ne disparaît plus et qui reste douloureux.

Le 14 décembre 1893, il rentre dans mon service à la maison de Nanterre pour cette même veine malade.

La saphène est toujours douloureuse, toujours indurée, du même volume.

La phlébite s'étend de la partie supérieure de la jambe au pli de l'aine. La tumeur du genou et celle de l'aine sont douloureuses. Toutes les cicatrices des opérations sont souples et indolores.

Sch... reste longtemps dans mon service et disparaît enfin pour revenir l'année suivante, en 1895. La phlébite est circonscrite, mais les dilatations variqueuses persistent.

Je ne lui ai, du reste, proposé aucun traitement, parce qu'il est déjà atteint de sénilité, il a maintenant 67 ou 68 ans.

Actuellement, novembre 1896, il reste une notable dilatation de la saphène fémorale, sans communication avec le cœur et un lacis veineux à la face interne du tibia et surtout au niveau de la malléole interne.

La jambe, malgré l'opération, offre encore des lésions accentuées.

Dans ce cas, l'amélioration fonctionnelle a été des plus nettes, bien que celle des symptômes n'ait pas été tout à fait parallèle.

Obs. XII. — *Varices des grosses veines. — Première opération incomplète
— Amélioration temporaire puis reflux cardiaque.— Valvule artificielle.
— Guérison depuis 2 ans passés*, par Ch. Rémy. *Suivi pendant 9 ans.*

Sous ce numéro d'observation j'avais classé dans un mémoire de
1897, publié dans le *Bulletin de thérapeutique,* le sieur Fo. . ., parmi les
cas d'amélioration.

C'est un grand garçon bien développé et sans autres tares. Il n'a pas
d'antécédents héréditaires. Il a vu apparaître les varices à l'âge de 17
ans à l'occasion de ses premières fatigues, parce qu'on l'avait d'abord
employé pour frotter le parquet. Ce travail inusité pour lui était bien
fait pour attirer le sang dans le membre inférieur par une sorte de
mouvement centrifuge.

L'affection commença sur le dos du pied gauche. Plus tard il s'aperçut d'autres grosseurs et vit les varices se développer avec une grande
rapidité sans amener une grande gêne, il pouvait même marcher longtemps sans se fatiguer.

Deux ans après le début de l'affection, voici l'état du membre :

Il y a un petit ulcère de la saphène interne. Celle-ci est dilatée depuis le pied jusqu'à son embouchure.

Elle atteint le volume d'un intestin grêle en certains endroits. De forts
paquets variqueux le font maintenant souffrir.

Ils siègent, l'un de la grosseur d'une noix, sur la face dorsale du
pied, l'autre, gros comme un œuf, au niveau de l'anneau de Hunter.
Toute la face interne de la jambe est sillonnée de grosses varices cir-
soïdes.

En 1891, je lui ai pratiqué l'extirpation des paquets saillants sans
ligature à la cuisse.

En 1897 j'écrivais à son sujet les lignes suivantes : il a encore des
paquets variqueux disséminés, mais le membre a diminué et repris sa
force. Il fait tous les jours une longue course sans douleur ni fatigue.
Il a pu se tenir debout une partie de la journée pour remplir l'emploi de téléphoniste et depuis il est devenu employé des postes. *Il
aura quelque jour besoin d'une ligature au-dessus du genou.*

Quelques mois après, il se décidait à une seconde intervention qui fût
la valvule artificielle et une nouvelle résection des varices les plus saillantes et depuis lors c'est-à-dire un peu plus de deux ans, le résultat
est très satisfaisant.

Obs. XIII. — *Varices de la jambe droite, ulcère, tache noire prodromique
d'un autre ulcère. — Extirpation et valvule artificielle*, par Ch. Rémy.
Suivie plus de deux ans.

Dans le mois d'avril 1897, j'eus l'occasion d'observer en ville une
dame X... atteinte de varices compliquées de la jambe droite. Elle était

employée comme essayeuse dans une maison de couture. Obligée de
se tenir debout et de piétiner sur place toute la journée elle avait vu
depuis plusieurs années, au moment de la ménopause, se développer
des varices à la jambe droite. Enfin avait paru un petit ulcère de la
saphène interne contre le tibia 1/3 inférieur et une tache noirâtre un
peu plus en haut et en arrière. — On voyait une veine superficielle qui
se rendait à l'ulcère.— Quant à la tache elle se trouvait sur le trajet de
la branche anastomotique inférieure. Elle reposait sur un tissu induré
et paraissait un peu rétractée vers les parties profondes. La malade y
accusait une douleur très vive. Elle était obligée de cesser sa profession.

Cette dernière considération la décida à accepter l'opération. Je pratiquai du même coup l'extirpation au mollet et la valvule artificielle à
la cuisse. Je trouvai et montrai à mes aides la veine superficielle adhérente à l'ulcère. D'autre part je pus constater que la tache était adhérente également à une veine superficielle et de plus à une communicante.

J'enlevai toute la tache pour l'examen microscopique et c'est elle
qui m'a donné la préparation d'arborisation vasculaire, figurée page 139.
Minée par les vaisseaux la peau était prête pour la rupture ou l'ulcère.

Opérée chez elle, cette dame put après une courte convalescence
reprendre son travail et quelques mois plus tard, en voyant la personne
alerte et pimpante qui venait me remercier je ne reconnaissais pas celle
qui traînait la jambe et pleurait misère avant l'opération.

*
* *

Ceux qui auront parcouru mes observations ne me contre-
diront pas, si je termine cet article en disant : Nous ne sommes
plus au temps où Nélaton prononçait à la Société de chirurgie en
1852 ces paroles désolantes : « Pendant mon séjour à Bicêtre j'ai vu
nombre de malades qui avaient subi des opérations multiples pour
être guéris de leurs varices, chez aucun je n'ai pu constater de véritable guérison. »

Aujourd'hui la guérison vraie est possible à la suite d'opérations complètes bien dirigées. Si la cure radicale est encore trop
rare, la faute en est aux variqueux qui ne demandent secours le
plus souvent que lorsqu'il est trop tard.

Dans tous les cas, l'amélioration longue est fréquente ; la lésion
matérielle diminue toujours, son accroissement est arrêté, les
complications et les dangers sont évités, les souffrances et les
troubles des fonctions du membre disparaissent.

II

Observations avec amélioration.

Obs. I. — R.... exerce la profession de garçon boucher dans une petite ville de province. Il a une grande amélioration au point de vue des forces et la jambe opérée est devenue aussi forte que l'autre, mais il conserve des paquets variqueux. Il n'a pas eu de ligatures au-dessus du genou.

Ce malade a été suivi deux ans.

Obs. II. — Un deuxième, nommé Harbulot, portant à la jambe droite des paquets variqueux très étendus remontant jusqu'au-dessus du genou et un ulcère occupant le siège classique,

Opéré le 20 mai 1890, par la résection des veines variqueuses du mollet, sans toucher à celles de la cuisse. Il a été revu en 1892, il est très satisfait.

Il a conservé au-dessus du genou de gros paquets variqueux non opérés, mais il ne souffre plus. Il présente encore un petit ulcère à la face antéro-externe de la jambe. Il aurait également besoin de la valvule artificielle.

Obs. III. — Un troisième, opéré en 1892, a été revu quatre ans après.

Après un très long soulagement, a des récidives même sous les cicatrices.

Il avait été opéré partiellement et sans résection de la saphène, au-dessus du genou. La valvule artificielle serait indiquée, car il est atteint aujourd'hui de reflux cardiaque.

*
* *

Pour finir ce court chapitre je répèterai ce que j'ai déjà dit plus haut : je crois que plusieurs de mes opérés simplement améliorés, auraient guéri si j'avais fait des opérations plus complètes et tout à fait appropriées à l'indication.

III

Observations d'insuccès.

Nous y trouvons, deux cas de *cyanose variqueuse* et deux cas de *varices des grosses veines*.

Des premiers, l'un récidiva après une bonne rémission et l'autre sans avoir obtenu d'amélioration ; pour les derniers le traitement fut compliqué de phlébite chez l'un et l'extension des varices profondes et superficielles empêcha, chez l'autre, qu'on pût les atteindre toutes et amener leur guérison.

Obs. I. — *Varices généralisées, superficielles et profondes des veines, veinules et capillaires des deux membres inférieurs. Cyanose variqueuse. Petits ulcères. Résection successive des varices des deux jambes. Amélioration temporaire. Récidive. Suivi de 1889 à 1893.*

Roiffé, Louis-Georges, garçon de restaurant, vingt-huit ans, entre en mai 1889 à l'infirmerie de la Maison de Nanterre.

Il est atteint de varices très nombreuses des deux membres inférieurs, on trouve des veinules variqueuses absolument sous-cutanées, et des arborescences capillaires variqueuses. Les deux membres sont bleuâtres.

L'altération ne dépasse pas le tiers inférieur de la cuisse. Elle n'a pas dilaté la saphène.

Il existe un petit ulcère au niveau de la malléole interne droite. Les symptômes douloureux et la gêne de la marche ont rendu ce jeune homme incapable de travailler. Il demande l'opération. Ses premières varices datent de dix ans, son premier ulcère de cinq ans. Son père était variqueux.

Première opération.— Je commençai par la jambe droite qui portait un ulcère.

Le 6 mai 1889. — Résection d'une très grande étendue de veines du mollet. Cette opération est laborieuse à cause de l'hémorrhagie que produit l'ouverture des plus petites veines, même des petits vaisseaux variqueux de l'épaisseur de la peau. Le meilleur moyen d'arrêter cet écoulement de sang est de tirer fortement sur les lèvres de la plaie, avec les écarteurs à griffe de Volkmann.

Une deuxième incision traverse le petit ulcère. Il s'y trouvait des veines énormes adhérentes à la peau. Je réséquai les veines et la peau ulcérée. Je le fis dans le but de me débarrasser des germes dangereux que contenait l'ulcère, mais je crois que cette conduite est inutile, il suffit d'enlever les veines et non la peau.

Pansement antiseptique à l'iodoforme.

Guérison sans incidents.

L'opéré sort au bout d'un mois. Il a présenté un peu d'œdème des jambes pendant quelques jours.

Il travaille au dehors pendant la durée de l'Exposition et revient au mois de décembre suivant pour être opéré de l'autre jambe.

Il nous raconte qu'il est forcé de rester toute la journée debout et qu'il n'a plus souffert de sa jambe opérée, mais au contraire beaucoup de l'autre non opérée.

Il lui est même survenu, à cette dernière, une petite rupture veineuse qu'il a arrêtée par compression, et il persiste de petites ulcérations dans le voisinage de la malléole.

La jambe opérée est dépourvue de veines dilatées. L'autre, au contraire, est toute bosselée par les varices. Elle a une teinte bleuâtre due aux varices superficielles.

Il existe au niveau du mollet un paquet variqueux très douloureux. La pathogénie des petits ulcères est très facile à suivre sur ce patient. Les veinules ou les capillaires dilatés se rompent ; il se produit un petit épanchement interstitiel dans la peau, probablement dans la partie molle de la peau où les papilles prennent naissance. C'est une petite tache rouge qui dure quelques jours, puis la couche épidermique et cutanée, qui la recouvre, s'ouvre et ainsi se produit un petit ulcère.

Deuxième opération. — Résection des veines variqueuses par plusieurs incisions parallèles sur le mollet, l'une d'elles descendant jusqu'à la malléole ; mêmes difficultés pour l'hémorrhagie que précédemment.

Les veines sont adhérentes en beaucoup de points à la peau, et au tissu cellulaire condensé, dur, en voie de sclérose. En d'autres points au contraire il semble que la veine est entourée d'une séreuse dans laquelle elle peut se mouvoir et se gonfler.

Trois semaines après, l'opéré se levait, les jambes enflèrent quelques jours ; le 10 novembre exeat.

J'ai revu ce malade en mai 1890. L'amélioration des jambes a persisté.

Telle est l'observation que j'avais publiée au Congrès de chirurgie de 1892. Mais l'amélioration annoncée ne persista pas, comme on va le voir.

En effet nous retrouvons dans la thèse de Cordebart (Thèse de Paris, 1893 : *Ligature et résection de la saphène interne*) la relation de ce qui s'est passé chez Roiffé jusqu'en 1894, et voici ce que nous y relevons d'intéressant :

« A la suite de l'opération (du Dr Rémy) qui n'a pas touché le tronc « de la saphène, dit Cordebart, il persiste de gros paquets variqueux « qu'on enlève en 1890, en Belgique.

« En 1890, varicocèle gauche qu'on opère à Marseille. En même « temps on lui enlève le testicule gauche, soi-disant parce qu'il était « atrophié.

« En décembre 1892, un nouvel ulcère se forme du même côté. « côté droit, que celui qui avait été précédemment traité par le Dr Rémy.

« Il entre dans le service Régnier, à l'hôpital Tenon, le 13 janvier « 1893 ; l'ulcère était de 5 centimètres de diamètre. Il est pansé au « sous-carbonate de fer.

« Le 6 février il est fermé, mais il persiste toujours des paquets variqueux aux deux jambes.

« Le 16 février on pratique la résection de la veine saphène de chaque côté. Du côté droit, on ne fait que la résection de la veine saphène. Du côté gauche, on fait en même temps la résection d'un paquet variqueux situé à la face interne de la jambe, au-dessus du genou.

« Réunion par première intention. Le malade a été revu. L'ulcère ne s'est pas reproduit et il constate une grande amélioration dans son état, amélioration que ne lui avaient pas donnée les opérations précédentes. »

En résumé, voici un insuccès après quatre années de tentatives diverses par divers chirurgiens. On m'a reproché de ne pas avoir lié d'emblée la saphène. Espérons que la ligature dite de Trendelenburg fera mieux que la résection des paquets variqueux. Je crois aujourd'hui que c'est la seule opération à tenter dans un semblable cas de cyanose variqueuse.

Elle amènera certainement une amélioration comme tous les autres traitements. Mais si l'on juge d'après ce que j'ai vu chez ce malade et chez quelques autres, il ne faut pas espérer un succès de longue durée.

Obs. II. — *Cyanose variqueuse.* — Un deuxième cas de cette forme variqueuse, Henri Cb..., charretier, fut opéré à deux reprises par moi, sans succès.

La récidive des varices et des ulcères se produisit rapidement, et sentant l'insuccès définitif, je refusai une nouvelle tentative.

OBS. III. — *Varices étendues des grosses veines avec ulcère. — Phlébite consécutive. — Résection partielle. — Maison de Nanterre. — Phlébite consécutive. — Guérison temporaire pendant cinq ans. — Récidive d'ulcère qui prend la forme annulaire. — Menace d'éléphantiasis,* par CH. RÉMY.

Thibaut, 44 ans, a été opéré le 6 décembre 1889 pour des varices étendues des grosses veines compliquées d'un large ulcère au tiers inférieur et à la face interne de la jambe gauche. Je pratiquai une résection entre ligature de toutes les veines malades allant depuis l'ulcère jusqu'au-dessus du genou. La cicatrisation de la plaie opératoire eut lieu sans incident, mais avant que l'ulcère fût cicatrisé, je découvris au-dessus du genou, dans la saphène interne, une coagulation que j'attribuai à une phlébite adhésive. Le malade fut retenu pendant plusieurs semaines dans le service jusqu'à disparition de toute induration.

Puis, le malade fut perdu de vue jusqu'à la fin de 1893, époque où je le retrouvai dans mon service avec un ulcère presque circulaire de la jambe opérée 4 ans avant.

Il me raconte qu'il a été bien guéri pendant près de quatre ans. Il travaillait aux plus durs métiers, soulevant un énorme pilon pour enfoncer les pierres sur les routes à réparer, mais il fut victime d'un accident de voiture. Sa jambe variqueuse reçut une contusion, l'ulcère reparut et prit ses proportions actuelles.

J'ai revu de nouveau cet homme en 1895, il est guéri de son ulcère annulaire, mais le bas de sa jambe est serré par un anneau cicatriciel, son pied est déjà gonflé et menacé d'éléphantiasis. Son membre est hors d'état de l'aider à gagner sa vie, c'est un cas de récidive foudroyante et je crois que la phlébite a été pour beaucoup dans la rapidité de cette attaque.

OBS. IV. — Le dernier cas d'insuccès est celui de Richer, dont l'observation se trouve publiée plus haut, page 174, exemple véritable de cachexie variqueuse du membre dont toutes les veines ont été successivement envahies. Des opérations successives furent suivies d'amélioration locale d'abord, puis de récidive à quelque distance ensuite.

**
***

Ceci prouve que l'opération ne convient pas à tous les cas. Ces

18

opérés sont de la période où je ne connaissais pas encore toutes les indications suivant les variétés cliniques. La cyanose variqueuse et la cachexie variqueuse sont des cas défavorables, leur insuccès ne doit ni surprendre ni arrêter le chirurgien.

FIN

TABLE DES MATIÈRES

TABLE DES MATIÈRES

TROISIÈME PARTIE.

Imp. J. Thevenot, Saint-Dizier (Haute-Marne).

9 782019 300968